U0142320

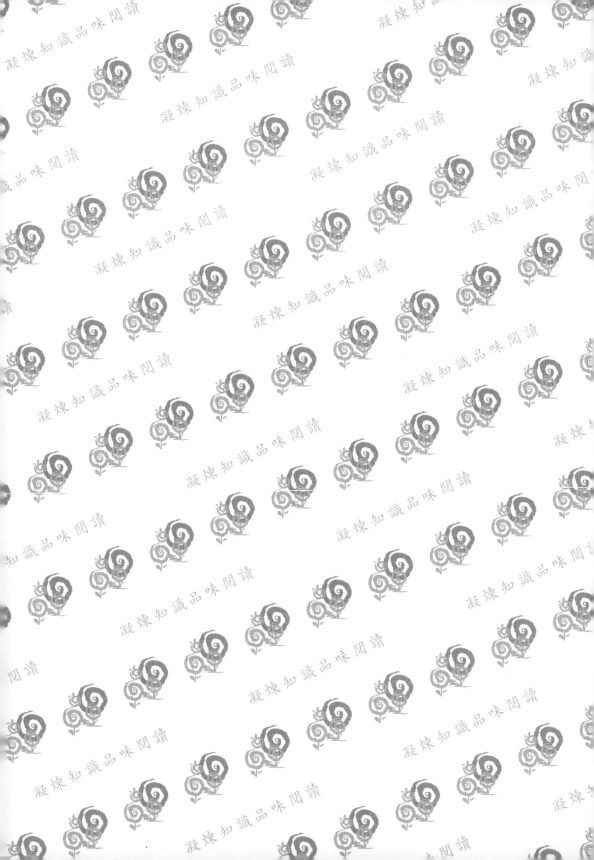

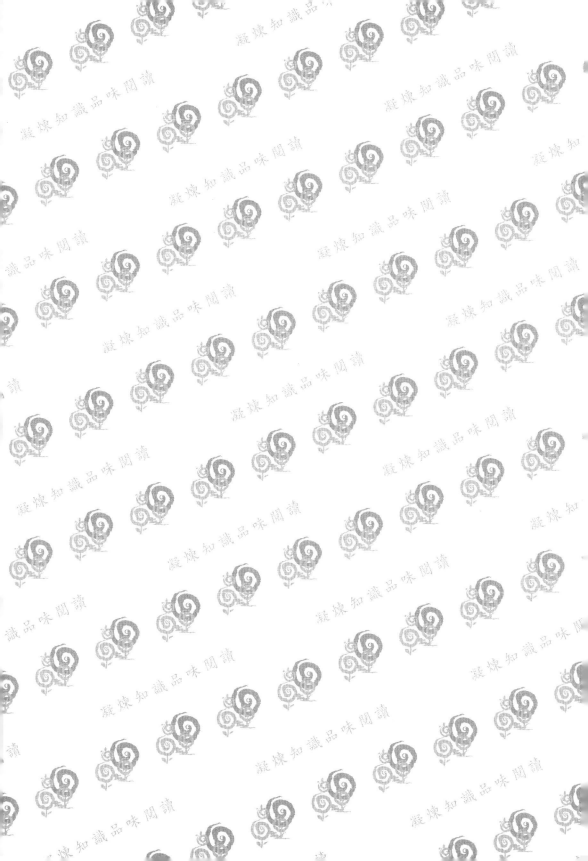

Nutrition
Experiment

營養學實驗

五南圖書出版公司 印行

自序

　　人由外界攝取適當的物質以繼續其生活現象，謂之營養（Nutrition），營養之繼續即為吾人之生命，為維持吾人之健康必賴之以食物──均衡飲食的攝取，此即營養健康之道，由此亦可推知營養之平衡與否乃一國國力之指標，同時也是一國文化之準繩。而營養學之理論貴在實踐，亦即如何將營養學之理論應用於吾人日常生活上，以維護身體的健康。如同其他自然科學一樣，營養學由理論到實踐，需經實驗的過程，由實驗可使吾人對科學之理論不至陷於空談，而得以佐證，本書之編輯目的即發乎於此。

　　本書可供作營養、食品、家政等科系學生修習營養學實驗課程之教材或是參考資料，唯可視授課時間之長短而作一彈性調整。

　　本書所載資料，係根據本系教師歷年之講義教材，參考國內外有關之實驗教材，引用董大成教授、黃伯超教授等著之《台灣常用食品之營養成分》及節錄衛生福利部編印之《台灣地區食品營養成分資料庫》

編訂，由於《營養師法》、建議攝取量之修訂及營養狀況變遷等，故今再版請本系邱琬淳老師編修、製圖與增加部分內容，並請陳惠敏、廖佳慧、趙婉真、羅雅玲及張國芬小姐協助重新打字及校稿，謹表謝忱，惟遺漏之處在所難免，尚祈專家學者惠予賜正。

謝明哲

序於臺北醫學大學保健營養學系

目錄

第一章	食物之製備	*1*
第二章	食物之選購	*3*
第三章	洗菜的方法	*11*
第四章	烹調	*13*
第五章	中國飲食之類型	*21*
第六章	火候	*25*
第七章	刀工與刀法	*27*
第八章	常用烹調方法圖解	*33*
第九章	如何使菜餚的味道更好	*41*
第十章	一般常用計量單位之換算	*45*
第十一章	什麼是飲食代換表	*47*
第十二章	主食類代換表	*53*
	實驗一 乾飯、稀飯	56
	實驗二 麵條、米粉類	63

實驗三　饅頭、包子、銀絲捲　　　　　　67

實驗四　餃子、餛飩　　　　　　　　　　74

實驗五　澱粉類蔬菜及乾豆類　　　　　　77

第十三章　｜　肉類代換表 ·· 81

實驗六　雞、鴨肉及內臟類　　　　　　85

實驗七　豬肉類　　　　　　　　　　　91

實驗八　魚類及介殼類　　　　　　　　99

第十四章　｜　豆製品代換表 ·· 103

實驗九　豆製品實驗　　　　　　　　105

第十五章　｜　奶類代換表 ·· 113

實驗十　奶類實驗　　　　　　　　　114

第十六章　｜　蛋類實驗 ·· 119

實驗十一　蛋類實驗　　　　　　　　119

第十七章　｜　油脂類代換表 ·· 129

實驗十二　油脂類實驗　　　　　　　131

第十八章　｜　蔬菜類代換表 ·· 139

實驗十三　蔬菜類實驗　　　　　　　141

第十九章　｜　水果類代換表 ·· 151

實驗十四　水果類實驗　　　　　　　155

第二十章　｜　動物營養實驗 ·· 159

附錄一　台灣產常用食品之營養成分 ……………………… 171

附錄二　台灣地區食品營養成分分析表（2015新版）……… 197

附錄三　國人膳食營養素參考攝取量（DRIs）……………… 325

附錄四　每日飲食指南 ………………………………………… 336

附錄五　脂溶性維生素之轉換 ………………………………… 340

附錄六　評估蛋白質營養價值的方法 ………………………… 341

附錄七　健康盒餐之餐盒份量標示 …………………………… 343

附錄八　《營養師法》………………………………………… 345

第一章　食物之製備

一、食物製備的意義

　　食物製備乃指食物製作之整個過程，也就是從正確的選擇食物、洗滌、處理、切削、貯藏等過程，再加以適當的調配與烹調，使成為色、香、味、形俱全且營養的菜餚。更重要的是使食物容易消化且更安全衛生。

二、食物製備的目的

1. 美味可口，促進食慾

　　美味可口的菜餚包括食物的顏色、風味、質地、外觀、溫度等，這些因素必須在烹調的處理過程中加以適當的控制，如刀工、火候、裝飾和調味等，以做出富變化且色、香、味俱全的菜餚，增進食慾。

2. 保持食物的營養

　　許多食物往往需經過加熱烹調後才能產生香味，但有許多食物的營養素也會因烹調而產生變化。如：含維生素C或B群的食物，對熱極不穩定，烹調時需注意營養素的流失。所以烹調除了美味以外，還要研究如何有效的保持其營養價值。

3. 促進食物的消化性，增加消化率

　　如全穀根莖類中的澱粉，若不經加熱糊化後，則無法消化吸收。又加熱後可軟化食物的纖維，減少腸胃的刺激，而易消化吸收。

4. 消滅病菌與有害物質，促進衛生與安全

　　食物經過高溫、高壓烹調後，可將食物內的病菌、寄生蟲殺死，以確保食物的衛生與安全。

5. 防止腐敗增加貯藏性

　　食物經加熱後可除去部分的水分，並能使酵素不活性化，而延長其貯藏時間。此外在烹調時所加的鹽、糖、醋等調味料，亦有防腐之功效。

6. 具有藝術性和趣味性

　　烹調菜餚是一種藝術，它和畫一樣，妙在可意會而不可言傳。如烹調者確定了主題後，分別取材和處理，並經熟練的技巧加以烹調好，將其倒入適當的盤中，就有如中國的水墨畫一般。又如美味的食物並運用主料和配料排成花樣，或用食物刻花來點綴、餐盤與菜餚的搭配、餐桌的布置等，加上富氣氛的餐室，與家人共享，乃是一種情趣與藝術之最高境界。

第二章　食物之選購

　　選購新鮮合宜的食物是烹調準備的第一步,一道菜的成功與否除烹調技巧外,更重要的是食物的選購,新鮮的材料更能把色香味發揮得淋漓盡致。

一、蔬菜類

1. **菠菜**:葉子以深綠色為佳,荣頭(紅色部分)要肥大,荣葉若有不正常捲狀,表示有蟲害,煮前再洗滌,可避免加速腐壞!

2. **小白菜**:購買新鮮,葉子不要乾枯或有斑洞者。葉綠莖白,葉綠莖肥者適於清炒或煮湯。葉少莖長,帶淺清色且味澀者,宜煮清湯。

3. **大白菜**:選購時避免發黃、發黑或底部腐壞的現象,新鮮的大白荣頂上應結實。

4. **小黃瓜**:外表直圓、顏色碧綠、表皮微帶小凸粒、瓜肉肥滿,皮乾而不皺,新鮮者外表有一層薄膜。

5. **茄子**:表面光滑、顏色深紫艷麗,蒂頭小而未張裂者。

6. **蘿蔔**:直徑不要太大,拿在手中有沉重感,以手指彈有清脆聲,則表示實心多水分。

7. **竹筍**:底部大、長度短、筍尖未帶綠色者較不苦澀。

8. **豌豆莢**:顏色翠綠、表皮細滑,沒有斑點潰爛者為佳,如表皮已可見豆子鼓出,則此豆莢已太老。

9. **四季豆**:顏色翠綠、表皮細而圓滑,沒有斑點、潰爛,且豆上無洞者為佳。

10. **南瓜**:又稱金瓜,選瓜皮鮮美完整無蜂咬,表皮成金黃色者即可。買

後放在通風乾燥處，可放 20 天不壞。

11. **紅莧菜**：購買時只要葉片完整細嫩，顏色愈紫愈好。

12. **空心菜**：小葉種的空心菜以葉片完整，青綠色，莖不粗大或太細小爲特級品。大葉種的空心菜，葉大莖肥，味道較差。

13. **大芥菜**：選擇整株完好，葉片不破裂無病鼠害或斑點，葉柄寬厚，翠綠者爲佳。

14. **大菜心**：整株正直、不扁平、不裂開，長約一尺至一尺半，表皮翠綠略有白色粉狀，心葉無病蟲害，葉梗間距短，中間不凸出者佳（中間凸出表中空，不易煮爛）。

15. **大蒜**：即青蒜、蒜白。粗又長，色白略帶青，頭端未成球結形，葉片翠綠，表面略有粉質狀者佳。

16. **豌豆仁**：豆仁中度飽滿，色澤鮮豔光滑者爲佳。

17. **甘藍菜**：又稱高麗菜。結球完整，用手指頭擠壓正面，感覺結實、鬆脆，葉梗扁平不凸，葉片青脆細嫩，每個 600～1200 公克者爲上品。

18. **紅蘿蔔**：形狀圓直、顏色鮮紅、表皮光滑不開叉、無鬚根、頭尾大小分布均勻者爲佳。

19. **芋頭**：選芋粒清潔，不蛀洞、不腐爛、表皮乾燥、棕紋明顯就可。

20. **洋菇**：菇體大小沒關係，只要純白色非死白或螢光白、菇傘未散開，個體輕就可購買，菇面有微褐色是正常現象。

21. **洋蔥**：蔥膜完整，乾燥清潔，球呈橢圓形，蔥頭頂端不內陷，不長鬚根、不裂球，約 4～6 個 600 公克爲佳。

22. **球莖甘藍**：俗稱大頭菜、菜扣。頭端菜柄未脫落，表皮爲薄帶青翠粉質狀，每 2～3 棵 600 公克（1 斤）爲佳。

23. **白花菜**：選擇花朵較小，花蕾密且細緻均勻者。花梗較長，莖部較不易空心。

24. **胡瓜**：又稱刺瓜或大黃瓜。選擇時以直徑 6 公分，瓜長 25 公分，瓜形正直不變，大小粗細均勻，無外傷為佳。

25. **苦瓜**：果形正直完整，果面瘤狀大粒且突起，色澤光亮清潔，無蟲咬，果瘤不裂，表皮未成紅色者為上品。

26. **扁蒲**：又稱匏仔。形狀長圓，約 30 公分長，每棵重 600 公克（1 斤），表皮青綠而薄，有細小白絨毛者佳。

27. **木耳**：色黑、褶大、輕薄，具光澤者為上品。

28. **香菇**：宜選圓圓胖胖的，將大拇指與食指一圈，正巧將香菇圍在中間者，不發霉、肉厚、芳香者為佳。

29. **青花苔**：俗稱青花菜、美國花菜。選擇花朵較小、花蕾密且細緻均勻者，花梗較長者，莖部較不易空心。

30. **韭菜花**：選購時以花苞緊密未裂開，花梗細嫩、肥美翠綠，用手摘花莖頂端，一折即斷者表質地細嫩新鮮，反之則粗熟老化。

31. **青椒**：一般家庭選購薄殼種為佳，因果質薄軟，大火一炒即熟。辨別方法有兩種：

    (1) 軟殼種的表皮較淺綠，形狀稍長，果頂梗窪較淺，果體表面略有凹陷，手拿感覺較輕，壓之易破裂。

    (2) 硬殼種果肉厚而硬，果體形狀完整，表皮濃綠或深藍、頂端梗窪深且凹陷下去，手指壓時感覺硬硬的，大體上只要果形完整無外傷，顏色鮮豔無病蟲害，即算好貨。

32. **馬鈴薯**：購買時只需表皮完整，中球或大球約 4～7 個一斤，無斷塊或裂溝，頭部沒有青色且沒出芽即為上品。

33. **絲瓜**：俗稱菜瓜，為夏天重要菜種。一般瓜形正直美觀，表皮青綠色，條紋濃綠明顯者品質較好。

34. **芫荽**：俗稱香菜，以青綠沒有腐爛者為佳。芫荽不易保存，可放塑膠

袋內不要擠壓。放入冰箱期限 3 天，如要多放幾天，可先使芫荽放在
外面稍較軟後，再存入冰箱。

二、肉類

1. **豬肉**：不論是胛心肉、五花肉或里肌肉，均以顏色紅潤、有彈性，用手
摸不會有水水的感覺，沒有異味或顏色變青白（瘦肉部分）者爲上品。

2. **牛肉**：牛肉應爲深紅色、有彈性，用手摸不會有水水的感覺，沒有異味
或顏色變青白者爲上品。瘦牛肉有細微的脂肪細絲（白色）表示肉不會
太硬。

3. **肝臟**：新鮮的肝臟色澤呈褐或紫色，質地堅實而有彈性，多皺縮者表不
新鮮。

4. **豬腰**：顏色呈淺紅色、有光澤，外表光滑不皺縮、不濕潤、質地堅韌爲
佳。老豬腰則呈深紫色，泡過水的體積會膨脹，顏色變白。

5. **豬心**：用手擠壓會有鮮血流出者，表示是新鮮的豬心。

6. **豬肚**：新鮮的豬肚色白稍帶淺黃色，胃壁肉厚。翻過來時若有硬的小疙
瘩則爲病豬，不可烹食。

7. **活的家禽類**：

(1) 頭：雞冠要紅挺，眼珠明亮靈活。

(2) 胸：以手觸摸，肉質厚者爲佳。

(3) 翅膀：打開後，放回馬上恢復原位。

(4) 腳：皮粗硬者爲老的家禽。

(5) 羽毛要有光彩，鴨、鵝注意細毛不要太多，否則不易處理乾淨。

(6) 肛門處若有灰色的白黏液者爲病者。

三、蛋類

1. 蛋的形狀較圓者，蛋黃較多。

2. 蛋殼愈粗糙愈新鮮。

3. 蛋的氣室愈大品質愈差，此乃不新鮮的蛋，是因水分蒸發，氣室增大之故。

4. 把蛋放在 6% 的鹽水中，立刻沉底者爲好蛋。

5. 將蛋殼打開放在平板上，蛋黃愈高且在中間者較新鮮。

6. 蛋白濃厚，蛋白較多者，黏性也較大，爲新鮮蛋。

7. 蛋黃帶有血絲，表示爲孵過之蛋。

8. 蛋殼破損，將會有細菌滋長，不宜購食。

9. 蛋農會依照雞蛋的大小，分成 S 、M 、L 三種尺吋，L 大小每個蛋約爲 60-66g，每個級距約差 6g。

10. 蛋用水洗過，保存期限會縮短，必須在 2 週內用完。

四、魚蝦類

1. **魚類**：市售活魚多爲淡水養殖類，選擇活潑背部肉厚者爲佳。解凍出售者多爲海水魚，魚身完整者要注意魚眼明亮不混濁、魚鰓鮮紅、魚鱗整齊完好，沒有異味才爲新鮮。如切割成塊出售者，要選擇沒有異味、肉質堅而有彈性者。

2. **蟹**：外形完整，蟹眼凸出有力，腹部堅硬微凸，口含泡沫者新鮮。沒有蟹眼不可食用，以防中毒。一般秋季較肥美。

3. **蝦**：蝦殼明亮、有光澤、體彎曲無異味者新鮮。

五、水果類

著重品質之鮮美，且適當軟硬度及大小，應選擇皮光薄具光澤，未有蟲咬之孔洞，果肉肥厚多汁，且不帶過熟的酒味。

六、五穀類

1. 無黴菌及異味，市面上之小袋保鮮甚佳，可多採用。
2. 麵粉乾爽，無異味雜物，色略帶淡黃。
3. 薯類發芽或感染黴菌時，切勿食用。

七、豆類

1. 選顆粒圓潤，且富光澤之豆類。
2. 還沒有腐爛、斑點、破損，或蟲咬者。
3. 青豆仁若有黏性，表示已不新鮮。
4. 豆腐若有酸味，表示已腐敗。
5. 豆腐干、干絲或千張等，若有異味且稍帶黏性，表示已腐敗。

八、乳品

1. **鮮乳**：包裝模式完整，無破損、無酸味、無分離、沉澱及黏稠現象，選購保存期限內之產品，於 5℃以下冷藏條件販賣。
2. **乳粉**：乳白色，乾爽不成塊狀，應選購罐裝或不透明之袋裝產品，透明塑膠袋裝係不合法產品，不要購買。

九、油脂類

1. 包裝容器完整無破損，且標識完全之小包裝。

2. 沙拉油應購置有正字標記者。

十、冷凍食品

1. 品溫維持在−18℃以下者。

2. 凍結狀態堅硬者。

3. 包裝牢固密封者。

4. 無產生乾燥現象者。

5. 有明確標示者。

第三章　洗菜的方法

一、蔬菜類的洗法

1. 葉菜類：除去老葉，切除根部，將葉片一片片剝開來，置於盆中漂洗至少三次（每次換水）。

2. 根莖果實類：先切除基部，用軟刷子或菜瓜布將表皮洗乾淨，再削皮沖洗後切。

3 豆莢類：置於籮篩，放入水槽中用手攪洗後，上下左右不停搖動，反覆三次，再用水沖洗乾淨。

4. 生食菜類：欲生食之蔬果，洗淨後置於水槽中，加少許食鹽浸漬 30 分鐘取出。

二、肉類的洗法

1. 豬肉、蹄膀、豬腳：用鑷子或刀刮除皮上之毛及不潔之物，再用溫水清洗乾淨。

2. 家禽類：掏取肚內之殘留髒物，用淨水沖洗至肚內外均無血水為止。

3. 肚子：肚子外部用刷子刷洗乾淨後，將肚子內部翻出，用刀將黏質刮除乾淨後，用鹽抓洗內外 15 分鐘，以淨水灌洗數次，置白醋中泡 5 分鐘，再用水洗淨。

4. 腸：用鹽或鹼抓洗片刻，用清水洗淨，置白醋中泡 5 分鐘，再用清水沖洗乾淨。

5. 肺：先用鹽水洗泡約 20 分鐘，再擠出血水，用清水灌洗至肺部膨脹，

倒出黏液泡沫，反覆灌水至無泡沫爲止。

三、海鮮類的洗法

1. 蝦：剪去蝦頭之觸鬚及蝦腳，再從背部挑去泥腸後用水清洗。

2. 魚：刮除魚鱗，去除頭兩側之鰓，取清內臟，用水洗淨魚身內外。

3. 蟹類及貝類：置於清水中，滴上數滴油或放鐵釘於其中，使其吐沙及泡沫後瀝乾。

第四章　烹　調

一、烹調的意義

1. 烹就是加熱，調是調味，烹調是運用巧妙的切工，將分配好的材料，加熱與調味，做一道香美的菜餚。同時具有殺菌消毒、幫助人體消化、引出食物香氣、增加食慾的作用。

2. 一道菜餚通常會使用好幾種材料，經由烹調，可使其味道更美味，菜色更富變化。

3. 調味的目的是增加風味、除去腥味、增加色彩。

二、中國菜之烹調方法

　　中國由於地方遼闊，幅員廣大，各地居民之口味不盡相同，因此烹飪方法亦多少會有些出入，以致於中國菜之烹調就有很多不同之方法。據統計，可分為三十五類：炒、燒、蒸、炸、爆、煎、醃、滷、燻、凍、拌、燴、汆、溜、燙、燉、煮、醬、燜、焗、涮、泡、醉、滾、烘、煨、煸、風、酥、糟、甜、扣、拼、羹。但嚴格說來，一般常用者，不外煎、蒸、炸、炒、燜、燉、滷、烤、燻、溜、汆，茲將各該方法簡述如下：

1. **炒**：把菜餚洗好後，鍋裡放著適當的油燒熱，先爆香料（如蔥、蒜、洋蔥、生薑、辣椒），隨即把要炒的菜料到入鍋中，用菜鏟或湯瓢急速把菜翻炒幾下，並加鹽拌勻（也有些菜是起鍋時加鹽），不要蓋鍋蓋，見菜七分熟時加調味品（如醬油、糖、醋、味精），再拌炒幾下後，起鍋裝盤。此法能保持食物之脆嫩，一次不宜炒太多材料，若材料和調味料種類太

多時，材料先摻和後下鍋，調味料則調成「綜合調味汁」以爭取時效。如材料份料過多，可分數次下鍋炒拌，以控制品質。如：清炒蝦仁。

2. **燒**：把菜餚經過炒、煎之後，能留在鍋裡，再加少許水或高湯，蓋好鍋蓋用微火燜燒一段時間，使食物熟透，然後加入調味品（放醬油和糖增色的，稱為紅燒；不放醬油和糖的，稱為白燒）。把湯汁燒乾一些，再將菜拌勻起鍋裝盤。如：紅燒豆腐。

3. **蒸**：把菜餚處理好後，架在鍋內水的上面，或放在蒸籠內，利用水蒸氣的熱力，使菜餚熱。利用此法烹調，因鍋蓋必須蓋緊，故能保持蒸物之原味，及湯汁之清甜。除此之外，蓋鍋內之水需放七分滿，水燒開之後才放入蒸物，蓋緊鍋蓋之後，不可輕易開蓋。蒸時火候視材料種類和烹調的目的而不同，如雞、鴨、魚、肉、包子、饅頭等，須用大火；蛋類、布丁等則用小火，否則會因火力太強，溫度過高，使內部水分急速汽化，發生不規則膨脹，裡面凹凸，氣孔太多，外觀不美，影響品質。此法又可分清蒸、粉蒸、釀蒸。如：珍珠丸子。

4. **炸**：把菜餚經處理好後（如醃、蒸等），用多量油放入鍋內燒熱，藉油之熱力將材料烹熟之方法。油炸使菜餚在很短的時間內熟，或使顏色變黃，或使其品質變酥。此種烹調方法，能將材料中之水分除去，脂肪量減低，造成奇特之芳香味，並提高食物之熱含量。炸之方式很多，大致分為冷油小火慢炸，中火炸及熱油大火快炸等，視材料之不同，烹調目的之差別，作適當之選擇。炸時亦可依其外表所沾附之不同，而分為軟炸、乾炸。如：炸八塊、軟炸肉條。

5. **爆**：利用大火熱油的熱能，在很短的時間內使菜餚致熱的一種方式。爆與炒大同小異，不過爆的菜料多為鮮嫩易熟之物，在時間上比炒菜為短，一般爆的菜先披成薄片或切成細絲，且在臨爆之前裹蛋白，以保持其嫩度。此法可分為油爆、醬爆。如：油爆蝦、醬爆雞丁。

6. **煎**：以少量油置鍋中燒熱，放入材料，用中火慢煎，藉油之熱力使蛋、魚、肉等變熟，兩面發黃，外皮鬆脆，火候與油量均有密切關係，其要訣是先將鍋燒至大熱，然後放入適當油，以中火燒熱後才放入材料慢煎，這樣可避免沾鍋。如火候太大，油溫過高，煎出之東西表皮易焦，內部不熟；反之，煎之時間必較長，會因而失去食物原有之芳香。如：煎魚排。

7. **烤**：把菜餚處理後，放入爐中，藉熱的輻射作用，烤熟食物的方法。分明爐和燜爐兩種方式。明爐是比較原始的方法，所需時間較長，較費工夫，但烤出菜餚之品質較佳，味道香；燜爐較現代化，適合大量製作，但成品味道不如明爐。利用本法，可使材料中之油脂流出，保持食物之原味和香脆感。如：烤雞。

8. **醃**：把菜餚處理好後，放入洗淨的容器內，加入適當的調味品，如酒、鹽、糖、醬、醋、蒜、蔥、薑等浸漬，使菜入味，有些菜經醃過後可以生食，有些菜則須加熱才可以吃。如：醃黃瓜。

9. **滷**：把菜餚處理好後，放入燒滾的滷汁中（滷汁為利用各種香辛料、調味料，加水煮成），滾煮適當時間，利用滷汁的調味著色，使菜美觀又好吃，菜無論熱食冷食，都很適宜。在滷時，滷汁的份量宜多，至少要能浸滿材料。如：滷雞翅。

10. **燻**：將已調好味之生或已熟之材料，放在煙上燻，使其著色入味。通常煙燻都用木屑（如松樹屑）、米糠、稻穀、花生殼、甘蔗、茶葉、糖等為燃料，置燒紅的木炭上使其發煙，再將材料掛在或放在燻架上煙燻，至其著色入味為止。如：燻肉。

11. **凍**：把菜餚處理好烹調好後，放進冰箱裡或放在冰塊上面，利用冰的冷氣，把菜與湯汁凍結起來，成為一道涼菜，吃前用刀劃成小塊或切成片，清涼可口。食物在調味烹煮時，為了使其易凍結，往往可加入

一些洋菜、果膠粉或豬皮。如：羊肉凍。

12. **拌**：又稱涼菜。把菜餚材料處理好後，放入大碗內，加入調味品拌勻，使其入味，以供食用，有些菜還須用芥末醬或芝麻醬作澆頭，使拌出來的菜，味道更好。可分涼拌與熱拌兩種方式。如：涼拌雞絲。

13. **燴**：把主菜材料與配菜材料分別處理燙熱後，再倒入鍋內一同略炒或略煮，使菜餚增色與調味。可分燴炒與燴煮兩種方式。通常以燴煮較受歡迎。如：紅燴豬排。

14. **汆**：又稱川或白灼。把菜切成薄片（用調味料略醃一下）準備好，鍋裡放適當的水或高湯燒滾，即把菜傾入，用鏟拌散，滾幾滾，再加蔥、薑屑或胡椒粉，一滾盛起，連湯帶菜一起趁熱上席。利用此法烹調，燙菜之開水，水量不宜太多，以免菜中之水溶性營養素大量溶失。

15. **溜**：又稱滑。將已煎、炸好或燙熟之食物，放入湯汁、綜合調味汁或酒糟中拌和，或者將湯汁、綜合調味汁、酒糟，澆入已煎好、炸好或燙熟之食物上。如：醋溜丸子。

16. **燙**：把主菜洗切好後，放入滾水內或已滾的高湯中，見湯水再滾時，即可將被燙的菜撈出，另加配料與調味品，即成最鮮嫩的菜餚。一般用於燙的菜為易熟的菜。如：燙青菜。

17. **燉**：有兩種方法，一為菜餚入鍋，先用大火燒滾，撇去泡沫（可使湯汁清爽），然後用小火燒一段長時間，使菜餚熟烟，湯汁也濃，再加入調味品拌勻即可進食。另一方法為外鍋放入大量水，內鍋加入材料和適當湯汁或水，以及佐料、調味品等，蓋緊鍋蓋，以中或小火，經長時間烹煮，藉外鍋水之熱力傳導和蒸氣對流，使食物軟爛之方法。其與「蒸」之主要區別是火候的不同。通常蒸都用大火，燉則用中、小火。用此法烹調，可保持材料之原味和湯汁之鮮美。如：清燉牛肉。

18. **煮**：把材料洗切好，放入鍋內，加入適量的水，用大火燒滾，利用水

的熱力，把菜煮熟，然後調味盛出。如：鹽水蝦及白切肉。

19. **醬**：把材料準備好後，鍋裡放入適當的醬油、冰糖以及數種香料，用猛火燒滾，然後把準備好的材料放入醬鍋內滾煮至適當時間，利用醬料調味及著色後，取出放冷，切好即可供食。醬料可分為醬油、醬膏、豆瓣醬、甜麵醬……等，其調味與色澤不同。醬又可分為醬醃與醬泡兩種方式。醬泡的材料，傳統上以醬葷菜為主，如醬雞、醬鴨、醬肉；醬醃的材料，通常以醬素菜為主，如：醬黃瓜、醬嫩薑。

20. **燜**：把材料經過炒或炸的手續後，仍留在鍋內，加入調味品與高湯，蓋好鍋蓋，以小火燜燒十分鐘，即可盛出供食。

21. **焗**：把材料經調味後，用錫紙包好，埋入炒熱的鹽堆內，或不用錫紙包，直接埋入炒熱的蔥段內，以小火慢燒，使菜熟透而芳香。如：鹽焗雞、鹽焗鴨。

22. **涮**：把肉類的食物披成薄片，吃的時候用筷子夾著，放在燒滾的高湯內涮一下，使它變熟，再沾些調味品同食。如：涮羊肉。

23. **泡**：把一種或兩種以上的蔬菜切成薄片，瀝乾水分，利用特製的泡菜汁浸泡出來的，可以生食，也可以熟食。可分為鹽水泡與糖醋泡兩種。泡菜汁為冷開水加鹽、酒、花椒、辣椒、生薑、蒜頭或者糖、醋調成，亦有加少許酒釀以增加香味者。如：泡菜。

24. **醉**：把肉類、魚類的食物處理好後，放入適量的酒內，浸泡相當的時間即可取出進食。醉的方法，先要將醉的食物洗淨瀝乾，然後按其性質，分別醉之。如醉雞，必須先用鹽擦遍雞身內外，醃二至三小時，然後隔水蒸熟，即斬塊進入酒內約四小時即可。如醉蝦時，就要把蝦洗淨盛入大碗內，待把酒倒入碗內時，上面立刻要用蓋蓋緊，燜約兩分鐘，即可佐以紅豆腐乳及調味品同食。

25. **滾**：把肉類食物放入燒滾的高湯內或開水內，利用湯水的熱能使菜很

快變熟，同時還保持食物的鮮味，然後撈出斬塊沾點調味品進食。

26. **烘**：把食物準備好，調好味，放在平底鍋或烤網上，利用微小的火力，把食物烘成乾燥，以便吃的時候有香、酥、脆的感覺，如：烘牛肉乾、豬肉脯。

27. **煨**：把食物經處理好後，埋在有火的灰中，利用火的餘熱，慢慢使食物熟透（稱爲火灰煨）。或放在鍋裡用很小的火慢慢燒著，使食物熟爛（稱爲小火煨，亦有稱煲）。火灰煨要先把食物洗淨調味，醃一會兒使其入味，即以錫紙包好，外用繩子綑緊，然後全面塗上一層厚黃泥漿，或水田中的濕泥，即放入木屑火裡去煨，約 40 分鐘左右，黃泥已乾燥，即可把菜取出供食。如：叫化雞。

28. **煸**：把已熟的食物放入鍋裡，用鏟不停的翻炒，用小火炒之，使食物慢慢乾燥，再加入調味品調味。如：乾煸四季豆。

29. **風**：把肉類、魚類的食物，用鹽及香料醃製好後，拿出吊在當風的地方，利用風力把食物吹乾（也有利用太陽曬乾者，但不如風乾保持原味，因曬時易起變化），然後配以佐料加熱，吃時特別有滋味，食用時切片配以佐料蒸熟，冷吃熱食均宜。

30. **酥**：把食物（魚或肉類）利用熱油或熱醋的作用，使食物的本質變酥，吃時香脆可口。酥與炸不同，炸是使菜色變黃或菜質變熟即止；酥是要黃、要熟，還要等質達到香、脆爲止，其時間需要較長，水分含量較少。如：香酥鴨。

31. **糟**：把魚類、肉類的食物經處理過後，利用酒精的作用，使食物浸漬入味，同時保持食物在短期內不會腐壞，吃時加佐料蒸熟，冷食熱食均宜。

32. **甜**：把菜準備好後，利用糖的甜味作主要的調味品，可作成甜菜，亦可作成甜湯，吃時非常爽口。可分爲滲糖、裹糖。滲糖係把糖加入食

物之中；裹糖則把糖裹在食物的外面。如：甜腰果。

33. **扣**：把主菜和配菜經處理好後，一同固定在碗內，排列整齊，不使其散亂，上放佐料及調味品，入蒸鍋內蒸熟，吃時倒扣在大盤內或大碗內，可以做菜，亦可以做湯，趁熱上席，既美觀又大方。

34. **拼**：把各類已做好的菜（湯羹除外）分成切片、塊、絲，放在一個大盤內，拼成一道五顏六色的大菜，亦稱之冷盤或拼盤。

35. **羹**：又稱爲糊或濃湯。以高湯煮材料，調味好後最後以太白粉做成薄糊，使菜質保持鮮嫩，菜湯濃縮可口。

第五章　中國飲食之類型

　　因自然氣候、地理環境和物產於各地均有特色，不同地區的人民，其生活習慣和傳統風俗也多有差異，由於歷史的發展與文化積累，不同的菜系也就逐漸形成了。以幅員廣闊的中國為例，有四大菜系，包括：

一、魯菜

　　魯菜即山東菜，主要是由濟南和膠東兩個地方風味菜構成。魯菜選料考究，刀工精細，調味適中，工於火候。烹調技法以爆、炒、燒、炸、溜、塌、燜、扒等見長，具有鮮鹹適度、清爽脆嫩的特色。

　　魯菜的孕育可以追溯到春秋戰國時代，經元、明、清三代大為發展，成為一 大流派。魯菜講究豐滿實惠，大盤大碗，從筵席的命名上也可看出這一點，它有所謂的「十全十美席」，為十盤十碗。

　　塌，是魯菜特有的烹調方法，先將主材料用調味料醃漬入味，夾入餡料，再沾粉或蛋糊，用油兩面煎至金黃色，放入調料和清湯，以慢火塌，收湯汁，如鍋塌豆腐、鍋塌魚片等，都是魯菜名品。甜菜拔絲，也是魯菜獨具的技法，除了蘋果與山藥，蜜桔、香蕉、葡萄等也都可用於拔絲，香脆可口。

　　魯菜還精於製湯，十分講究清湯、奶湯的調製。清湯色清而鮮，奶湯色白而醇。清湯用肥雞、肥鴨、豬肘子（前腿上部）為主料，急火沸煮，去除浮沫，鮮味溶於湯中，湯清見底，味道鮮美。奶湯用大火燒開，慢火緩煮，然後用紗布濾過，待湯為乳白色即成。用這些湯製作的菜餚有清湯燕菜、奶湯雞脯等，都是高級筵席上的珍饈。

　　魯菜亦善用蔥香調味，什麼菜都要以蔥花爆鍋，很多饌品要以蔥段佐食。魯菜亦講究清鮮風味，多採用能保留原味的烹調方法，如：清蒸、清煮、扒、燒、炒等，名品有紅燒海螺。

二、川菜

　　川菜即四川菜，由成都、重慶菜、自貢菜為主構成。現在川菜已發展到有近五千種菜餚，取材十分廣泛，調味多樣，清鮮與醇濃並重，以善用麻辣味著稱。

　　川菜發端於先秦，漢代已具雛形，到宋朝已有很大的影響。清末民初，川菜麻辣、魚香、怪味等獨到的味型已成熟定型。川菜烹法注重燒、燻、烤，調味不離辣椒、胡椒、花椒等三椒以及鮮薑，品味重酸辣麻香。川菜味型相當豐富，有鹹鮮微辣的家常味型，有鹹鮮辣香的冷拌紅油味型，有典型的麻辣厚味的麻辣味型，有酸菜和泡菜的酸辣味型，另外還有陳皮、椒麻、椒鹽、醬香、五香、甜香、香糟、鹹鮮、糖醋、薑汁、蒜泥、麻醬、芥末、鹹甜等多種味型，享有「一菜一格，百菜百味」的美譽。

　　川菜有工藝精湛的一品熊掌、樟茶鴨子、乾燒岩鯉、香酥雞、紅燒雪豬、清蒸江團等名菜，又有大眾化的清蒸雜燴、酥肉湯、扣肉、扣雞鴨、扣肘子等的「三蒸九扣」，以及宮保雞丁、怪味雞、魚香肉絲、麻婆豆腐、回鍋肉、毛肚火鍋等家常風味。此外還有不少風味獨特的傳統民間小吃，如夫妻肺片。

三、蘇菜

　　蘇菜即江蘇菜，係由淮揚、金陵、蘇錫、徐海四個地方風味菜構成，以清鮮淡雅著稱，製作精緻，以烹製河鮮、湖蟹、菜蔬見長。

　　從先秦時期經過兩漢隋唐時代的發展，蘇菜之地方風味更加濃厚，江南菜餚有了「東南佳味」的美譽。元、明、清三代，蘇菜經由南北沿運河、東西沿著長江迅速發展，在便利的交通和商貿條件之影響下，促進江蘇菜更進一步拓展其特色。

　　江蘇菜以炒、溜、煮、燴、烤、燒、蒸為主要烹法，擅長燉、燜、煨、焐，具有鮮、香、酥、脆、嫩等特點。名菜有燉生敲、燉菜核、燉雞孚的「南京三燉」。又如「清湯三套鴨」，採用家鴨、野鴨、家鴿，整隻去骨，用火腿、冬筍相隔，三味套為一體，文火燉燜，而有家鴨肥嫩、野鴨香酥、家鴿細鮮、火腿酥爛、冬筍鮮脆的美味。江蘇菜刀法富於變化，刀工極為考究，製作精細。如糖醋魚的製作，先將魚畫上牡丹花刀，沾上澱粉糊，分三次下油鍋炸透、炸熟、炸酥，起鍋時澆汁，得到皮脆、肉鬆、骨酥的效果。

　　江蘇菜造型美觀，通過運用切工、烹調、裝盤、點綴手法，以及捲、包、釀、刻等技法，使菜餚達到色香味形俱佳的藝術境界。冷菜拼盤講究造型之美，如蘿蔔花雕，可刻成梅、蘭、竹、菊花卉等花樣。

四、粵菜

　　粵菜即廣東菜，由廣州菜、潮州菜、東江菜三大流派構成。廣東菜追求生猛，原料廣博，口味清純鮮活。

　　嶺南地區遠古時代就有獨特的飲食傳統，在歷代與中原的交流和對海外的通商中，吸收了外來的飲食精華，唐宋時期廣東菜即開始形成，至清代便發展到鼎盛期。

　　廣東菜用料廣博，鳥獸狸鼠蟲蛇，皆可入菜製成佳餚。在風味上夏秋求清淡，冬春取濃郁。如八寶鮮蓮冬瓜盅，即使用夏令特產鮮蓮和冬瓜，

搭配田雞肉、鮮蝦仁、夜香花燉製，清淡鮮美。

　　廣東菜的調味品也別具一格，常採用的有蠔油、糖醋、豉汁、果汁，酸梅醬、沙茶醬、魚露等。獨特的烹調技法有熬湯、煲、燴、泡、焗等。熬湯以雞、瘦豬肉、火腿為主料，製成湯後用於菜餚烹調，可加湯提味。煲是以湯為主的烹法，用慢火熬成。燴則是將幾種動植物原料配合起來，加進調料，可製成出色鮮味濃的佳餚。

　　廣東菜有香、鬆、臭、肥、濃五滋，和酸、甜、苦、鹹、辣、鮮六味的區別。

　　除了上述四大菜系，其他地方菜也有自己的鮮明特色，下列四種與前述四種可構成中國所謂的「八大菜系」。

　　閩菜：即福建菜，烹調技法以清湯、乾炸、爆炒為主，常用紅糟調味，偏重甜酸。閩菜名品有淡糟炒香螺片、佛跳牆、清湯魚丸、雪花雞等。

　　湘菜：即湖南菜，採用燻臘原料較多，烹調方法多為蒸、燻、燒、激、炒，味偏酸辣。名餚有蒸臘味合、鳳尾蝦、麻辣子雞、紅煨魚翅等。

　　浙菜：即浙江菜，烹法以爆、炒、燴、燒、軟溜見長，菜餚具有清鮮、香脆、細嫩的風味特色。名品有西湖醋魚、生爆鱔片、叫化雞、龍井蝦仁、東坡燜肉等。

　　皖菜：即安徽菜，以烹製山珍野味見長，善於運用燉、燒、蒸、燻等技法，講究重油、重醬色、重火候的「三重」，原汁原味，味道較為醇厚。名菜有火腿燉甲魚、紅燒果子狸、醃鮮桂魚等。

第六章　火　候

　　依烹調材料的不同，所使用的火候自然也不同。火候的掌握十分重要，掌握得好較易做出色、香、味、形俱佳的菜餚。火力的種類有四種：

1. **強火**（旺火）──又稱武火、大火、急火。強火的火炷高高伸出烹鍋外，火焰高而安定，光度明亮，此法用於快速烹調的菜餚。

2. **中火**──又稱文武火，其火柱、火焰稍伸於烹鍋之外，火焰稍不安定，呈黃紅色，明亮度好、熱氣大，一般用於燒煮。

3. **小火**（弱火）──又稱文火、溫火。其火炷不伸出烹鍋外，火焰小，時而上下，光度暗、呈清綠色，一般用於緩慢的烹調，使菜餚柔軟而有味道。

4. **微火**──又稱焐火，其火焰更小，加熱亦微弱，用於長時間的燉煮。

第七章　刀工與刀法

刀的選擇

工欲善其事，必先利其器，做菜首重刀具之使用。做菜需準備兩種刀，一是文刀（又稱薄刀），可拿來切絲、切片；另一種是武刀（又稱厚刀），用來剁、砍。薄刀不可拿來剁帶骨的食材，否則很容易有缺口出現，要再切其他的食材就不銳利了。

刀工

刀工是指用各種不同的刀法將材料切成特定的形狀。

刀工的意義：

(1) 使菜餚易於入味。

(2) 使烹調容易。

(3) 令人賞心悅目。

刀工的基本要求：

(1) 必須使材料粗細、厚薄均一。

(2) 切得乾淨俐落勿連起。

(3) 配合烹調方法。

(4) 材料的性質和把握刀法處理。

(5) 注意各種材料間的相互配合。

(6) 善加利用材料勿浪費。

刀法的種類

（一）直刀法（垂直切）

1.切

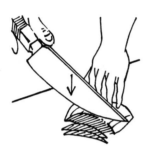

圖 1　直切

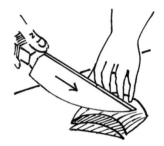

圖 2　推切

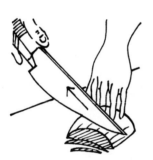

圖 3　拉切

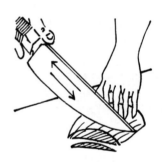

圖 4　鋸切

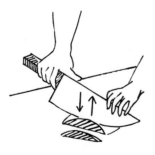

圖 5　推拉切

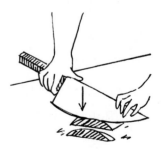

圖 6　鍘切

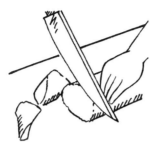

圖 7　滾料切

2. 劈或砍

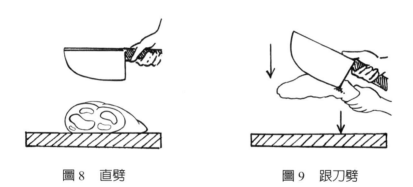

圖 8　直劈　　　　　　　　圖 9　跟刀劈

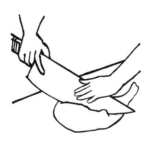

圖 10　拍刀劈

3. 斬或剁

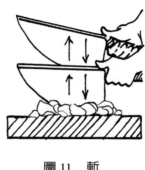

圖 11　斬

（二）平刀法

1. 平刀切法
2. 推刀片法與拉刀片法

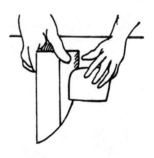

圖 12　平刀法

（三）斜刀法

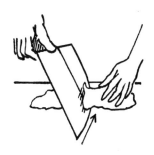

圖 13　斜刀法（正斜片）

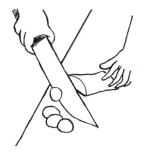

圖 14　斜刀片（斜片）

第八章　　常用烹調方法圖解

汆

汆又稱湯爆、水爆，它的特色是湯多，新鮮而柔軟。

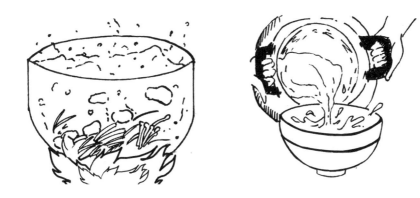

作法是：用高湯或水以強火煮沸，放入材料，或將材料放入碗中，再將預先做料的熱湯倒入，調味而不芶芡，煮沸取出。

涮

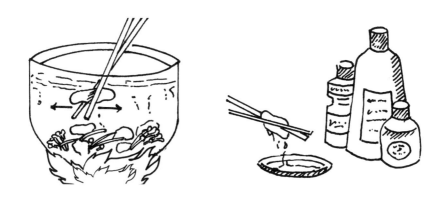

將水放在鍋中，沸騰後將切薄的材料以極短的時間燙過，沾上調味品，一邊涮一邊吃，材料的選擇要新鮮而柔軟。這種烹調方法的特色是食用者可按自己喜歡的味道調整涮的時間和調味料。

熬

熬：使作料柔軟、湯爽口。其方法是：將油燒熱，爆香片、塊、丁、條、絲等小材料，再入湯及調味料以小火共煮稱之。

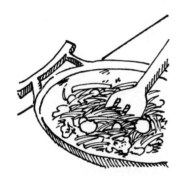
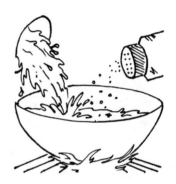

燴

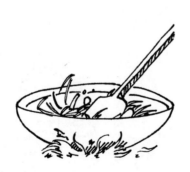
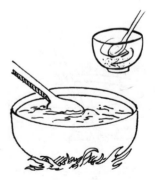

燴是使菜餚味濃而鮮美。

作法是：爆香蔥、薑，入調味料、湯及預先切好的材料，以小火煮熟。起鍋前芶芡（不芶芡也可，又稱清燴）。

燴的另一種方法是先將主副材料經汆、炸、燙等手續，再依次放入加了調味料煮沸的湯中共煮。

燉

隔水燉

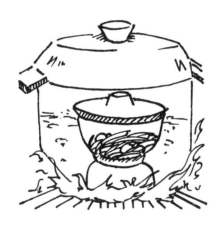

它在保存材料的新鮮味道和香氣的效果上較不隔水燉好。

其作法是：將材料汆燙過，除去血水和腥味，然後將調味品及湯等放入陶器或瓷器的大碗中，加蓋放入有水的鍋中。蓋緊鍋蓋，使水蒸氣不會漏出，用強火使鍋的水不斷滾沸，約三小時即成。

不隔水燉

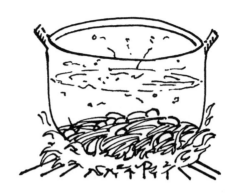

將材料先汆燙，去血腥後入鍋中，加調味品及水，蓋鍋後直接於爐上煮，先以強火煮沸，除去浮起的泡沫，再改小火煮到材料柔軟，約 2～3 小時即完成。

燜

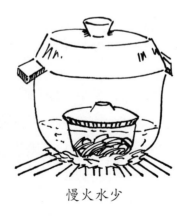

慢火水少

將材料入鍋，加蓋防止香氣外溢，慢火煮至汁變濃稠即可，燜之不同於燉，即在燉之水多，燜之水少。

煮

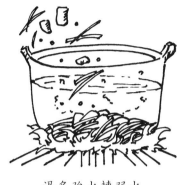

湯多強火轉弱火

它的特色是湯多、味道鮮美。其作法是：將所有生鮮材料，放進多量的水或湯，先用強火煮沸，再改弱火。

爆

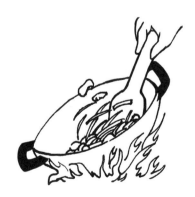

爆是使食物脆、嫩。其作法是：將煮過或炸過的材料，以強火高溫，快炒、翻鍋、出鍋的一種烹調方法。

煎

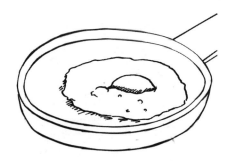

把食物正反面用慢火煎至熟黃，用油量比炸來得少，且不要超過食物，所費時間稍久。

煲

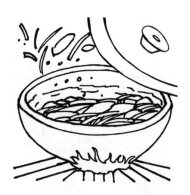

用瓦煲將水煮至沸滾，然後加入材料，改以小火煮至材料夠軟為止。

凍

將煮好的食物連汁盛於碗中或模型中，入冰箱內冷卻，待凝固後食用，涼爽可口。

滷

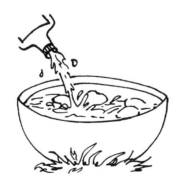

先用醬油作滷汁，再將材料放進滷汁中用微火慢慢煮，滷汁減少要重新補充調味料和水。滷汁保存期限越長越香濃。

拔絲

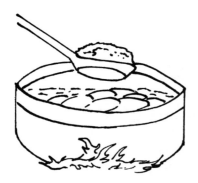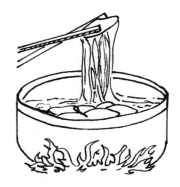

把糖熬至溶解，將處理過的食物投入再拔出，此時拔出的糖長絲稱拔絲。
可作拔絲香蕉、拔絲蘋果等。

第九章　如何使菜餚的味道更好？

一、掌握調味原則

　　在做任何一道菜餚時，要使其美味，調味品加入的多寡與加入的時間很重要，如何掌握調味的原則呢？有以下幾點要注意：

1. 加熱前的調味，又稱之爲基本調味，即書中所謂的醃料，其主要的目的是使材料在未加熱前即獲得基本味道，並藉此除去腥味。基本調味料以鹽、醬油、酒、糖等爲主。

2. 材料入鍋前，需要爆香的調味品如蔥、薑、蒜等可先入鍋，再入材料與決定性的調味料，也是定型調味，對於強火快速烹調的材料，調味料必須先放在碗中拌好，方便使用。

3. 加熱後再加的調味料稱之爲輔助調味，經過這個階段，菜餚會更美味。如香油、番茄醬、椒鹽等。

4. 所加的調味品份量要適當，即加入的調味品需視材料的多寡而定，如菜餚是糖醋的，糖醋的比例要對，鹽不可過多，否則味道就不同了。

5. 要使用與材料相配合的調味品，如新鮮的材料要活用本身的鮮味，不要用太強料的調味；有腥味的材料，如魚類、蝦、蟹等，則要用適量的去腥調味料，本身沒有味道的材料，則必須加入適當的調味，如煮魚翅、海參等，必須加入鮮湯及其他物料，以補其鮮味的不足。

二、調味品與配色

　　烹飪火候處理合適，還要善用各種佐料做調味品，菜裡有了佐料，既

可解除某些食物本身的羶腥,增加一些香味,既做到「五味調和百味香」,還能藉由佐料的色彩,增加菜餚的美感。

中國菜的品味是變化無窮的,而用來調味的佐料有油、鹽、醋、糖、酒、薑、蔥、大蒜、腐乳、豆豉、米糟、茶葉、胡椒、辣椒、花椒、八角、芥末、咖哩、酒釀、番茄、檸檬,以及中國藥材中的甘草、杏仁、桂皮、茴香、陳皮、丁香、淮山、杞子等,尚有各種食用的香精、色素等。關於各種調味的使用方法和它們的相互調配、融合,變化複雜,實難一一盡述。以下將一般常用的調味品和幾種調味方法敘述於下:

油脂:有動物性油、植物油及混合油(如 shortening),油是無味的,但加入食物中能增加美味。烹飪用油要熱熟,菜才好吃。榨油廠加工原料未焙熟榨油之故,所以生油烹菜不好吃。辨別油質優劣程度,視油的濃度和色澤,油的色深些,濃度一定高,水分少,做菜熱油時間可短些;油的色淡,濃度低水分較多,則做菜熱油的時間就要長些。

食鹽:是調味料必不可少者,食物增加適量鹽的含量,使食物具有鹹味,籍以提高其他味道(少量的鹽能增加糖的甜度),清除不宜有的味道,補充加工時失去的味道,消滅會使食物腐壞的黴菌等,所以廣東稱鹽為「上味」。

砂糖:所用糖類,是白砂或紅砂糖,中菜食物加糖後使菜餚甜淡、鮮嫩,更能把其他的香料(蔥)味,烘托得更美味。

糖醋:糖醋汁的做法,是以糖、醋、水各一份(數量相等),配料時可加香料油爆加水,酌加食鹽用油熬成,澆在油炸後的菜餚上,食用時香脆而酸中帶甜。

醋:用稀薄的甜酸,能改變食品的味道,並有去腥功效。烹調魚肉及蔬菜,若加醋少許,可增美味適口。

醬油:亦是重要的調味劑,醬油原料之混合比例,為大豆 10 份、麥

10 份、食鹽 9 份、水 1 份。醬油的香味由胺基酸和琥珀酸所造成。烹荣可變色增滋味。

　　味精：爲工業製品，是麩胺酸（glutamic acid）之鈉鹽。小麥及大豆之蛋白質中含多量的麩胺酸，常用於烹飪食品之調味，可使清水變雞湯。

　　香辛料：有辣椒、芥末、生薑、胡椒、蒜、蔥等，可作爲點綴及調味品。香料、芥末、辣椒，適量使用有益開胃，去除腥味。

　　五香：桂皮、茴香、甘草、丁香、八角合稱爲五香，用以烹調荣餚，不僅可解原料本身的腥氣，並能增加香味。

　　陳皮：即藥材中之橘皮，不論紅燒或燉湯，酌量加少許陳皮，開胃沁脾，做荣能久藏。如陳皮子雞用文火燒，用旺火將汁收乾，荣中就滲透著陳皮的香味。

　　咖哩：咖哩粉本身有濃厚的香辣味，起油鍋時，將洋蔥炸一下，再放咖哩粉，香味就更突出。如要辣味和順些，可稍微加一些糖。咖哩的嫩黃顏色還能增加荣餚的光彩。

　　茄汁：番茄汁酸中帶甜，顏色鮮豔，但酸味較重，加一些糖就能減低酸味，增加鮮味。

　　椒鹽：是用炒鹽和花椒研磨製成，如各種油炸的荣餚蘸了椒鹽吃，鹹裡透香，別具風味。

　　蝦油：是用蝦煮汁加鹽熬成，具有獨特風味的調味料。和蠔油一樣，市面上均有罐裝出售。烹煮荣餚加少許調味，不但光彩奪目，並有特殊鮮味。

　　蠔油：鮮蠔提煉，佐以食鹽、水、糖、澱粉、醬色而成。適用於炒肉類、蒸魚、淋蔬荣、豆腐，或沾、拌粥、麵等，粵荣中蠔油牛肉即用之倍增滑嫩美味。

　　醬爆：甜麵醬甜中帶鮮，並不油膩，用以製荣，香甜可口，並能保持

原料的鮮嫩。

香糟：釀酒米糟，有紅、白之分。紅糟爲福建特產，白糟又叫紹糟。以酒調簿，敷在原料上醃一段時間，再川燙或油煎，糟味入骨，甘香鮮美，紅糟還能爲菜餚著色。

魚香：是用酒、醋、糖、泡辣椒、蒜泥、豆瓣醬等燒魚的作料來煮製其他菜餚。有酸、辣、麻、香等諸味，吃的時候並有「魚香」的味道。

南乳：亦稱爲豆腐乳，是用豆腐發酵而作成的，也可是作豆腐的乳酪。顏色有紅、白二種。紅的用處較多，用其汁烹菜，味鮮美而略帶酒鮮，菜呈玫瑰紅色。

清湯：湯有清、濃之分，所謂之高湯（Stocks）幾乎供給所有湯和調味汁的基礎，中菜使用大部分以大骨熬製而成，它能保存菜餚的原色、原味，清湯而鮮，略加食鹽，更能提鮮味。

濃湯：凡是用雞、鴨、肉、火腿、多菇等物料煨成的味濃的湯汁，也稱鮮湯或上湯。另一製法是用小鯽魚、鮭魚骨、雞鴨骨等裝入布袋內煨煮，熬出的湯白如奶汁。有的菜本身沒有味道，如魚翅、海參即是，就要用濃湯來提味。

糖色：亦稱醬色，是製糖所熬下來的渣，製醬油時就是用它來著色的，亦可烹烤著色，用來增加菜餚色彩。

第十章　一般常用計量單位之換算

重量

1 茶匙（Teaspoon，簡寫做 t）＝ 5 公克

1 湯匙（Tablespoon，簡寫做 T）＝ 15 公克

1 湯匙＝ 3 茶匙（1T ＝ 3t）

1 量杯（Cup，簡寫做 C）＝ 240 公克

                    ＝ 16 湯匙

1 市斤＝ 500 公克

1 台斤＝ 600 公克＝ 16 台兩

1 台兩＝ 37.5 公克

1 磅（Lb）＝ 16 英兩＝ 454 公克

1 英兩（oz）＝ 28 公克

1 公斤＝ 2.2 磅＝ 1000 公克

容量

1 兩＝ 30 cc

1 杯（Cup）＝ 240 cc ＝ 8 兩

1 品脫（Pint）＝ 470 cc

1 夸脫（Quart）＝ 950 cc ＝ 2 品脫

1 加侖（Gallon）＝ 3800 cc ＝ 4 夸脫＝ 8 品脫

麵食常用材料容量與重量換算表

全雞蛋 1 個（去殼）≒ 47.4 公克　　5 個蛋 ≒ 227 公克 ≒ 1 量杯

蛋白 1 個 ≒ 28.4 公克　　　　　　8 個蛋白 ≒ 1 量杯 ≒ 227.0 公克

蛋黃 1 個 ≒ 19 公克

12 個蛋黃 ≒ 1 量杯 ≒ 227.0 公克

乾酵母 1 茶匙 ≒ 2.5 公克　　　　1 湯匙 ≒ 7.5 公克

新鮮酵母 1 茶匙 ≒ 4.2 公克　　　1 湯匙 ≒ 12.8 公克

沙拉油 1 量杯 ≒ 200 公克

豬油 1 量杯 ≒ 220 公克

奶油 1 量杯 ≒ 224 公克

脫脂奶粉 1 量杯 ≒ 99.4 公克　　　1 湯匙 ≒ 8.5 公克

高筋麵粉 1 量杯 ≒ 120.7 公克　　1 湯匙 ≒ 7.0 公克

低筋麵粉 1 量杯 ≒ 106.5 公克　　1 湯匙 ≒ 7.0 公克

發粉 1 茶匙 ≒ 3.2 公克　　　　　1 湯匙 ≒ 10.2 公克

蘇打粉 1 茶匙 ≒ 4.0 公克　　　　1 湯匙 ≒ 12.2 公克

黃砂糖 1 量杯 ≒ 198.8 公克

細砂糖 1 量杯 ≒ 198.8 公克　　　1 湯匙 ≒ 14 公克

糖粉 1 量杯 ≒ 113.6 公克

鹽 1 茶匙 ≒ 4.7 公克

葡萄乾 1 量杯 ≒ 149.0 公克

牛奶 1 量杯 ≒ 241.4 公克

蒸發奶水 1 量杯 ≒ 248.5 公克

奶粉 1 量杯 ≒ 121 公克

第十一章 什麼是飲食代換表（Exchange List）?

　　如果您希望飲食均衡而又富於變化，那麼飲食代換表正是您所需要的。

　　什麼是「飲食代換表」呢？當你想到 Exchange，很自然的就會想到「代替」或者「交易」（例如：我願以一個蘋果來交換你的一個橘子），基本上來說，這也就是「代換表」的作用。

　　我們的飲食常會固定於某一種形式而缺乏變化，例如，早餐可能是：

牛奶一杯		豆漿一杯
吐司兩片		稀飯一碗
火腿一片	或者是：	肉鬆一湯匙
煎蛋一個		鹹蛋一個

　　而代換表則可使您的飲食脫離此種單調的形式，所謂「代換表」就是將一些相似營養價值的定量食物歸於一類，而用於飲食計畫中互相取代，我們將所有的食物分成「六大類」，包括：乳品類，豆、魚、蛋、肉類，全穀雜糧類，蔬菜類，水果類，油脂與堅果種子類。例如，所有的牛奶和奶製品我們將之歸於一類，而所有的豬肉、雞肉、牛肉、魚、蛋類等均將之歸於肉類，同一類的食物可互相取代。每一個代換表中所有的食物，幾乎含相似的熱量，醣類、蛋白質及脂肪，及其所含的礦物質和維生素的種類也相似。

　　任何一種食物其所含的卡數（Calorie）表示這一種食物所能供給的熱量，每 1 卡（cal）表示 1 毫升的水上升攝氏 1℃所需要的熱量。而在食物

熱量的計算上，均是以大卡（Cal）或仟卡（kilocalorie，kcal）表示，即1公升的水上升攝氏1℃所需要的熱量。食物中的醣類、脂肪、蛋白質是熱量的主要三個來源，其中脂肪每公克能產生9大卡（Cal或kcal），可說是濃縮熱量的來源。最常見的脂肪，植物性的有沙拉油，動物性的就如豬油、肥肉。醣類，每公克能產生4大卡，最常見的就是澱粉和糖。蛋白質亦能產生熱量，並可供給身體所需的胺基酸（amino acid）。另外，酒精也能供給部分的能量，每公克可產生7大卡。以重量上來比較，食物中的礦物質和維生素含量很低，如牛奶中含的鈣量以毫克（mg）來計，含的維生素 B_{12} 甚至以微克（mcg或μg）來計，但是不可否認的，它們在人體的代謝中扮演著極重要的角色。每一類的食物所能供給的營養素都不盡相同，沒有任何單一的食物能供給身體所需的所有營養素，就有如光靠一種樂器無法組成一個交響樂團一樣。牛奶可說是自然界所創造出相當完美的食物，但牛奶中仍然缺乏鐵質和維生素 C ，所以必須利用這六大類食物一起供應，才能稱之為均衡的飲食，也才能得到維持健康所需的所有營養素。飲食代換表是飲食代換份數的一個指標，使每一餐及點心中之熱量、醣類、蛋白質、脂肪的分布得以控制。

將飲食代換表用於計畫你的飲食

每個人要維持良好的健康狀態，所需食物的份量均不相同，而每個人生活型態的差異也極大，因此在使用代換表之前，必須對它有充分的了解。但不論是年輕人或老年人，生活忙碌者或賦閒在家者，都可用代換表來計畫飲食。使用代換表的第一步必須了解，飲食計畫並無須特殊的食物，也不需要特別的製備方式，可把你的飲食計畫當作是一種平常飲食的變化，可以在餐桌上與家人一同進食，因為美味而營養豐富的家庭餐點所包括的食物你都可以吃，只是你必須在製作時所加入的一些像糖、麵粉、

奶油等調味料和黏稠劑之前，將你要吃的部分先盛出來，在外面吃也是一樣，不論是在朋友家中，還是在餐館中點菜，均可以大略估計你所吃的食物的量。

第一類：乳品類（包括全脂、低脂和脫脂奶等）

在飲食計畫中以奶類來作為一種基本食物是有其道理的，因為牛奶是鈣質的最佳來源，同時也含有豐富的磷、蛋白質和維生素 B，如維生素 B$_2$、葉酸（Folic acid）和維生素 B$_{12}$ 等。此外維生素 A、維生素 D、鎂等也都存在於牛奶中，又由於牛奶是製作許多食品的基本材料，故要將牛奶包括在你的飲食計畫中並不是件困難的事。牛奶可當作飲料，也可加入其他主食類如麥片、麵粉製品或糕餅類食物之中。

第二類：蔬菜類（包括所有非澱粉類蔬菜）

深綠色和深黃色蔬菜是維生素 A 的主要來源，其中有許多也是維生素 C 的主要來源，如：蘆筍（asparagus）、球花甘藍（broccoli）、包心菜（cabbage）、花椰菜（cauliflower）、甘藍（kale）、芥菜（leaf mustard）、球芽甘藍（brussels sprout）、菠菜（spinach）、蕪菁（turnip）、番茄（tomato）等。而花椰菜、球芽甘藍、甜菜（beet）和茄汁等又是鉀的良好來源。而蘆筍、甜菜、球芽甘藍、萵苣（lettuce）則含豐富的葉酸和中量的維生素 B$_6$。此外，蔬菜類均含有豐富的纖維質。儘管蔬菜有時看起來已很清潔，但在熟食或生食之前，仍要清洗乾淨。若在製備的過程中加入油脂，則必須在脂肪中減去等量的份數，通常，烹煮一份蔬菜加入的油脂平均為一份（相當於一茶匙沙拉油）。

第三類：水果類（包括所有的水果和果汁）

水果是維生素、礦物質和纖維質的最佳來源。

　　維生素 C 豐富的水果包括：柑橘類（citrus fruit）、番石榴（guava）、芒果（mango）、草莓（strawberry）、哈密瓜（cantaloupe）、木瓜（papaya）等。

　　維生素 A 豐富的水果包括：新鮮或乾製的芒果、黃梨（yellow peach）、杏子（apricot）、柿子（persimmon）、哈密瓜、油桃（nectarine）等。

　　鉀豐富的水果包括：杏子、芒果、柑橘及桔汁、香蕉、香瓜、梨子、葡萄及葡萄汁及哈密瓜等。而柑橘、桔汁和香瓜等又較其他水果含更豐富的葉酸。

　　通常水果的吃法包括新鮮、乾製、製罐、煮熟、果汁及蜜餞等。

第四類：主食類（五穀類、麵包、麵糊、澱粉類蔬菜等及一些速成食品）

　　在這一類食物中，全穀類及添加了維生素 B 的麵包（enriched bread）、胚芽（germ）、麩皮（wheat bran）製品、乾豆等，都是鐵的良好來源，同時含豐富的維生素 B。而全穀類、麩皮和胚芽等，又較精緻食品含較多的纖維質。小麥胚芽、麩皮、乾豆、馬鈴薯、南瓜等，含特別豐富的鉀。另外全穀麵包、胚芽、乾豆、玉米、南瓜和甘藷也是葉酸的良好來源。澱粉類蔬菜也包含在這一類食物之中，因為它們也跟麵包一樣，含相似量的醣類和蛋白質。

第五類：豆、魚、蛋、肉類（包括低脂、中脂、高脂肉類和其他富含蛋白質的食物，以及黃豆及其製品）

　　歸納於此類的食物均是蛋白質的良好來源，其中有許多也是鐵、鋅和維生素 B_{12}（只有在動物性食品中才有），及其他 B 群維生素之良好來源。膽固醇亦只存在於動物性食品之中，而植物性食品是不含膽固醇的。在製作飲食時，可使用肉、魚及其他的肉類來代換，但最好勿再加入其他的油脂或麵粉、太白粉等。所謂低脂肉類是指含脂肪較少的肉類，如去皮

的雞肉、魚、蝦等，這一類食物所含的脂肪多為不飽和脂肪（unsaturated fat）。中脂肉類含中量的脂肪，包括一些內臟類、肉製品和排骨肉等。高脂肉類含高量脂肪，且多為飽和脂肪，故應限量食用，如豬後腿肉、牛腩、鴨、鵝肉等，尤其是有血管硬化、高血壓的患者，更應特別注意。通常煮熟後，三兩的肉，約相當於四兩的生肉。

黃豆及其製品對中國人而言可說是一種傳統性的食品，它是蛋白質一個很經濟的來源，黃豆蛋白中除了甲硫胺酸（methionine）含量較低之外，其營養價值幾乎可相當於肉類，是一種很值得推廣的植物性食品，由於其製品繁多，故將之歸於一類。

第六類：油脂類（包括不飽和脂肪和飽和脂肪）

脂肪包括所有動物性和植物性的油脂。所謂油通常是指在室溫時呈液體狀態，多半均為植物性的油，植物油含豐富的不飽和脂肪，一般常用的植物油有玉米油、黃豆油、花生油等。通常大部分的動物性油含飽和脂肪（saturated fat）較多，而常用的動物油包括豬油、奶油等，奶油中含豐富之維生素 A。由於脂肪能產生大量的熱能，所以油脂類食物在飲食計畫時必須小心計量以控制體重。

附註：飲食代換表中各食物類別之營養成分僅為相似並非完全相同。如主食類中，西谷米、多粉，幾乎不含蛋白質，但其醣類含量稍高於其他主食類，故 1Ex 總熱量仍接近 70kcal，由於主食類主要供應之營養素為醣類，故仍將之歸於主食類，飲食代換表只能用於一般飲食之設計，或需要控制熱量之病人之飲食設計，對於需要詳細計算蛋白質攝取量的病人（如慢性腎衰竭須靠飲食控制之病人）則以「米食類」每份含蛋白質 1.5 公克，「麵食類」每份含蛋白質 2.5 公克計算。

飲食代換表（1 Exchange）

		蛋白質 （公克）	脂質 （公克）	醣類 （公克）	熱量 （大卡）
全穀雜糧類		2	＋	15	70
豆、 魚、 蛋、 肉類	低脂	7	3	＋	55
	中脂	7	5	＋	75
	高脂	7	10	＋	120
	超高脂	7	10	＋	135
乳品 類	全脂	8	8	12	150
	低脂	8	4	12	120
	脫脂	8	＋	12	80
蔬菜類		1	－	5	25
水果類		＋	－	15	60
油脂與堅果 種子類		－	5	－	45

＋：表微量。

註：有關主食類部分，若採糖尿病、低蛋白飲食時，米食蛋白質含量以 1.5 公克計，
　　麵食蛋白質含量以 2.5 公克計。

第十二章　主食類代換表

全穀雜糧類

　　每 1Ex 含蛋白質 2 公克，醣類 15 公克，熱量 70 大卡。

食物種類	份　　量	可食重量（公克）
米、黑米、小米、糯米等	1/8 杯（米杯）	20
糙米、什穀米、胚芽米	1/8 杯（米杯）	20
飯	1/4 碗	40
粥（稠）	1/2 碗	125
白年糕		30
芋頭糕		60
蘿蔔糕 6x8x1.5 公分	1 塊	50
豬血糕		35
小湯圓（無餡）	約 10 粒	30
大麥、小麥、蕎麥		20
麥粉	4 湯匙	20
麥片	3 湯匙	20
麵粉	3 湯匙	20
麵條（乾）		20
麵條（濕）		30
麵條（熟）	1/2 碗	60
拉麵		25
油麵	1/2 碗	45

食物種類	份 量	可食重量（公克）
鍋燒麵（熟）		60
◎通心粉（乾）	1/3 杯	20
◎義大利麵（乾）、全麥		20
麵線（乾）		25
餃子皮	3 張	30
餛飩皮	3～7 張	30
春捲皮	1 1/2 張	30
饅頭	1/3 個（中）	30
山東饅頭	1/6 個	30
吐司、全麥吐司	1/2～1/3 片	30
餐包	1 個（小）	30
漢堡麵包	1/2 個	25
△菠蘿麵包（+1 茶匙油）	1/3 個（小）	30
△奶酥麵包（+1 茶匙油）	1/3 個（小）	30
蘇打餅乾	3 片	20
△燒餅（+1/2 茶匙油）	1/4 個	20
△油條（+3 茶匙油）	2/3 根	40
◎甜不辣		70
馬鈴薯（3 個 / 斤）	1/2 個（中）	90
番薯（4 個 / 斤）	1/2 個（小）	55
山藥	1 塊	80
芋頭（滾刀塊 3～4 塊）	1/5 個（中）	55
荸薺	8 粒	100
蓮藕		100
玉米或玉米粒	2/3 根	85

食物種類	份　　量	可食重量（公克）
爆米花（不加奶油）	1 杯	15
◎薏仁	1 又 1/2 湯匙	20
◎蓮子（乾）	40 粒	25
栗子（乾）	3 粒（大）	20
菱角	8 粒	60
南瓜		85
◎豌豆仁		70
◎皇帝豆		65
◎紅豆、綠豆、花豆	2 湯匙（乾）	25
◎蠶豆、刀豆	2 湯匙（乾）	20
◎鷹嘴豆	2 湯匙（乾）	25
＊冬粉（乾）	1/2 把	15
＊藕粉	3 湯匙	20
＊西谷米（粉圓）	1 又 1/2 湯匙	15
＊米苔目（濕）		50
＊米粉（乾）		20
＊米粉（濕）	1/2 碗	30～50
芋圓、地瓜圓（冷凍）		30
河粉（濕）		25
越南春捲皮（乾）		20
蛋餅皮、蔥油餅皮（冷凍）		35

＊：蛋白質含量較其他主食爲低。
◎：蛋白質含量較其他主食爲高。
△：油脂含量較高。

實驗一 乾飯、稀飯

一、實驗目的

1. 了解一碗飯是多少米煮成的，應加多少水？

2. 一碗飯相當於幾個 Exchange？

3. 相當於一碗飯的米可煮成多少稀飯？

4. 各不同米或混合米煮熟後，質地與咀嚼感有何不同？

二、實驗方法

可選擇下列一項操作：

（一）

1. 取 80 公克之各種生米或混合米於小飯碗中，掏洗淨加水至 120cc（或 160cc），用電鍋煮 15 分鐘（外鍋約加 60cc 水），燜 10 分鐘，秤成品重。

2. 取 40 公克生米或混合米，洗淨後加 6～9 倍水，加蓋煮至米粒爆開，盛出約呈一滿碗均為米粒之稀飯為止，觀察成品之稠度。

（二）

1. 取 80 公克之各種生米或混合米於小飯碗中，掏洗淨加水至 120cc（或 160 cc），用蒸鍋以大火蒸 20～25 分鐘，再轉小火燜 10 分鐘，秤成品重。

2. 取 40 公克生米或混合米，洗淨後加 6～9 倍水蒸 20～25 分鐘後，移至湯鍋中煮稠，盛出至飯碗中，秤成品重，並觀察成品之稠度。

三、實驗數據

	米之種類	生米重 (公克)	加水量 (cc)	飯重 (公克)	份量 (碗數)	吸水率	EX 數
米飯	蓬萊米	80					
		80					
	在來米	80					
		80					
	胚芽米	80					
		80					
	糯米	80					
		80					
	蓬萊、在來各半	80					
		80					
	蓬萊、糯米各半	80					
		80					

	米之種類	生米重 (公克)	加水量 (cc)	稀飯重 (公克)	份量 (碗數)	EX 數
稀飯	蓬萊米	40	240			
	蓬萊米	40	280			
	蓬萊米	40	320			
	蓬萊米	40	360			

四、營養成分計算

由營養成分表比較糯米、白米、糙米、紫米、胚芽米之營養成分，並算出一碗飯之熱量及營養成分。

五、實驗成果及討論

1. 一碗米飯及稀飯之重量為多少？分別由多少公克生米煮成？

2. 試比較糯米、蓬萊米、在來米的黏性和吸水性，並解釋其所以不同的原因。

3. 米類的限制胺基酸（Limiting amino acid）為何？在米飯的調理上可如何彌補這種缺陷以達到營養補強的效果？

4. 試述穀類及豆類食物蛋白質營養的缺點，並請說明如何由日常飲食之調配，以改善此等缺點。（77 年特考）

5. 請比較自助餐廳販售之大碗與小碗白飯可提供多少 Ex 主食類？

6. 請調查市售飯糰、三角御飯糰可提供多少 Ex 主食類？

7. 其他討論及建議。

六、米類烹調原則

1. 洗米只要輕掏 2～3 次，去掉米糠或雜質，但不可用力搓洗，避免養分流失太多。

2. 煮飯前若能先泡水，充分吸收水分，則較易糊化，可縮短烹煮時間。

3. 煮飯時盡量能在 15 分鐘內沸騰，及趁米粒為糊化前產生對流作用，上下溫度平均，糊化較均勻，所以若大量煮飯，最好用熱水或開水煮開。

4. 米澱粉糊化後，應用小火煮飯，避免燒焦，水完全被吸收後，便可熄火

燜飯，促使米粒 α 化更完全。

5. 使用糯米粉製造糕點，可於揉粉時加些開水（開水與冷開水比例為1：9），這樣比完全用冷水有彈性且光澤更好。

6. 糯米粉可添加少許玉米粉，使其彈性更好。

7. 糯米粉可添加少許糖，使米糰更軟。

8. 煮胚芽米之水要比一般白米多些，燜飯之時間亦要加長。

七、應用實例

（一）鹹粥

　　材料：米160公克（2碗飯）、絞豬肉半斤、青菜半斤、蝦米10公克、
　　　　　蔥2支、鹽、味精、油、太白粉酌量。

　　作法：

　1. 蝦米泡軟剁碎、蔥切碎。

　2. 肉用 1T 太白粉拌勻，用 2T 油將肉炒熟。

　3. 將肉、青菜、蝦米、蔥等全部加入已煮好之稀飯中，加少許鹽、
　　　味精調味即可。

（二）咖哩肉碎飯

　　材料：絞肉（豬肉或牛肉皆可）六兩、洋蔥半個、胡蘿蔔半條、
　　　　　碗豆仁 2 兩、鹽一小匙、糖半小匙、咖哩粉三大匙、水一
　　　　　碗半、太白粉二大匙。

　　作法：

　1. 洋蔥切碎、胡蘿蔔用刨絲板刨成細條再切碎、碗豆粒煮熟泡入
　　　冷水中。

2. 油三大匙燒熱，先炒洋蔥，再加肉碎炒散，即加下胡蘿蔔碎及咖哩粉炒香後再加鹽、糖、水燒開後即用太白粉水芶芡，再將豌豆仁倒下即可澆在白飯上面（可供三人使用）。

（三）油飯

材料：長糯米 2 杯、瘦豬肉 4 兩、香菇 4 朵、紅蔥頭 4 粒、油 5T

A 料：醬油 1T、鹽 1/2t、糖 1t、胡椒粉 1/8t、清水 1C

作法：

1. 糯米洗淨，泡水 1 小時。
2. 瘦豬肉切絲、香菇泡軟切絲，紅蔥頭切碎。
3. 糯米瀝乾水分，蒸籠內鋪一層白布，將米倒入蒸 40 分鐘。
4. 用油 5T 炒香紅蔥頭，加入肉絲和香菇絲。
5. 肉熟後加入 A 料燒開。
6. 倒入蒸好的糯米，仔細拌炒至水分收乾即可。

八、米品質優劣的簡易鑑別法

1. 要完全乾燥：若乾燥不完全，不但米不能耐久貯藏，掏洗時易生碎米，且味道不良。要檢查米是否為乾燥狀態，可用前齒咬一粒米，有硬聲音者為良好。或者把手掌在火上加溫後緊握一把米，然後向下把手掌慢慢張開，使米落在盤上時，附著在手掌上的米粒少，而且掉落時發出清晰的聲音者為良好。
2. 粒狀為橢圓形、豐滿、米粒的大小均勻，不混入青米、未熟米、病害米、碎米等為良好，檢查時將米放在黑色或綠色的紙上鋪成一層觀察之，以紫外線照射時，如帶有黃色即表示可能為病變米。
3. 不帶臭味：貯藏法不良的常有黴臭，同時也不能有其他異常的臭味。

4. 不得含有異物：不得含有石粉、砂、蟲、蟲害粒、蟲糞、鼠糞及其他異物。

九、米之構造

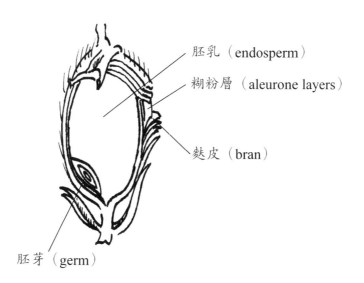

胚乳（endosperm）

糊粉層（aleurone layers）

麩皮（bran）

胚芽（germ）

麩皮：約占米粒總量之 5%，主要成分為纖維素、維生素 B 和礦物質（特別是鐵）。

糊粉層：含豐富之蛋白質和磷。

胚乳：占米粒總量之 92%，主要成分為醣類和蛋白質。

胚芽：占米粒總量之 3%，其成分有：維生素 B_1（是維生素 B_1 的最佳食物來源之一）；少量蛋白質，但質極佳；其他維生素 B；脂肪及脂溶性維生素 E；礦物質，特別是鐵；醣類。

十、米之致熟

1. 糊化作用（Gelatinization）：澱粉粒浸於水中，由於水的滲透使顆粒膨

大，當澱粉粒與水受熱時，水分子滲透入澱粉粒中，使澱粉粒內壓增大，而爆裂開來，即是糊化作用。糊化作用由 65℃～70℃開始，至 95℃～100℃時結束。糊化作用使澱粉粒體積增加，具黏稠性，外形由不透明變成半透明。

2. 糊精化作用（Dextrinization）：當澱粉粒受到乾熱時，澱粉的長鏈會斷成較短的鏈，稱做糊精化作用。受熱的時間愈長，溫度愈高則糊精化作用愈快。

實驗二　麵條、米粉類

一、實驗目的

1. 了解各種麵食類不同之吸水性。

2. 若麵條煮好後未立即吃，放置 5 或 10 分鐘之後，其吸水率是否有變化。

3. 熟悉一份（Serving）的麵食之重量與份量是由多少 Exchange 之乾料做成的。

二、實驗方法

1. 將水煮沸，再將各種麵類分別放入鍋中煮（每組做 4 種，每兩組所取之麵條種類相同。取得熟重時之平均值，以求數據之準確性）。

2. 煮至麵條軟化即可出鍋，用冷開水稍清洗，瀝乾秤重，計算吸水率。

$$吸水率＝\frac{成品重－乾料重}{乾料重}×100\%$$

4. 再將各種煮熟的麵類置於水中浸 5 分鐘、10 分鐘，取出瀝乾秤重，計算浸 5 分鐘及 10 分鐘後之吸水率。

$$膨脹率＝\frac{成品重}{乾料重}×100\%$$

三、實驗數據

	種類	Ex 數	乾料重（g）	剛煮好成品重平均值（g）	吸水率（%）		份量（碗）	100g 熟品之生麵重
					剛煮好	5～10 分鐘後		
1	濕麵條	2	60					
2	乾麵條	2	40					
3	濕粗麵條	2	60					
4	乾麵線	2	50					
5	油麵	2	90					
6	乾細米粉	2	40					
7	濕細米粉	2	60					
8	粗米粉	2	40					
9	米苔目	2	120					
10	鍋燒麵	2	120					

四、營養成分計算

由營養成分表查出五種麵食（以 4Ex 為單位）之熱量，蛋白質、脂肪、醣類、鈣、鐵、維生素 B_1、B_2 之含量，並列表之。

五、實驗成果及討論

1. 依實驗數據比較何者吸水性最大與最小？

2. 同樣是一份（1 Serving，4Exchange），何者在視覺上看起來最多？

3. 以等量 100 公克煮熟之麵、飯、米粉、麵線，比較其熱量之大小。

4. 比較米飯與麵食類營養成分之差異。

5. 市售麵攤上一櫊麵約爲多少 Ex？

6. 市售一把多粉約爲多少 Ex？

7. 請調查市售速食麵之熱量，並了解由麵提供的熱量約爲幾個 Ex？

8. 其他討論及建議。

六、應用實例

（一）炸醬麵

材料：麵條 1 斤，絞肉 6 兩，豆瓣醬 1 兩，甜麵醬 1 兩，沙拉油 2T，豆干 4 塊，蔥薑末各 1T。

調味料：酒 1t，水 3T，味精少許。

作法：

1. 豆瓣醬與甜麵醬混勻，用沙拉油炒香，加入蔥、薑炒透。

2. 豆干切丁，與肉同炒片刻，加入調味料，蓋煮片刻。

3. 麵條煮熟撈起，拌炸醬食用。

請查營養成分表，計算三大營養素含量與熱量。

（二）廣式燴麵

材料：麵干半斤，雞肫、肝各一付，肉片三兩，多筍半個切片，胡蘿蔔小半支切片，青江菜 4 兩，蔥 2 支。

調味料：醬油 2T、味精 1/4t、酒 1/2t、胡椒 1t、麻油少許、鹽 1t、太白粉 2t、水 1T。

作法：

1. 麵干入滾水中氽燙後即撈起瀝乾，再放入平底鍋內煎黃，置盤中。

2. 肫、肝切花，肉切片在熱油中過油。

3. 另用 1T 油爆蔥肉片、雞肫、肝、筍片、胡蘿蔔片、青江菜，加調味料，芶芡成稠狀澆在麵上。

請查營養成分表，計算三大營養素含量與熱量。

實驗三　饅頭、包子、銀絲捲

一、實驗目的

1. 學習做發麵食品。
2. 由不同 Ex（不等重）的饅頭（或包子皮）比較中，了解市售饅頭（或包子皮）約爲多少 Ex 主食類。
3. 了解饅頭與包子皮，各由多少 Ex 麵粉做成，及其營養成分。
4. 認識包子內餡量約爲多少。

二、實驗方法

（一）基本發麵製作

材料：

	百分比（%）	重量（公克）	量杯（匙）
中筋麵粉	100	500	4 杯
糖	8	40	4 大匙
鹽	0.5	2.5	1/2 小匙
速溶酵母	1	5	約 1 小匙
溫水	45～50	225～250	1 杯
奶粉	2	10	1 大匙
油脂	2	10	1 大匙

（二）作法

1. 將速溶酵母先溶於 1/4 杯溫水中，放置十分鐘左右，使其恢復活力。
2. 剩下 3/4 杯溫水倒入攪拌盆內，加糖、鹽、油脂、奶粉和 1.5 杯麵粉，

用打蛋器攪勻。3. 再加入其餘 2.5 杯麵粉，並倒入溶化的酵母，用手拌勻，揉成均勻光滑的麵糰，並秤重記錄。

4. 將麵糰放入一乾淨之塑膠袋中，袋口稍微紮起，至溫暖處任其發酵至麵糰成兩倍大，或至手指按下麵糰凹陷不再彈起即可，再秤重記錄。

5. 每組將麵糰等分成三份：一份做饅頭（各做 1Ex，2Ex，3Ex，4Ex）；一份做包子（做成 1Ex，2Ex 之包子皮各數個）；一份做銀絲捲（做成 1Ex，2Ex 之成品）。

6. 包子餡：每組取 150 公克絞肉，加少許蔥末、調味品攪勻備用。

7. 各組依照規定的 Ex 數各製作饅頭、包子（包好餡），銀絲捲數個，整形，醒約 10～15 分鐘（依當時室溫之高低而定），蒸熟秤重。

8. 買市面上饅頭、包子大小數種，觀察約為多少 Ex。

三、實驗數據

食品	每個之 Ex 數	麵粉（g）	每個生重（g）	每個餡重（g）	每個熟重（g）
饅頭	1			—	
	2			—	
	3			—	
	4			—	
包子	1				
	2				
銀絲捲	1				
	2				

四、營養成分計算

計算不同 Ex 之 1 個饅頭及包子之熱量、蛋白質、醣類。

五、實驗結果及討論

1. 市售饅頭、包子約等於多少 Ex 之麵粉製品？

2. 包子餡用量不定，由比較中了解以多少公克的餡最適宜。

3. 發麵之原理如何？

4. 如何以最簡單的方式測試麵糰發酵已達到最理想的狀態。

5. 發麵之食品何以必須用中筋以上的麵粉？

6. 其他討論及建議。

六、麵粉的介紹

麵粉依其筋度的不同可分為下列幾級：

特高筋：含 13.5% 之蛋白質。

中筋：含 9.5% 之蛋白質。

高筋：含 11.5% 之蛋白質。

低筋：含 7.5% 之蛋白質。

粉心：含 10.5% 之蛋白質。（註：粉心為麵粉之一種，是小麥粒接近
　　　中間部位磨製成之粉，質較佳顏色較白，但價格較高。）

由此可知，所謂麵筋也就是麵粉中所含之蛋白質。麵粉中之蛋白質主要是 Glutenin，Gliadin，Mesonin，Albumin 和 Globulin。前三種占 90% 以上，不溶於水，後兩種含量較少，溶於水。Glutenin 具彈性而無展性，Gliadin 具展性而無彈性，故麵糰經充分攪拌後，具充分之彈性和延展性，即是比二種蛋白質綜合的結果。

麵粉除了蛋白質之外，還有 70% 的澱粉，充塞於麵糰的網狀組織（麵筋）間，麵糰經發酵產生二氧化碳、酒精等，被包圍在小氣室內，當入爐烘烤時，因小氣室內之氣體受熱產生壓力，麵糰內之水分亦受熱而產生蒸汽壓，將麵糰漸漸脹大，直熱至蛋白質凝固不再膨大，即成鬆軟之成品。

七、麵粉的貯藏

1. 場所必須乾淨，使新鮮空氣能流通良好，每袋之四周都要通風，勿靠近牆壁，沒有老鼠出入，沒有臭味。
2. 溫度在的 65°F～75°F 之間，太高或太低都會破壞其品質。
3. 相對溼度在 55～65% 之間。

八、麵粉品質好壞之鑑別

1. 麵粉以微細者為良好，檢查時取粉於手，在兩指頭間摩擦，如有滑感表示細粉，如有粗感即非良質粉。將手濕潤後以手指捏合，愈有黏性者，表蛋白質含量愈多。
2. 顏色以白者為良好，褐色者表示麩較多。
3. 麵粉成塊狀或被蟲連成絲者，表示質差，檢查時可把粉展開在黑紙上檢查。

九、酵母與發麵食品的關係

（一）酵母是什麼？

酵母是一種單細胞植物，雖屬植物卻沒有葉綠素，故不能行光合作

用，因此必須利用自然界中之營養如醣類等，經氧化發酵來獲取能量，我們也就利用酵母菌的這種特性，來製作發麵食品。

饅頭、包子、花捲等發麵食品，必須經過發酵，才能使產品鬆軟而具特殊風味，而發酵就需要酵母，必須經過發酵，在早期酵母尚未被真正認識之前，古老的方法是調一鍋稀麵糊，經過幾天的自然發酵，使麵糊變酸，取部分發酵的麵糊做發酵的種子，稱做「老麵」，再摻入其他材料如麵粉、糖、油、鹽等，做出不同的發酵食品。後來顯微鏡的發明，才知道原來麵糰發酸，乃是由微生物所引起，而其中以酵母的發酵為最重要，但酵母的種類繁多，並非所有的酵母均適合烘焙業，有適於釀酒或其他釀造業者，遂個別分離純粹品種加以個別用途。控制酵母之用量、溫度、濕度等，可預計其生產量，而使得烘焙由科學化之控制而走入工業化。

（二）酵母與麵糰發酵的關係

麵糰中之水分，澱粉和蛋白質都可做酵母的食物，酵母菌利用這些食物在麵糰中繁殖，並放出二氧化碳之氣體，此氣體為麵筋所包容而留存在麵糰之中，當氣體不斷增加時，麵糰會膨脹，而形成一質輕並充滿氣體之麵糰。

（三）影響酵母發酵的因素有哪些？

潮濕而溫暖的環境最有利於酵母菌之生長，酵母菌最理想的生長溫度是 20℃～30℃，pH 為 4.0～5.0，超過 30℃雖對麵糰中氣體之產生有利，但也利於其他雜菌之生長，而易使麵糰變酸。另外，糖與鹽不可與酵母同時溶解，因酵母的細胞外圍有一半透性之細胞膜，當外界濃度過高時，會使酵母菌的細胞液外流脫水而出。

（四）酵母之用量

　　酵母之用量必須適中，量太少則麵糰需很長的時間才可發起，量太多又易使酵母繁殖太快，而使發酵過度，麵糰發酸，同時也會使成品帶有酵母特殊的味道。一般乾酵母的用量約為麵粉重量的 2.5%。市面上常見的酵母有兩種：一種是塊狀的乾酵母，乾酵母是由新鮮酵母脫水製成的。若用新鮮酵母來製作，則用量須是乾酵母的 2 倍。酵母開瓶用過之後冷藏於冰箱中，可保存很久而不變質。

十、應用實例

（一）銀絲捲

　　材料：中筋麵粉 500 公克（約 4 杯）（100%）、乾酵母 12.5 公克
　　　　　（2.5%）、蛋 50 公克（1 個）（5%）、糖 60 公克（12%）、鹽 2.5
　　　　　公克（0.5%）、水 225 公克～240 公克（45%）、油 10 公克（1
　　　　　湯匙）（2%）。

　　作法：

1. 乾酵母先溶於 1/4 杯的溫水中（約 30℃），鹽、糖溶於約 3/4 量
　杯的冷水中（不可完全混在一起，否則酵母會脫水而死）。

2. 麵粉過篩後，倒入溶化的酵母液，糖、鹽溶液，蛋及油攪拌成
　一麵糰，置於麵板上，揉至表面光滑。

3. 將麵糰放入一乾淨之塑膠袋內，袋口稍微紮起，置溫暖處任其
　發酵至麵糰約成兩倍大，或至手指按下，麵糰凹陷不再彈起時
　即可。

4. 發好之麵糰分成二等份，取一份再揉至表面光滑後，擀成大薄

餅，將豬油一湯匙與糖二湯匙之拌合物，均勻塗於其上。

5. 薄餅摺疊成三疊，用刀將疊好之麵皮切成絲，取6～7條爲一束，用手拉長。其餘麵糰擀成圓皮，將細絲包入，包緊成枕頭狀。

6. 醒20分鐘，以大火蒸12分鐘。

實驗四　餃子、餛飩

一、實驗目的

1. 了解 1Ex 的麵粉可做出多少餃子皮、餛飩皮。
2. 熟悉市售的餃子皮、餛飩皮以多少張為 1Ex。
3. 認識餃子與餛飩的內餡應為多少較為恰當。
4. 每個餃子、餛飩的熱量與營養成分各為多少。

二、實驗方法

1. 取中筋麵粉 200 公克（10Ex），加水 50～55%，揉成麵糰。
2. 第一、二組取 1/2 麵糰（5Ex）做餃子皮 15 個（每個約 10 公克）
　　　　　　　　　1/2 麵糰（5Ex）做餛飩皮 20 個（每個約 5 公克）
　第三、四組取 1/2 麵糰（5Ex）做餃子皮 17 個（每個約 8.5 公克）
　　　　　　　　　1/2 麵糰（5Ex）做餛飩皮 25 個（每個約 4 公克）
　第五、六組取 1/2 麵糰（5Ex）做餃子皮 20 個（每個約 5 公克）
　　　　　　　　　1/2 麵糰（5Ex）做餛飩皮 30 個（每個約 3.3 公克）
3. 每組以半斤絞肉、1 斤高麗菜、2T 麻油、鹽、味精、蔥、薑少許拌至均勻，適量包入自製及市售餃子皮及餛飩皮中。
4. 水餃包妥後，入滾水中，三滾後拿起，瀝乾後秤重。餛飩待滾後浮起，瀝乾秤重。

三、實驗數據

	種類	麵粉 (g)	Ex	個數	每張皮重 (g)	每個餡重 (g)	每個生重 (g)	每個熟重 (g)
餃子	市售皮	—	—	—				
		—	—	—				
		—	—	—				
	自製							

	種類	麵粉 (g)	Ex	個數	每張皮重 (g)	每個餡重 (g)	每個生重 (g)	每個熟重 (g)
餛飩	市售皮	—	—	—				
		—	—	—				
		—	—	—				
	自製							

四、營養成分計算

由營養成分表查出市售及自製一個餃子與一個餛飩之營養成分，列表比較之。（熱量、蛋白質、脂質、鈣、鐵、維生素 A、B_1、B_2、C）

五、實驗結果及討論

1. 市售及自製之餃子、餛飩應包多少餡較爲適當？
2. 市售之餃子皮 1 Ex 爲多少張？餛飩皮（大、小）1 Ex 各爲多少張？
3. 由重量比較實驗成品（水餃皮及餛飩皮），以哪一組所做與市售最相近？
4. 比較市售冷凍水餃（數種）與冷凍餛飩（數種），其重量（分別秤出皮與餡重），記錄其營養標示。

重量紀錄

廠牌名稱	每個生重（g）	每個皮重（g）	每個餡重（g）	每個熟重（g）

營養標示紀錄

廠牌名稱	單位 個數或重量	熱量（大卡）	醣類（g）	蛋白質（g）	脂肪（g）

5. 其他討論與建議。

六、計算練習

保二召開餃子會，估計班上參加入數，男生 30 人，女生 50 人，平均每位男同學吃 20 個餃子，女同學 10 個，則康樂股長必須準備多少麵粉和餡？（若自製餃子皮一張爲 10 公克，餡爲 12 公克，以一半菜，一半肉計算則各需幾斤？）

請用高麗菜、韭菜兩種分別計算所需採購量。

實驗五　澱粉類蔬菜及乾豆類

一、實驗目的

1. 認識 1Exchange 之玉米、洋芋、番薯、芋頭、菱角、紅豆、綠豆、栗子、蓮子等之重量。

2. 熟悉每種食物之廢棄量和吸水率。

3. 了解 1 Exchange 之購買量（AP*）為多少？

二、實驗方法

1. 各組取玉米、洋芋及乾豆等秤購買量（AP）。

2. 去除不可食之部分稱 EP*，並計算廢棄率。

$$廢棄率＝\frac{AP－EP}{AP}×100\%$$

3. 澱粉類蔬菜分別放置蒸籠中蒸熟，乾豆等置水中煮熟，分別秤熟重並計算其吸水率。

4. 各取 1Exchange 之熟品與其相對之 AP 量比較，並觀察其份量。

三、實驗數據

食物類別	份量	AP (g)	EP (g)	廢棄		熟重 (g)	吸水率 (%)	1Ex×EP 生重 (g)	1Ex×AP (g)
				量 (g)	率 (%)				
玉米	1 個							65	
洋芋	1 個							90	
芋頭	1 個							55	
番薯	1 個							55	
荸薺	2 兩							85	
菱角	4 兩							50	
紅豆	1 兩	—	—	—				20	20
綠豆	1 兩	—	—	—				20	20
栗子	1 兩	—	—	—				20	20
蓮子	1 兩	—	—	—				20	20

* 註：AP 係 As Purchased 之縮寫；EP 則為 Edible Portion 之縮寫。

以「蛋」為例，整個蛋重（含蛋殼）表示時為 AP，棄去蛋殼之重量則以 EP 表示。

四、營養成分計算

由 1Ex 之 EP（生重），查營養成分表以得知各種食物之營養成分，並列表比較之。

五、實驗結果及討論

1. 比較各種食物之廢棄率及吸水率之大小。

2. 何以澱粉類蔬菜均被列入主食類而非蔬菜類？

3. 澱粉類蔬菜之中同樣 1Ex 之購買量何者看起來最多，何者最少？

4. 這些食品是否較米麵類更具特殊之營養成分。

5 一飯碗的綠豆湯（湯與綠豆各半）約用幾個 Ex 之綠豆煮成？加多少糖較為適當？約可供多少熱量？

6. 試述馬鈴薯削皮後顏色變黑的原因。

7. 其他討論及建議。

六、應用實例

（一）炸洋芋片

　　將馬鈴薯切成薄片，置水龍頭下沖過夜，以除去澱粉質，擦乾後炸成金黃色，撈起灑上少許鹽即可。請查營養成分表，計算三大營養素含量與熱量。

（二）芋棗（6 人份）

　　材料：芋頭 1 斤、太白粉半杯、砂糖半杯、麵粉 2T、沙拉油 5 杯。

　　作法：將芋頭蒸熟壓碎成泥，待稍涼，與太白粉、砂糖、麵粉，拌勻揉成小圓條，放入溫油中炸熟。

　　請查營養成分表，計算三大營養素含量與熱量。

（三）紅豆沙

　　材料：紅豆 1 斤、砂糖 1 斤、豬油 4T、鹽 1t。

　　作法：

　　1. 紅豆洗淨，加 5 杯水浸泡過夜。

　　2. 泡好之紅豆連水一起用小火煮至豆子爛透，水將收乾時即熄火。

　　3. 置豬油於炒鍋中使之融化，將煮爛之豆子及糖加入，用小火拌

炒，炒至乾硬狀即可。

4. 若做細豆沙則待豆子煮爛後，分 3 次倒入果汁機中打細，再倒入鍋中拌炒至乾即可。

請查營養成分表，計算三大營養素含量與熱量。

（四）芋圓

材料：芋頭1斤、地瓜粉250公克、白砂糖60公克、太白粉30公克。

作法：

1. 將芋頭洗淨去皮，切成薄片。

2. 鋪於盤中蒸熟。

3. 趁熱取出壓成泥，並混入砂糖。

4. 將地瓜粉分批加入混合好的芋泥，並搓成長條，分割成 1 公分大小的芋圓。

5. 最後灑上太白粉，以防沾黏。

6. 水煮滾，放入芋圓煮熟後，撈起放入冷開水中即可。

請查營養成分表，計算三大營養素含量與熱量。

◎芋頭可以換成地瓜或是豆沙等。

第十三章　肉類代換表

一、每1Ex含蛋白質7公克，脂肪3公克以下，熱量55大卡。

項目	食物名稱	EP 生重（公克）	EP 熟重（公克）
水產	◎蝦米	15	
	◎小魚干	10	
	◎蝦皮	20	
	魚脯	30	
	鰹魚、鮪魚	30	
	一般魚類	35	
	白鯧	40	
	蝦仁	50	
	◎◎小卷（鹹）	35	
	◎花枝	60	
	◎◎章魚	55	
	*魚丸（不包肉）（+10公克碳水化合物）	55	55
	牡蠣	65	35
	文蛤	160	
	白海參	100	
家畜	豬大里肌、瘦豬前後腿肉	35	30
	牛腱	35	
	*牛肉干（+5公克碳水化合物）	20	

項目	食 物 名 稱	EP生重 （公克）	EP熟重 （公克）
	＊豬肉干（+5 公克碳水化 合物）	15	
	＊火腿（+5 公克碳水化合 物）	45	
家禽	雞里肌、雞胸肉	30	
	雞腿	40	
內臟	牛肚	50	
	◎雞肫	40	
	豬心	45	
	◎豬肝	30	20
	◎◎雞肝	40	30
	◎膽肝	20	
	◎◎豬腎	45	
	◎◎豬血	110	

二、每 1Ex 含蛋白質 7 公克，脂肪 5 公克，熱量 75 大卡。

項目	食 物 名 稱	EP生重 （公克）	EP熟重 （公克）
水產	虱目魚、烏魚、肉鯽、鹹 鰡魚、鮭魚	35	30
	＊魚肉鬆（+10 公克碳水化 合物）	25	
	鱈魚、比目魚	50	
	＊虱目魚丸、花枝丸（+7 公克碳水化合物）	50	
	＊旗魚丸、魚丸（包肉）（+7 公克碳水化合物）	60	

項目	食 物 名 稱	EP 生重 （公克）	EP 熟重 （公克）
家畜	豬大排、豬小排、羊肉、 豬腳、豬前後腿肉	35	30
	＊豬肉鬆（+5 公克碳水化 合物）、肉脯	20	
	低脂培根	40	
家禽	雞翅、雞排	40	
	雞爪	30	
	鴨賞	25	
內臟	豬舌	40	
	豬肚	50	
	◎◎豬小腸	55	
	◎◎豬腦	60	

三、每 1Ex 含蛋白質 7 公克，脂肪 10 公克，熱量 120 大卡。

項目	食 物 名 稱	EP 生重 （公克）	EP 熟重 （公克）
水產	秋刀魚	35	
家畜	牛肉條	40	
	＊豬肉酥（＋5 公克碳水 化合物）	20	
內臟	◎雞心	45	

四、每 1Ex 含蛋白質 7 公克，脂肪 10 公克以上，熱量 135 大卡以上。

項目	食 物 名 稱	EP 生重 （公克）	EP 熟重 （公克）
家畜	豬蹄膀	40	
	梅花肉	35	
	牛腩	40	
	◎◎豬大腸	100	
加工製品	香腸、蒜味香腸、五花臘肉	40	
	熱狗、五花肉	50	

＊：含碳水化合物成分，熱量較其他食物為高。
◎：每份膽固醇含量 50～99 毫克。
◎◎：每份膽固醇含量 ≧ 100 毫克。

實驗六　雞、鴨肉及內臟類

一、實驗目的

1. 認識雞肉、鴨肉各不同部位之廢棄率與收縮率。

2. 熟悉 1Ex 熟重之概念，並推算 1Ex AP 約為多少？

3. 了解肉類在烹調時，顏色、組織質地之變化。

二、實驗方法

1. 各組將取得各不同部位之雞肉、鴨肉清洗瀝乾，秤 AP。

2. 將各部位分別蒸至沒有血水為止，秤重，算收縮率。

3. 將骨、油與可食之皮肉，分別秤重，可得廢棄率。

$$收縮率 = \frac{生重-熟重}{生重} \times 100\%$$

$$熟廢棄率 = \frac{熟重-可食部分}{熟重} \times 100\%$$

1 Ex 之 AP 生重 = 1 Ex 之 EP 熟重 ÷（1－收縮率）÷（1－生廢棄率）÷（1－熟廢棄率）

三、實驗數據

部位	生重 (g)	熟重 (g)	收縮率 (%)	熟廢棄率 量(g)	%	IEx EP 熟重	IEx AP 生重	幾個 Ex
雞頸								
雞翅								
雞胸								
雞腿上部								
雞腿下部								
雞肝								
雞肫								
雞心								

四、營養成分計算

由 IEx 之 EP（生）比較雞肉、雞肫、雞肝之營養成分差異。

五、實驗結果及討論

1. 廢棄率以哪部分最大，那部分最小？
2. 一隻光雞可食部分與不可食部分之比。
3. 內臟類是哪些營養素之良好來源？
4. 雞肉（鴨肉）之平均收縮率為若干？
5. 比較家禽類之營養成分（雞、鴨、鵝肉）。
6. 試說明雞肉特有風味之來源為何？
7. 其他討論和建議。

六、應用實例

（一）蔥油淋雞

材料：雞 1 隻約 2 斤、蔥絲 4T、酒 1T、薑絲 2T。

　　　A：鹽 1T、蔥 2 支、薑 2 片

　　　B：太白粉 1 t、水 1 t

　　　◎若使用的雞隻較小，請將 A 料的鹽減量。

作法：

1. 將 A 料塗抹於雞身內外，醃約 20 分鐘，雞胸朝上大火蒸約 25 分鐘，把雞切塊擺在盤內。

2. 將蔥、薑絲散蓋於雞塊上，並灑些胡椒。

3. 油 4T 燒開，澆於蔥、薑絲上，蒸雞餘汁以 B 料芶芡汁，淋在雞上即成。

請查營養成分表，計算三大營養素含量與熱量。

（二）燴鴨絲

材料：鴨半隻約 1 斤、筍 2 個、冬菇 4 朵、木耳數朵、蔥 1 支、薑 3 片、青豆 1 兩，麻油 1t、白醬油 1/2T、酒 1T、太白粉 2T、鹽、味素酌量。

作法：

1. 鴨在開水中稍微燙一下撈起，放入瓷缽中加蔥、薑，隔水蒸爛。

2. 筍煮好切絲，青豆煮熟，冬菇、木耳切絲，鴨肉撕成絲狀。

3. 起油鍋加入油 1T，高湯 5 碗，將調味料及材料均倒入，烤 2～3 分鐘，太白粉芶芡汁，滴下麻油即可。

請查營養成分表，計算三大營養素含量與熱量。

（三）鳳梨炒雞雜（6 人份）

材料：鳳梨三片，雞肫 3 個，雞心 3 個，雞肝 3 個，里肌肉 3 兩，蔥 8 段，薑 4 片，油 2T 匙，酒、太白粉各 1/2 小匙，鹽、味精各 1/4t。

作法：

1. 雞肫切花，其他雞心、雞肝、里肌肉均切片，以沸水汆燙撈起。
2. 鳳梨切成小段。
3. 油 2T 燒熱，將蔥、薑爆香，加入 1 料，炒至 8 分熟，加入鳳梨及調味料，即可盛入盤中。

請查營養成分表，計算三大營養素含量與熱量。

七、雞肉分割圖

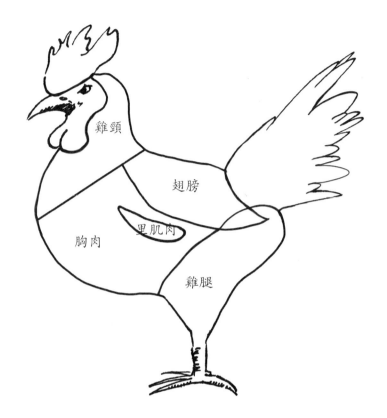

八、如何鑑別雞（鴨）肉之新鮮與否？

（一）外觀

1. 表面應光滑潔淨、無滯水（浮腫）現象。
2. 軀體羽毛須除盡，不得附著血跡、雜質等污穢物。

（二）色澤與鮮度

1. 新鮮雞（鴨）肉有彈性，且雞（鴨）眼明亮。

2. 新鮮雞（鴨）肉表皮微皺不緊縮，且色澤光滑。

3. 表皮凝血現象或呈不正常之赤紅色者，為病體雞（鴨）。

4. 陳腐雞（鴨）肉則呈腥臭味。

（三）灌水鑑別

1. 外觀鑑別：灌水雞肉、雞體浮腫，呈滯水現象。

2. 刀切鑑別：用刀割破股臀部間，水珠直溢者為灌水雞。

實驗七　豬肉類

一、實驗目的

1. 認識豬肉各不同部位之廢棄率與收縮率。
2. 熟悉 1Ex 之豬肉之 AP 為多少？
3. 觀察 1Ex 之豬肉剁碎、切丁、切絲、切片、切塊、一整塊視覺上之差異。

二、實驗方法

1. 將各部位（約 2～3 兩）之豬肉稍加沖洗，瀝乾秤重。
2. 蒸熟後將骨頭與可食肉分開秤重，計算其廢棄率及收縮率。
3. 各組分別取同一部位之豬肉（如腿部之赤肉）105 公克（3Ex），分別觀察剁碎、切丁、切絲、切片、切塊、一整塊視覺上的差異。取其中 1/3 熟肉觀察 1Ex 肉約為多少視覺量，並比較不同切法炒熟後視覺上之差異及 1Ex 熟肉之生重量。

三、實驗數據

（一）

豬肉種類	AP (g)	EP (g)	生廢棄率 %	熟重 (g)	收縮率%	熟廢棄		1Ex 之 AP 量 (g)
						量 (g)	率%	
里肌肉								
小排骨								
三層肉								

豬肉種類	AP (g)	EP (g)	生廢棄率%	熟重 (g)	收縮率%	熟廢棄		1Ex 之AP 量 (g)
						量 (g)	率%	
胛心肉								
大排								

（二）

	烹調方式	熟重 (g)	生重 (g)	收縮率%
1	剁碎			
2	切丁			
3	切絲			
4	切片			
5	切塊			
6	一整塊			

四、營養成分計算

計算並比較同樣 1Ex EP 之雞胸肉及瘦豬肉營養成分之差異。

五、實驗成果及討論

1. 何部位之收縮率最大？肉類之收縮率是否與所含油脂有關？

2. 比較豬、鴨、雞、魚、羊及牛肉等之脂肪含量。

3. 所謂里肌、小排、胛心、三層肉、大排分別為哪一部位的肉？

4. 視覺上何種切法看起來最多？

5. 冷凍肉在烹調前應如何處理？

6. 其他討論和建議。

六、烹調原則

1. 肉類烹調法之選擇，應依肉類之部位、品質而定，較嫩的肉可選乾熱法烹調，以保持鮮味，較老的肉，最好用低溫長時間烹煮，以軟化其組織。

2. 要煎炒肉類前，除了調味外，應加少許蛋白或澱粉類（如太白粉）拌攪，以減低肉的收縮，並增加肉類的滑嫩可口。

3. 煮紅燒肉時，於烹煮之始，鹽與醬油不宜添加過多，因鹽濃度太大，易造成脫水現象，肉會緊縮變硬。

4. 若要增加滷肉或紅燒肉的顏色，可加些醬油。

5. 絞肉會損失些水分，所以作肉丸或肉餡時，應拌入少許水或高湯，較好吃。

6. 若要保持肉汁，宜用多汁之嫩肉，將其投入熱水中，大火快煮。若想提煉肉汁，則可投入冷水中，以文火長時間烹煮。

7. 內臟類所含水分多，炒時油要多，大火快炒，才能保持脆嫩。

8. 欲加快軟化肉類組織，可加少許木瓜或鳳梨酵素。

9. 利用乾熱烹調法之瘦肉，除了拍打鬆外，可添加少許油脂類，以增加肉類的嫩性與光澤，不至於粗糙、乾澀。

七、肉豬的屠體大部及細部圖

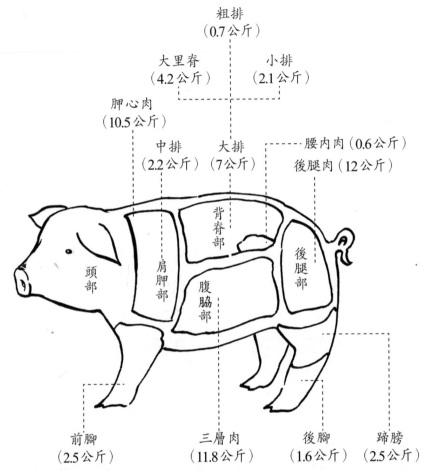

註：上圖為活體重100公斤的毛豬，屠體重約80公斤（屠體為去內臟、血、毛之部分）。

各部位適合之烹調方式如下：

胛心肉：叉燒、烤、炒。

中排：煮湯。

大里肌：烤、炸。

粗排：熬湯。

小排：炸、燒烤。

腰內肉（小里肌）：爆、軟炸、滑炒。

後腿肉：紅燒、水煮、燉、滷。

前後腳、蹄膀：紅燒。

三層肉（五花肉）：適合各種烹調方式。

八、豬肉的選購與灌水鑑別

外觀	上肉	赤紅	去除油及皮骨，色澤鮮紅有彈性。
	中肉	三層肉	去除油皮，剝去小排骨後瘦肉部分須完整。
	下肉	白嫩	油層無脫油現象。
灌水鑑別	上肉	淨重72%以上	1. 外觀鑑別： 肉質軟弱無強韌性，色澤淡紅（無血色）者為灌水肉。 2. 刀切鑑別 將試樣肉依肉絲橫切，在肉質之纖維隙縫處溢出水珠者為灌水肉。 3. 煮熟鑑別 將生肉秤其重量後，經沸煮至熟，（熟度以瘦肉切開之橫切面成白色為準），再秤其重量，其差異之百分比。 $$失水率（\%）＝\frac{煮熟後樣品重}{生肉取樣重}×100\%$$
	中肉	淨重85%以上	
	下肉	淨重92%以上	

九、應用實例

（一）肉鬆

材料：豬後腿瘦肉 1 斤、鹽 1t、醬油 1T、豬油 2T、水 2 杯、糖 2t。

作法：

1. 以 1 斤胛心肉去筋後切成數塊，放鍋中加冷水約 2 杯用小火煮約 2 小時至肉非常酥爛，而湯汁剩下半杯為止。

2. 將煮爛之肉撈出，趁熱用木棍壓成細碎狀。

3. 肉汁放入炒鍋中加入鹽 1t，糖 2t，醬油 1t，再將打散之肉倒入同煮至水分收乾，即改用小火慢慢炒至十分乾時加入 2T 麵粉。

4. 豬油 2T 燒熱，分數次慢慢淋澆在肉鬆上，繼續炒拌至肉鬆鬆散而香味溢出即可。

請查營養成分表，計算三大營養素含量與熱量。

（二）蒸醃鮮（6 人份）

材料：絞肉半斤，蛋 2 個，長豇豆 3 條，洋火腿末 4T，蔥末 1T，鹽 3/4t，胡椒粉 1/8t。

作法：

1. 長豇豆洗淨切末，蛋打散備用。

2. 絞肉拌入調味料、蔥末及水 4T。

3. 將長豇豆、蛋倒入 2. 中拌勻。

4. 便當盒抹油，將調好之肉泥倒入，大火蒸半小時，取出切片，排在盤上，即可上桌。

請查營養成分表，計算三大營養素含量與熱量。

（三）芙蓉肉片

材料：里肌肉 2 兩、雞蛋白 4 個、炸油 6 杯。

A 料

蔥、薑、酒汁 1.5 T，水 1T，太白粉 1t，胡椒粉、鹽各 1/8t。

B 料

熟筍片半杯、豌豆夾 6 片、熟火腿 6 片、熟胡蘿蔔 6 片、洋菇（切片）4 粒、高湯 3/4 杯、鹽、胡椒各 1/4t。

C 料

太白粉 1.5 t、水 1/2t。

作法：

1. 里肌肉去白筋，剁成泥狀，置於大碗中加入 A 料攪拌成肉泥，備用。

2. 蛋白用打蛋器打成白泡狀，倒入肉泥，待用。

3. 炸油燒溫，將肉泥 1 大匙、1 大匙分別放入油鍋內泡熟撈起，瀝乾即成肉片。

4. 鍋中倒入 B 料及肉片，以 C 料芶芡即可。

請查營養成分表，計算三大營養素含量與熱量。

十、牛肉分割圖

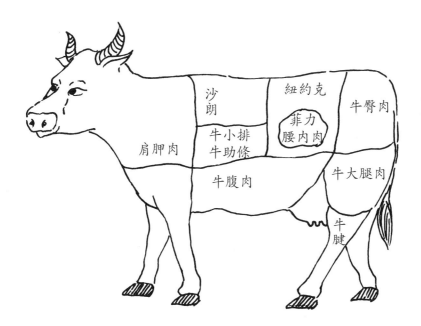

菲力（Tenderlion）：為腰內肉，肉質特別鮮嫩細緻，脂肪含量低，是牛肉之最佳部位。用作高級牛排，厚牛排。

牛條肉（Rib Finger）：牛肋條又稱條肉，稍帶筋。適合清燉或紅燒牛肉，燉湯或咖哩牛肉或串燒。

牛小排（Short Rib）：肉結實，油紋分布適中，但含脂量較高，適合燒烤如炭烤牛小排及串燒。

牛臀肉、牛大腿肉（Knuckle）：脂肪含量少，口感較澀，適合做成炒肉片或平價牛排。亦可用燴的方式製作，如法式紅酒牛肉或匈牙利燴牛肉。

牛腱心（Heel Muscle）：含膠質量多、帶筋，嚼感足，適宜長時間燉滷，如滷牛肉。

沙朗（Rib eye）：即牛肋脊肉，肉質細嫩度僅次於菲力。但因脂肪量較菲力高，吃起來較不乾澀。用途以牛排為主，也可用於鐵板燒。

紐約克（Striplion）：即下腰肉。因牛隻下腰部運動量較多，此部位肉質較粗一點，咬勁夠，亦為牛排之上選。喜愛咬感的人可選擇此部位。脂肪集中於肉邊，容易切除。

板腱（肉）（Chuck Tail Flap）：梅花牛肉及嫩肩里肌即為此處。此部位肉質結實、多筋，喜歡咬感的人可直接油煎，燒烤，或炒肉片，此部分之肉質為製作牛肉乾之上選。

實驗八　魚類及介殼類

一、實驗目的

1. 認識各種魚，介殼類之廢棄率和收縮率。
2. 熟悉 lEx 魚、介殼類之份量及 lEx 之 AP 量。
3. 觀察魚類在烹調中顏色、質地、組織之變化。

二、實驗方法

1. 取常見的魚及介殼類幾種，將之清洗、瀝乾秤 AP。
2. 去除不可食之鱗、內臟、泥腸等秤重，算出生廢棄量。
3. 待水開後，大火蒸 5 分鐘以上，秤熟重，算收縮率。
4. 去除不可食之殼骨，稱可食重量，計算熟廢棄量。

三、實驗數據

編號	品名	AP (g)	生重 (g)	生廢棄		熟重 (g)	收縮率 %	熟廢棄		1EX AP	幾個 EX
				量 g	率 %			量 g	率 %		
1	蝦子										
2	文蛤										
3	魚脯										
4	墨魚										
5	小管										
6	鯧魚										
7	肉鯽										

編號	品名	AP (g)	生重 (g)	生廢棄 量 g	生廢棄 率 %	熟重 (g)	收縮 率 %	熟廢棄 量 g	熟廢棄 率 %	1EX AP	幾個 EX
8	海參										
9	牡蠣										
10	吳郭魚										

生重和熟重之數據：請註明爲 EP 或是 AP。

四、營養成分計算與比較

比較 1Ex EP 各種魚之營養成分。

五、實驗結果及討論

1. 比較各種魚介類之收縮率與廢棄率之大小。

2. 估計魚類一份（1 Serving）約爲幾個 Exchange（註明大中小）。

3. 比較同重量（EP）各種魚之營養價值。

4. 如何選購新鮮魚類？

5. 魚類何以較肉類易消化？比較魚與其他瘦肉之蛋白質、脂肪含量。

6. 其他討論及建議。

六、魚貝類烹調原則

1. 凡無鱗之魚類應先以細鹽擦遍全身，然後再洗淨。

2. 凡活魚去內臟後，不宜多洗，才能保持鮮味，尤其是甲魚、鰻魚、鱔等。

3. 貝類買來，應先放水中吐沙。如在水中加少許鹽，可加快吐沙速度。

4. 鹹魚用粗鹽醃，因粗鹽中含有不純物如鈣、鎂等金屬離子，能促使魚體
的蛋白質凝固緊縮，但鎂、鈣含有苦味，可用 1% 之稀鹽水浸魚，即可

減少苦味。

5. 魷魚、墨魚等，可利用熱收縮之特性，將皮膜剝去後，切花形，需由內面切約 2/3 深，且深度應一致，形狀才會漂亮。

6. 魚大都帶有腥味，可加蔥、薑、酒去腥。

7. 魚肉質地細嫩，結締組織少，故宜短時間去烹煮。

8. 煎魚時容易破皮，故魚可先抹鹽少許。鍋烘乾後，熱油兩次（即熱油後倒出，再熱油一次）才煎魚，應煎片刻再翻面，就不易脫皮。

9. 烤魚應選擇油質含量較豐的魚類，且須先塗油少許。

10. 蝦仁的烹煮法

　　(1) 蝦仁用少許鹽洗淨，瀝乾水分，並以紙巾擦乾，加調味料以蛋白少許拌勻，放冰箱冷藏片刻。

　　(2) 油八分熱，將蝦仁過油，一變色立刻拿出，然後入炒鍋加調味料炒勻，立即起鍋。

　　(3) 一定要馬上食用，才會嫩而脆。

11. 炸大蝦峙，可於蝦肚劃二、三刀，或用竹籤插妥，以避免彎曲。

七、應用實例

（一）青豆蝦仁

　　材料：青豆半杯、蝦仁 6 兩、蔥 6 支、薑 6 片、炸油 3 杯。

　　A 料：鹽 1/4 t、酒 1/2 t、蛋白半個、太白粉 2 t。

　　B 料：酒 1/2 t、鹽 1/4 t、胡椒 1/4 t、麻油 1/4 t、太白粉 1/2 t、水 1 T。

　　作法：

　　1. 洗淨蝦仁拭乾水分，加上 A 料拌勻，醃泡 20 分鐘。

　　2. 青豆煮熟撈出。

3. 炸油燒熱，中火將蝦仁泡熟撈出，留油 3T，蔥、薑炒香，放入蝦仁、青豆及 B 料拌炒即可。

請查營養成分表，計算三大營養素含量與熱量。

（二）豆瓣鯉魚

材料：鯉魚一條約 1 斤，蔥、薑、蒜末及辣豆瓣醬各 2T。

A 料：酒 1T、鹽 1t、太白粉 2t、糖 1t、醋 1t、油 6 碗（炸油）。

作法：

1. 魚去內臟洗淨後，用刀尖刺數個洞，入油鍋中泡油30秒鐘取出。

2. 薑、蒜、蔥切成末。

3. 鍋洗淨燒極熱，加入 2T 油炒香薑、蒜及 2T 辣豆瓣醬後，加入 1.5 碗水，然後投入魚及 1t 味精、1t 鹽、1t 糖、1T 酒，用小火燜燒約 10 分鐘（需翻身一次），魚撈出放在盤上。

4. 鍋內之餘汁用 2t 太白粉芶芡，並加入蔥花、1 醋煮開，並拌入 1T 油，淋於魚上即成。

請查營養成分表，計算三大營養素含量與熱量。

第十四章　豆製品代換表

一、每 1Ex 含蛋白質 7 公克，脂肪 3 公克，熱量 55 大卡。

食物類別	重量（公克）
黃豆（＋5 公克碳水化合物）	20
黑豆（+10 公克碳水化合物）	25
毛豆（＋5 公克碳水化合物）	50
豆包	30
干絲	40
臭豆腐	50
無糖豆漿	190 毫升
麵腸	35
麵丸	40
#烤麩	35

二、每 1Ex 含蛋白質 7 公克，脂肪 5 公克，熱量 75 大卡。

食物類別	重量（公克）
*豆枝（＋5 公克油脂，＋30 公克碳水化合物）	60
百頁結	50
油豆腐	55
豆豉	35
五香豆干	35
小方豆干	40

食物類別	重量（公克）
黃豆干	70
傳統豆腐	80
嫩豆腐	140（1/2 盒）
＊素獅子頭（+5 公克碳水化合物）	50
＊素火腿（+3 公克碳水化合物）	40
＊素油雞（+7 公克碳水化合物）	55
＊素香鬆（+12 公克碳水化合物）	25

三、每 1Ex 含蛋白質 7 公克，脂肪 10 公克，熱量 120 大卡。

食物類別	重量（公克）
素雞	40
素魚	35
＊素雞塊（+7 公克碳水化合物）	50
百頁豆腐	70
麵筋泡	15

四、每 1Ex 含蛋白質 7 公克，脂肪 10 公克以上，熱量 135 大卡以上。

食物類別	重量（公克）
＊素肉燥（+10 公克碳水化合物）	65

＊：含碳水化合物成分，熱量較其他食物爲高。
＃資料來源：中國預防醫學科學院、營養與食品衛生研究所編註之食物成分表。
麵腸：高筋麵粉加工製成。麵筋泡：高筋麵粉加水搓洗製成麵筋，再經油炸而成。烤
麩：高筋麵粉發酵蒸熟製成。

實驗九　豆製品實驗

一、實驗目的

1. 認識黃豆及其製品之營養價值。

2. 了解 1 Ex 豆製品之份量多少。

3. 學習豆漿製作，並比較豆漿、牛奶的營養成分。

二、實驗方法

1. 秤取各種豆製品 1Ex，觀察量之多寡。

2. 豆漿之製作：

　(1) 將黃豆洗淨，泡水約 4～5 小時，或放在冰箱中隔夜泡水。

　(2) 將浸好之黃豆撈起，瀝乾秤重。

　(3) 泡好之黃豆，以 1 杯黃豆加 4 杯水的比例（以重量計，9 份的水加 2 份泡漬的黃豆，1 公斤的黃豆做成 10 公升之豆漿），置果汁機中分數次打碎。

　(4) 打成漿後，用紗布過濾，即為生豆漿。

　(5) 將生豆漿放入鍋中，以文火煮 30 分鐘。

3. 豆渣之利用：

　　豆渣乃榨豆漿之後所餘之物，還含有部分蛋白質，具豆腥味、組織粗糙。豆渣可加在麵糰中，做油炸圈，或加在蛋液中再加入蔥花、蝦米屑等炒成蛋餅，以增加營養成分。

三、營養成分計算與比較

1. 計算豆漿 260 毫升中之熱量、蛋白質、脂肪、醣類等之營養成分。

2. 比較豆漿、全脂奶、脫脂奶之營養成分。

.

四、實驗結果及討論

1. 比較多種豆製品之營養成分。

2. 黃豆平均之吸水率為多少？

3. 一杯（260 毫升）豆漿，加多少糖較為適宜？可提供多少熱量？

4. 何以乾豆類被歸於主食類，而等量 1Ex 含 7 公克蛋白質之豆製品則可視為中脂肉類？

5. 從營養實用的觀點來看，黃豆有哪些優點，使它成為我國最大眾化的食品？

6. 黃豆有哪些缺點故不宜生食？

7. 其他討論及建議。

五、豆類及其製品之烹調原則

1. 乾豆類應先浸水，充分吸水後再烹調可縮短烹調時間。

2. 若沒有太多時間浸水，可先將豆煮滾，然後去掉水分，再加冷水煮，以去豆臭，並可縮短烹煮時間。

3. 煮豆要加糖時，宜後期再加，否則一開始糖濃度太高，不易煮爛且易產生皺紋。

4. 新鮮含葉綠素之豆類，烹調時和綠色蔬菜同，宜先加鹽，且不可蓋鍋蓋及大火快煮，以保持翠綠色。

5. 煮豆腐時，待水開並先加鹽，才投入豆腐，等沸騰立刻離火，可保持鮮
　　嫩可口。

附註：

　　黃豆製品種類繁多，歷史也很悠久，對國人而言它是一種傳統性的食
物，中國人也都很習慣於豆製品的特殊風味，但外國人不能忍受其「豆腥
味」，如何才能除去除豆漿中的豆味，使其能廣為其他各地的民族所接受
呢？

　　黃豆中自然存在著一種脂酸氧化酶（Lipoxidase），這是引起豆味的
主要原因。當水與豆磨碎時，脂酸氧化酶會作用在不飽和脂肪酸的鍵上，
而產生許多分子量少而氣味不佳的化合物，這些化合物主要是醛類、酮類
和醇類，特別是一種乙基乙烯酮（Ethyl vinyl ketone）有典型的豆味。這
些化合物並不存在於完整的豆粒中，可是一旦豆粒經磨碎後，它們就出現
了。若將脂酸氧化酶不予活化，可防止這些變味的揮發性化合物之生成。

　　若在磨碎前先將黃豆煮熟，就可使脂酸氧化酶不活化，但煮熟使蛋白
質老化而呈不溶狀態，產品變成細胞性懸浮液而非乳化液，若將未煮的豆
子在水中磨碎後，再將此豆與水的混合液加熱，豆味仍會產生，因這種豆
類化合物之生成是如此之快，不論在磨碎後多麼快的把溫度加熱到使脂酸
氧化酶不活化，產品仍會有豆味，現在已找到一種方法，就是把黃豆放進
預熱的磨碎機中，加入正確量的沸水，然後磨碎，經過這樣的處理，酵素
可在產生劣味化合物之前加以不活化，且蛋白質也不會成懸浮的狀態，但
在整個磨碎過程中應維持豆和水的溫度在 80℃ 以上，如此製作的豆漿，
不僅可去除豆味，且性質穩定，經長期放置也不會沉澱或凝結。

六、黃（大）豆加工製品之應用範圍

大豆 （Soybean）	大豆油	實用油	沙拉油、烹調油、炸油 人造奶油、酥油、沙拉醬、食用加工油脂
		精煉副食品	大豆卵磷脂：健康營養品、醫藥品、乳化劑
			維生素 E：天然維生素 E、抗氧化劑
			植物固醇
			脂肪酸：糖脂、食品乳化劑、醫藥分散消化劑
	大豆蛋白 （Soy Protein）	大豆粉（全脂或脫脂）	一般高蛋白加工食品
		濃縮大豆蛋白	烘焙食品 麵類食品
		分離大豆蛋白	穀類加工食品 肉類加工食品 嬰兒食品 節食食品 蛋白飲料 各種機能性健康食品 異黃酮、皂素、食物纖維利用與加工食品
		纖維化大豆蛋白	人造肉（素肉）
	傳統大豆加工製品		豆漿（奶）、豆腐、豆皮、豆花、味噌、醬油

七、應用實例

（一）豆腐之製作

　　材料及工具：黃豆一台斤（600 公克）、熟石膏粉一湯匙、棉紗布、
　　　　　　　　白粗布（廿四吋四方）各一條、豆腐架一付、深鍋
　　　　　　　　二個。

作法：

1. 黃豆洗乾淨，以清水泡 4〜6 小時，泡至豆粒脹大，將豆瓣打開
   看看豆瓣各邊平白即好，將水濾去，亦可留用。

2. 將豆子放進果汁機內分數次打成漿，打時每 1 杯黃豆加 1.5 杯
   水，共約 13 杯水即可完全打好。（每一杯的容量為 240 毫升）

3. 另在鍋內煮開 10 杯水，水開後把打碎的黃豆乳漿倒入同煮，煮
   開後以棉紗布過濾。

4. 用一碗冷開水將熟石膏粉調均勻，倒在深鍋內，轉動，使熟石
   膏液很均勻地分布在鍋內四周，然後把豆漿以相等速度倒入，
   靜置二、三分鐘，即成豆腐腦。如果沒有凝成，則另以小碗加
   一點熟石膏粉調冷開水拌勻，以手指灑幾點到豆腐腦中。再等
   二、三分鐘即成。

5. 準備好豆腐架，鋪上一塊濕的白粗布（與豆腐架成斜對角鋪放，
   待成豆腐，抽出豆腐架時較好拿），把鍋內的豆腐腦的一半，用
   杓子攪動成一片一片，然後舀起鋪放在白粗布上，碎片狀的鋪
   完後，再把整塊的鋪上，完全鋪好以後，將布之四邊包起來，
   上面壓放木板約五分鐘，移開木板，改用木框，再蓋上木板，
   上壓較重物約 2 分鐘即好。

（二）冷凍豆花

材料：黃豆 1 斤，洋菜 2/3（1 條 1 兩）、砂糖 1.5 斤、薑少許、煮爛的花生 10 兩，洗乾淨之麵粉袋 1 個。

作法：

1. 黃豆洗乾淨，浸水。夏天 5 小時，冬天需 7～8 小時。

2. 浸水後撈起用 12 碗水，在果汁機內或石磨中分三次打成漿放入濕的麵粉袋中。

3. 再用 12 碗的水煮滾後，立即分二次倒入麵粉袋中，左右搖之使漿流出。擠乾麵粉袋中之豆漿，倒入大鍋中。

4. 洋菜洗乾淨，剪斷，用 6 碗水浸半小時，再煮到溶化。

5. 把豆漿倒入溶化之洋菜中，煮開（將上面之泡泡去除）放到十人份之電鍋內鍋（用二個），冷後放入冰箱。

6. 1.5 斤糖加水 4 碗和適量老薑煮到糖溶化後置冰箱。

7. 吃時以杓子將冷凍豆花一層層取到碗裡（1/2 碗）加適量之糖薑水，或再加熟爛的花生即可。

8. 注意事項

(1) 洋菜一定要煮到完全溶化後，才放到豆漿內，煮豆漿時，一定要攪拌，才不會燒焦。

(2) 黃豆打成漿後要馬上煮開。

（三）素雞（6 人份）

材料：豆腐皮16張、醬油3T、麻油1T、糖0.5T、酒0.5 T、鹽0.5T。

作法：

1. 把醬油、酒、糖、鹽、麻油及半碗水調好。

2. 豆腐皮平鋪在板上，刷上調好的調味汁，刷好後再鋪上第二張，

如此重疊四至六張，疊成一長條，壓緊（或用粗線綁緊）約 1 小時。

3. 把每疊切為兩段，以沙拉油少許煎煮，全部煎好，加入 0.5 碗水、醬油、糖、味精煮一會兒，到湯汁將收乾，即可取出切塊，淋上麻油即可。

（四）芙蓉豆腐（6 人份）

材料：嫩豆腐（三寸見方）四塊、冬菇（切丁）1T、雞蛋 3 個、毛豆 0.5 杯、火腿丁 2T、沙拉油 3T、玉米粉 1T、羹湯 2 碗、酒 2T、鹽 1t。

作法：

1. 毛豆在沸水中煮熟備用，嫩豆腐切去硬邊，壓成泥狀，加入打散的雞蛋及羹湯 0.5 碗、酒、鹽及 1T 油攪拌均勻，然後壓裝在碗中以大火蒸 15～20 分鐘，取出略放冷，反扣於淺盤上。

2. 將剩餘的羹湯、沙拉油及冬菇丁、火腿丁、毛豆倒入鍋中，以慢火煮三分鐘，加入鹽及玉米粉調成之汁，待汁變濃即盛起淋在豆腐上。

（五）紅燒豆包

材料：豆包 2 個、炸油 3 杯。

A 料：蔥末 1T、薑末 1T。

B 料：高湯 1.5 杯、醬油 3T、糖 1t、胡椒粉 1/4t。

作法：

1. 豆包展開切成 3×3 公分片。

2. 油三杯燒熱，將豆包炸酥。

3. 留油 3T 於鍋中炒香 A 料，倒入炸好之豆包與 B 料燒開後，改

小火至湯汁收乾即可。

（六）豆渣多福餅

材料：中筋麵粉 2.5 杯、牛奶 0.5 杯、泡打粉 3t 、豆渣 0.5 杯、沙
拉油 1T 、雞蛋 1 個、鹽 1/8 t 、炸油半鍋、糖 3T 、高筋麵
粉 0.5 杯。

作法：

1. 先將麵粉、發粉用篩子篩過。

2. 把蛋、油、糖、鹽放在乾淨的容器內攪勻。

3. 將過篩之乾料與油、糖等混合料加上豆渣混拌均勻加入牛奶，
揉搓使成為濕軟之麵糰。

4. 麵板上灑少許高筋麵粉，將麵糰放在麵板上，麵糰表面灑些高
筋麵粉，用桿麵棍桿成 1 公分厚餅狀，即可用空心模型壓成一
個個空心圓餅，在熱油中炸至金黃色即好。

第十五章 奶類代換表

一、全脂奶

每 1Ex 含蛋白質 8 公克，脂肪 8 公克，醣類 12 公克，熱量 150 大卡。

名　稱	份　量	計　量
全脂奶	1 杯	240 毫升
全脂奶粉	4 湯匙	30 公克
蒸發奶	1/2 杯	120 毫升
＊起司片	2 片	45 公克
＊乳酪絲		35 公克

二、低脂奶

每 1Ex 含蛋白質 8 公克，脂肪 4 公克，醣類 12 公克，熱量 120 大卡。

名　稱	份　量	計　量
低脂奶	1 杯	240 毫升
低脂奶粉	3 湯匙	25 公克
優格（無糖）	3/4 杯	210 公克
優酪乳（無糖）	1 杯	240 毫升

三、脫脂奶

每 1Ex 含蛋白脂 8 公克，醣類 12 公克，熱量 80 大卡。

名　稱	份　量	計　量
脫脂奶	1 杯	240 毫升
脫脂奶粉	2.5 湯匙	20 公克

＊：醣類含量較其他乳製品為低。每份醣類含量（公克）：起司片 2.9、乳酪絲 2.1。

實驗十　奶類實驗

一、實驗目的

1. 認識一杯 1Exchange 的牛奶是由多少奶粉和水沖泡而成的。

2. 認識各種不同形式的牛奶及奶粉。

3. 了解一杯牛奶脫脫脂、全脂、蒸發奶之營義成分。

二、牛奶之種類

1. 新鮮全脂奶（Fresh whole milk）：含 3.25% 的脂肪，8.25% 的非脂肪固形物。

2. 低脂奶（Low fat milk）：乳脂肪低於 2%。

3. 脫脂奶（Skim milk）：乳脂肪低於 0.5%。

4. 調味乳（Flavored milk）：全脂奶再加上其他的香料及甜的調味料。

5. 發酵奶（Cultured milk）：加入細菌使牛奶發酵，如：乳酸菌牛奶（Acidophilus milk）是在牛奶中加入 Lactobacillus acidophilus，因其在牛奶中生長使乳糖變成乳酸，而使牛奶變酸，如 Yogurt 亦是。

6. 蒸發奶（Evaporated milk）：全脂奶除去一半的水，經過均質化（Homogenization）的處理，並加入維生素 D，封口加熱消毒而得。

7. 濃縮奶（Condensed milk）：即蒸發奶再加上蔗糖或葡萄糖，糖含量高達 44%，因濃度高會抑制細菌之生長，故無需經消毒處理，一般稱做煉乳。

8. 奶粉：用噴霧乾燥法將牛奶水分蒸發後，收集其固形物即成粉末狀之奶粉，由於易於保存，不必冷藏，所以也較為普遍。

二、鮮乳之國家標準（CNS3056）

1. 非脂肪乳固形物：鮮牛乳應在 8.25%（m/m）以上；鮮羊乳應在 8.0%（m/m）以上。

2. 乳脂肪含量：

   (1) 高脂：3.8%（m/m）以上。

   (2) 全脂：3.0%（m/m）以上，未滿 3.8%（m/m）。

   (3) 中脂：1.5%（m/m）以上，未滿 3.0%（m/m）。

   (4) 低脂：0.5%（m/m）以上，未滿 1.5%（m/m）。

   (5) 脫脂：未滿 0.5%（m/m）。

   (6) 鮮羊乳：3.0%（m/m）以上。

三、奶製品之認識

1. 乳酪（Cheese）：將原料乳加入凝乳酶（一般常用者為 Rennet），使牛乳中之酪蛋白（Casein）凝結，再種入乳酸菌使之發酵，經放置一段時間後即成熟成乾酪，亦即一般前面上出售之乾酪。乾酪是一種高度營養的食品，含豐富之蛋白質、鈣、磷、維生素 A。一般常見的乾酪有：

   (1)Cottage Cheese：是一種未經熟成的軟質乾酪，係由脫脂奶製成的，脂肪含量約為 1%，蛋白質含量約為 19%。

   (2)Cream Cheese：是由全脂奶並加上一些奶油（Cream）所製成的，脂肪含量較高約為 37%，蛋白質含量約為 9%。

   (3)Cheddar Cheese：Cheddar 為英國一地名，是一種由全脂奶製成之熟成乾酪。

2. 冰淇淋：是脫脂奶加上乳脂肪（Milk fat）經凍結而成之乳製品，由於冰淇淋是以牛奶為主要原料，故也與牛奶一樣含豐富的蛋白質、鈣、磷、

鐵、維生素 A、維生素 B_2，因其含多量的糖，故熱量較高。

四、奶類烹調原則

1. 烹調時要用乾淨的鍋，最好是搪瓷、陶器或玻璃器血，以防金屬器皿受氧化作用與牛奶發生化學變化。
2. 奶類加熱時，最好用間接加熱法，即將牛奶放入雙層鍋內（內鍋裝奶，外鍋裝水）加熱，以防燒焦。
3. 若採用直接加熱法，應用小火，以防牛奶外溢或燒焦。
4. 若牛奶和其他食物混合時，最好是牛奶加入其他食物中，且先熄火再慢慢加入，並仔細調勻。
5. 脫脂奶粉脂肪含量少，不易沖調，水溫最好在 45℃左右調奶。

五、實驗方法

將各種奶粉、奶水等依照指示的方法沖泡，並比較其風味之不同。

六、營養成分計算

以 IEx 為單位，列表比較母奶（人）、鮮牛奶、全脂奶粉、脫脂奶粉之營養成分。

七、實驗成果及討論

1. 比較鮮奶和豆漿在營養成分上最大的差異。
2. 奶類及奶製品為哪些營養素之主要來源？

3. 調味奶、發酵奶、蒸發奶、濃縮奶之營養成分與全脂奶有何不同？

4. 嬰兒奶粉與全脂奶粉之成分有何不同？

5. 為嬰兒選擇奶粉時應注意哪些事項？

6. 請就營養價值上，探討餵哺母乳之好處。

7. 羊奶之腥味較重的原因是什麼？

8. 其他討論和建議。

八、應用實例

（一）法式煎土司

材料：葡萄乾麵包 3 片、糖 1T、奶水 1/2 杯、沙拉油 1/4 杯、蛋 1 個。

作法：

1. 奶水、蛋、糖混合均勻，葡萄乾麵包每片均勻地浸於此混合液內。

2. 平底鍋內放油 1/4 杯，油熱後，改以中火，放入麵包，煎至兩面成金黃色即可（喜食甜者，可再加上果醬）。

請查營養成分表，計算三大營養素含量與熱量。

（二）奶油布丁

材料：土司麵包 1 節（1/4 lb）、細砂糖 1/2 杯、模型 1 個、固體奶油或豬油 1 大匙。

A 料：蛋 3 個、鮮奶 1 杯、豬油 3 大匙、香草片（壓碎）1 片。

B 料：水 1.5 杯、糖 4 大匙、鮮乳 1/4 杯。

C 料：太白粉 1 大匙、水 1.5 大匙。

作法：

1. 土司先去四周硬皮，用水浸約 5 分鐘取出，擠乾水分，先加入

細砂糖用手搓勻，然後把 A 料放入，全部攪勻，倒入已抹油之布丁模型內，大火蒸 40 分鐘。

2. 蒸熟布丁，反扣在盤上，將 B 料燒開，以 C 料芶芡汁，淋在布丁上即成。

請查營養成分表，計算三大營養素含量與熱量。

第十六章　蛋類實驗

　　每 1Ex 蛋（可食量 55 公克）含蛋白質 7 公克，脂肪 5 公克，熱量 75 大卡。

　　每 1Ex 蛋白（可食量 60 公克）含蛋白質 7 公克，脂肪 3 公克，熱量 55 大卡。

一、實驗目的

1. 了解蛋 1Ex 之重量及廢棄率。
2. 認識蛋之構造及營養成分，並學習蛋之烹調法。

二、實驗方法

1. 每組取生蛋一個秤 AP，打開後秤 EP，再將蛋白蛋黃分開，分別秤重。
2. 各組分別學習蛋的各種不同烹調法，並觀察其成品。

三、蛋的構造

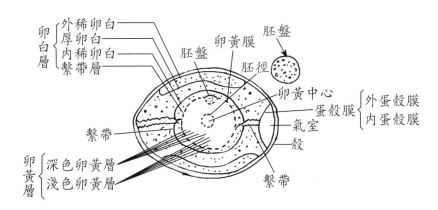

四、蛋的烹調法

1. 硬煮蛋（Hard cooked egg）：將蛋放入小鍋中加冷水煮開後，小火滾 10 分鐘。

2. 軟煮蛋（Soft cooked egg）：將蛋放入滾水中，以小火保持滾 3 分鐘。

3. 水燜蛋（Coddled egg）：水煮開後將蛋放入，離火燜 5 分鐘。

4. 煎蛋（Fried egg）：加足量油，將整個蛋打入鍋中，加或不加少許鹽，煎至蛋白凝結成塊狀，蛋黃則視個人喜好煎成凝固或不凝固。

5. 臥蛋（Poached egg）：將蛋先打入盤中，慢慢將蛋滑入滾水中，必須要品質很好的蛋才不致散開。

6. 炒蛋（Scramble egg）：蛋打散至均勻但不起泡，倒入加適當油之鍋中炒成散塊狀。也可加少許牛奶沖稀蛋白質，使蛋吃起來更嫩而可口。

7. 煎蛋皮（Omelet）：加適當的油於平底鍋中，待油熱後，將打散的蛋傾入鍋中，任其自行凝結成一薄片。也可加入其他作料如培根、乳酪、洋菇等，視個人喜好而定。

8. 中式蒸蛋（Steamed egg）：將蛋打入小飯碗中，加 2/3 杯冷開水，1/4t 鹽，調勻後，先用大火蒸 2 分鐘，待水沸後繼續以小火蒸 5 分鐘即可。

9. 西式蒸蛋（Custard）：蛋打勻後，加糖 1T，鹽數粒，慢慢將 1/3 杯的牛奶沿邊倒入攪拌均勻，放入沸水蒸鍋蒸 10 分鐘即可。

五、蛋的烹調原則

1. 若是剛從冰箱拿出之蛋，必須等恢復室溫才煮，蛋殼才不會破裂。

2. 煮蛋時，若要使蛋黃的位置保持在中央，應在蛋凝固前小心攪動蛋，使蛋在鍋中滾動。

3. 煮蛋時可在水中加點鹽或醋，因鹽或醋可促進蛋的凝固，如此蛋殼若裂

開，蛋液馬上凝固就不易散開。

4. 若想要煮半熟的蛋黃，則於水開後再煮約 3～5 分鐘即可。

5. 要煮全熟蛋，則水開後再煮約 12 分鐘左右，但避免煮過久，因煮太久會產生硫化鐵（FeS），蛋黃周圍形成暗綠色，顏色不佳。

6. 煮蛋之蛋殼最易剝落法為，煮好後立刻放入冷水中急速冷卻，然後馬上拿出剝殼。

7. 煮水浦蛋（臥蛋）時，可於湯中先加些鹽，蛋白就不易散開。

8. 蛋要形成蛋絲狀，應將蛋打勻後（不要起泡沫），將蛋從高處慢慢倒入滾湯中，並用筷子或有洞的湯杓不斷攪動，即可做成絲狀蛋花湯。

9. 湯中若加少許太白粉水芶芡，再加蛋，蛋會比較滑嫩，順序一定要先芶芡再加蛋，且要馬上熄火。

10. 蒸蛋之前蛋要打均勻，蛋不能起泡沫，如果起泡沫，應過篩後再蒸，否則表面會不平滑，影響外觀。

11. 要以小火蒸蛋，且不能蒸過久，蛋才會嫩，如果火太大，蛋液沸騰會有氣泡產生，表面會粗糙，質地不佳。

12. 若要煎薄薄的蛋皮，蛋液中可加少許太白粉水。鍋燒熱後，再加烹調用油，油熱後把多餘的油倒出，再倒入打好的蛋液，並迅速轉動鍋子，使蛋液平均地攤在鍋上，用小火煎成蛋皮即可，若油用得太多，蛋會滑動，不易煎成好的蛋皮。

13. 煎西式蛋捲時，蛋應在煎之前才打，而且火力要適當，若火力太大會燒焦，火力太小則不會膨脹。蛋煎至半熟時，就要捲起，否則不易捲得漂亮。

14. 煎荷包蛋，要用小火煎，並加入少許鹽水，即可得很嫩的荷包蛋。

15. 炒蛋油需多些，且要大火快炒。

16. 若希望得到較嫩的炒蛋，可於蛋中加少許高湯再炒，或者不要炒太熟，

可於快熟時關火，然後利用鍋子的餘溫，繼續將蛋炒熟即可。

六、實驗數據

AP		生廢棄率	EP			
全蛋重（g）	蛋殼重（g）	生廢棄率%	蛋白		蛋黃	
			重（g）	%	重（g）	%

七、蛋糕製作過程中蛋白的起泡階段

　　在蛋糕的製作過程中，蛋可說是一個重要的角色。為了使蛋糕鬆軟可口，常需要將蛋白攪打起泡，以包容更多的空氣。蛋白起泡分為四個階段，通常蛋糕的製作僅打到第三階段，若打到第四階段則做出的蛋糕體積縮小，適口性差。

第一階段

　　起始擴展期：即一般打勻的蛋液，有少數粗大泡沫浮於液面，仍為液體。

第二階段

　　濕性發泡期：富有光澤濕潤的泡沫（半流體），此階段前期泡沫約為3/4，剩下 1/4 仍為蛋液，如不繼續打，則又恢復到液體狀態，蛋白泡沫由淺黃液體而漸發白。後期所有蛋液都被打成了泡沫，但仍為半流動泡沫，繼續打則蛋白漸硬，但不能完全站穩，為一光亮雪白而濕潤的泡沫。

第三階段

　　硬性發泡期：打起之泡沫站立穩定，為一固態不流動仍富彈性的泡沫，氣泡很細小，富光澤而滑潤，如用打蛋器輕輕挑起，雪白泡沫則豎立

於空中，此時體積最大（約為原來 5～6 倍），蛋白亦尚未變質。

第四階段

　　乾性發泡期：蛋白質失去彈性，產生乾燥無光澤泡沫，蛋白已達到凝結點，像棉花的碎塊出現，可用橡皮刮刀將之切斷成碎塊，而且蛋白已有變性和脫水現象，如繼續打拌它則蛋白泡沫坍塌，體積縮小，久置空氣中，則有出水現象。

八、營養成分計算

　　計算一個蛋的營養成分（熱量、醣類、蛋白質、脂肪、鐵、鈣、磷、維生素 A、B_1、B_2）。

九、實驗成果及討論

1. 由營養成分表比較各種蛋類之營養成分差異。
2. 蛋類為何種營養素之主要來源？
3. 肉、魚、豆、蛋、奶類，以蛋白質在人體消化道吸收利用之程度，比較其質地之優劣。
4. 如何鑑別蛋的新鮮與否？
5. 蛋是一種非常大眾化的食品，試從營養及調理的觀點來討論蛋的功用。

十、蛋的新鮮度鑑別法

　　蛋的新鮮與否，可以照明觀察蛋內部，檢查卵黃位置、氣室大小、蛋殼污染度及破損之有無，也可打開蛋檢查卵黃、卵白外觀。一般分為 AA、A、B 等三級，以下是美國雞蛋規格的標準，可供做分級之標準：

分類	蛋殼	照明檢查標準		
		氣室	卵白	卵黃
AA	清潔，無破裂，正常。	位置正常，高度1/8吋以下。	透明而黏稠。透明而相當黏稠。	位置正中，輪廓隱約可見，無缺點。
A	清潔，無破裂，正常。	位置正常，高度3/16吋以下。	透明且有點黏稠。	位置正中，輪廓可辨認，無缺點。
B	略清潔而極微受污染，無破裂，異常。	位置稍不正，高度3/16吋以上。	透明而水樣化，具小血塊或斑點。	位置不正中，輪廓顯明，缺點不太大。
分級	蛋內容物檢查標準			
AA A B	蛋內容物傾流於平板上，擴大範圍小，厚卵白多，稀卵白少，卵黃圓且厚。 蛋內容物略擴大，厚卵白相當多，稀卵白中程度，卵黃圓且厚。 蛋內容物擴大，厚卵白少，稀卵白多，卵黃稍偏且大。			

十一、蛋之透視及打蛋檢查標準

此一標準是美國的公定標準，原圖是天然彩色照相版，此處乃略圖。

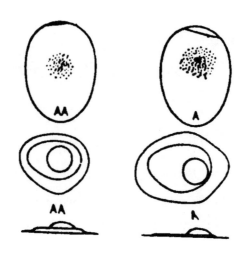

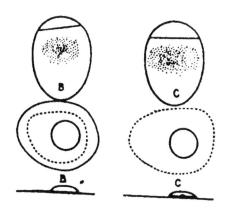

十二、蛋黃係數測定法

　　因蛋黃膜會隨著時間而變得脆弱，蛋黃就橫向擴大，使得直徑變大，高度降低，可應用於蛋新鮮度的測定。

　　利用玻璃板或墊板、三角尺兩把進行測量。將蛋打破放在平板上，用三角尺測量蛋黃的直徑及高度，再算出蛋黃係數。

　　蛋黃係數的算法為：蛋黃的高度除以蛋黃的直徑。蛋黃愈高，表示越新鮮。新鮮蛋的蛋黃係數為 0.42 至 0.361，不新鮮蛋的蛋黃係數為 0.3 以下。

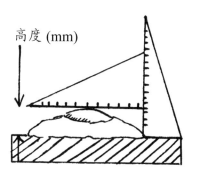

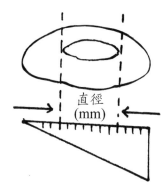

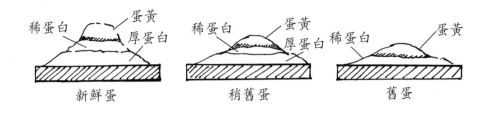

新鮮蛋   稍舊蛋   舊蛋

以上資料參考自：CAS 生鮮蛋品選購指南，中央畜產會。

十三、應用實例

（一）雞蛋布丁（12 個）

材料：糖 1 又 2/3 杯，牛奶 4 杯，雞蛋 4 個，香草精少許。

作法：

1. 將烤箱事先調至 450°F。

2. 牛奶加糖一杯，香草精少許，以小火煮 5～6 分鐘至糖溶化。

3. 以小鍋加熱溶化 2/3 杯的糖使成褐色。

4. 準備 12 個小模型，將以上之焦糖平均倒入其中。

5. 牛奶冷卻片刻後，濾去渣質，倒入碗中，加雞蛋仔細打散均勻，如有泡沫，用湯匙除去，以免使布丁產生凹凸不平的小洞。

6. 上述材料分配入模型中，放入烤盤內，烤盤內放冷水，其量已達模型高之 2/3 為度。

7. 入烤箱烤 30～45 分鐘，以手指輕壓布丁，若已呈硬且金黃即可。

請查營養成分表，計算三大營養素含量與熱量。

（二）基本戚風蛋糕

材料：8 吋活動實心烤盤一個。

A 料：蛋白 5 個、細砂糖 1/2 杯、塔塔粉 1/4 茶匙。

B 料：低筋麵粉 1 又 1/4 杯、泡打粉 1 茶匙。

C 料：蛋黃 5 個、細砂糖 1/4 杯、鹽 1/4 茶匙、沙拉油 1/3 杯、鮮奶 1/3 杯。

作法：

1. 蛋白和塔塔粉先打至濕性發泡，再加入細砂糖，打至呈硬峰狀。

2. 將 C 料攪拌均勻，分批少量加入混合過篩的 B 料。

3. 取 1/3 的 A 料和作法 2 的料混合均勻，再將 2/3 的 A 料加入拌勻。

4. 8 吋實心活動烤盤底部墊一張蠟紙，邊緣用濕布擦一下，將麵糊倒入。

5. 烤箱預熱 175℃，烤 35～40 分鐘，先用探針測試中心是否烤熟。出爐後馬上倒扣，待冷卻後再取出。

請查營養成分表，計算三大營養素含量與熱量。

（三）韮黃炒蛋（6 人份）

材料：韮黃半斤、蛋 2 個、油 6T。

A 料：水 1T、鹽 1/4t。

B 料：鹽 1/4t。

作法：

1. 韮黃洗淨切成 3 公分長一段。

2. 油 3T 燒熱，蛋打勻倒入 A 料，以小火下鍋煎成蛋皮，切成 4×1.5 公分長條。

3. 油 3T 燒熱，倒入韮黃拌炒數下，再加入 B 料及蛋皮拌勻，即可。

請查營養成分表，計算三大營養素含量與熱量。

第十七章　油脂類代換表

每 1Ex 含脂肪 5 公克，熱量 45 大卡。

一、油脂類

食物名稱	份　　　量	AP（公克）	EP（公克）
大豆油	1t	5	5
玉米油	1t	5	5
花生油	1t	5	5
紅花子油	1t	5	5
葵花子油	1t	5	5
麻油	1t	5	5
椰子油	1t	5	5
棕櫚油	1t	5	5
橄欖油	1t	5	5
芥花油	1t	5	5
椰漿（+1.5 公克碳水化合物）		30	30
椰奶（+2 公克碳水化合物）		55	55
牛油	1t	6	6
豬油	1t	5	5
雞油	1t	5	5
＊培根	1 片（25×3.5×0.1 公分）	15	15

食物名稱	份　　量	AP（公克）	EP（公克）
＊奶油乳酪（cream cheese）	2t	12	12
瑪琪琳、酥油	1t	6	6
蛋黃醬	1t	8	8
沙拉醬（法國式、義大利式）	2t	10	10
＊花生醬	1t	9	9
鮮奶油	1T	13	13
＃加州酪梨（1 斤 2～3 個）（+3 公克碳水化合物）	2T（1/6 個）	60	40

二、堅果種子類

食物名稱	份　　量	AP（公克）	EP（公克）	蛋白質（公克）
＊瓜子	1T	20（約 50 粒）	15	4
＊南瓜子、葵花子	1T	12（約 30 粒）	10	2
＊各式花生仁	10 粒	13	13	4
花生粉	2T	13	13	4
＊黑（白）芝麻	4t	10	10	1
＊杏仁果	5 粒	7	7	2
＊腰果	5 粒	10	10	2
＊開心果	15 粒	15	10	2
＊核桃仁	2 粒	7	7	1

＊：熱量主要來自脂肪，但亦含有少許蛋白質 ≧ 1 公克。

＃資料來源：Mahan and Raymond (2016) Food & the Nutrition Care Process 14th ed, p.1025.

實驗十二　油脂類實驗

一、實驗目的

1. 熟悉各種油脂類之代換。

2. 認識一些常見油脂之來源及其組成。

3. 學習蛋黃醬之製作。

二、常見油脂類之一些特性

1. 食物中含油脂量高者，其油脂所占百分比及其物理性質如下：

種類	Fat 之%	來源	形態	顏色
Butter	80～85	Whole milk	Solid	Yellow
Margarine	80～85	P1ant	Solid	Yellow
Lard	100	Pig	Solid	Brown
Corn oil	100	Corn	Liquid	Yellow brown
Olive oil	100	Olive	Liquid	Yellow
Bacon	65	Pork	Solid	Yellow
Chocolate	52.9	Chocolate	Solid	Deep brown
Coffee cream	19～22	Milk fat	Liquid	Cream white
Coffee mate		Vegetable oil	Powder	White
Whipping cream	32～35	Milk fat	Liquid	White
Half and half	10～12	Milk fat	Liquid	White
Sour cream	18～20	Milk fat	Semi-solid	White

2. 常見的動物油及植物油及食物中飽和及不飽和脂肪酸含量：

	Saturated								Unsaturated					
		Capric acid	Lauric acid	Myristic acid	Palmitic acid	Stearic acid	Arachidic acid	Behemic acid	Palmitoleic acid	Oleic acid	Linoleic acid	Linolenic acid	Arachidonic acid	Other polyenoic acids
	4-8	10.0	12.0	14.0	16.0	18.0	20.0	22.0	16.1	18.1	18.2	18.3	20.4	
動物性														
豬油				1.5	27.0	13.5			3.0	43.5	10.5			
雞油			2.0	7.0	25.0	6.0			8.0	36.0	14.0	0.5		
蛋					25.0	10.0				50.0	10.0	2.0	3.0	
牛肉				3.0	29.0	21.0	0.5		3.0	41.0	2.0	0.5	0.5	
牛油	5.5	3.0	3.5	12.0	28.0	13.0			3.0	28.5	1.0			
人乳	1.5	1.5	7.0	8.5	21.0	7.0	1.0		2.5	36.0	7.0	1.0	0.5	
鯡魚				9.0	19.0	5.5			16.0					48.5
植物性														
玉米油					12.5	2.5	0.5			29.0	55.0	0.5		
花生油					11.5	3.0	1.5	2.5		53.0	26.0			
棉花子油				1.0	26.0	3.0			1.0	17.5	51.5			
黃豆油					11.5	4.0				24.5	53.0	7.0		
橄欖油					13.0	2.5			1.0	74.0	9.0	0.5		
椰子油	7.0	6.0	49.5	19.5	8.5	2.0				6.0	1.5			

三、蛋黃醬之製作

　　蛋黃醬是將油的分子打到很小的微粒，而使之均勻分布到蛋黃醬的每一部 分。因為油是不溶於水的，所以油必須依賴一種物質，將它的微粒包裹住，再與其他物質互融，而蛋黃就是擔任這種角色的一種很好的乳化劑。

　　材料：蛋黃 2 個、鹽 1/2 t、糖 2T、醋 2T、沙拉油 1.5C、胡椒粉
　　　　　1/3 t。

作法：

1. 先將蛋白、蛋黃分開，將蛋黃放在深碗中，以打蛋器由同一方向攪拌。

2. 約加入 1～2T 的油量之後，另以滴狀加入白醋，同時一面攪拌，此時蛋黃醬已形成。

3. 將糖、鹽、胡椒粉加入同攪拌，同時將其餘沙拉油與白醋相間加入，攪至調味料皆已均勻即好。

4. 調製蛋黃醬之注意事項：

(1) 所有器具需要擦乾。

(2) 宜用深而窄口的鋼盆（或玻璃盆），可使調攪的面積縮小，保持調攪動作之連續。

(3) 用新鮮蛋黃，做蛋黃醬之雞蛋勿在冰箱中貯藏，以免蛋黃失去彈性。

(4) 開始時，沙拉油分量不宜多，用點滴方式加入，待體積增大後，而且完全融合時，可一湯匙一湯匙加入。

(5) 加入沙拉油的速度宜慢，使油與蛋黃有完全融合的時間。

(6) 調成之蛋黃醬若因加油速度太快而又散開時，可用下述方法補救：另外再打一個蛋黃，加一點冷開水調勻後，加入原有

的蛋黃醬中，即可使已散開的液體再成凝乳狀之蛋黃醬。

(7) 打好的蛋黃醬，若覺得太稠或顏色太黃，可加入一點蛋白調勻。

四、應用實例

（一）千島醬沙拉

材料：蛋黃醬 1 杯、牛奶 1 杯、白醋 1 湯匙、甜辣醬 2/3 杯、雞蛋 4 個、酸菜心 2/3 杯、青椒 1 個、洋蔥 2 片。

作法：

1. 雞蛋煮老，去殼切碎，酸菜心切碎，青椒洗淨去籽切細，洋蔥洗淨。

2. 蛋黃醬與牛奶、白醋調勻，倒入果汁機中，同時將甜辣醬、雞蛋、酸菜心、青椒、洋蔥亦倒入，以高速攪拌約 2～3 分鐘即好。

（二）菜心沙拉

材料：菜心 2 條、青椒 2 個、胡蘿蔔半條、雞蛋 2 個、千島沙拉醬 1 碗。

作法：

1. 菜心洗淨切去外皮，切成小長條，胡蘿蔔去皮切成小長條，二者皆用鹽醃一下去其苦汁，再以冷開水沖一下，青椒洗淨去蒂、籽，切成小方塊。

2. 雞蛋煮老，剝去殼，切成圓片與菜心、青椒塊、胡蘿蔔條混合，澆上千島沙拉醬拌勻即可。

（三）馬鈴薯沙拉（5 人份）

材料：馬鈴薯 6 兩（切丁）、胡蘿蔔 2 兩（切丁）、芹菜 2 兩（切成末）、小黃瓜一條、水煮蛋 2 個、洋火腿 2 兩、蛋黃醬一杯。

可準備土司、生菜，製成三明治。

五、營養成分計算

試計算所調製出的蛋黃醬之熱量及營養成分。

六、實驗成果及討論

1. 油脂類除烹調時所用可見的油脂（如沙拉油）之外，尚有些是以不可見之油脂存在於食物中，試舉五例。

2. 那些油脂類不含膽固醇？

3. 食物中之油脂類，就營養觀點和對生理的功用而言，有哪些價值？

4. 炸過的油應如何處理？

5. 如何才是油脂的正確使用方法？

6. 試列出含膽固醇、亞麻油酸、EPA、DHA 最豐富之食物各二種。

7. 含 EPA 之食品在營養生理上之可能功用（78 年高考）。

8. 試述製備蛋黃醬應準備之材料與注意事項。

9. 試比較市售不同種類油品之脂肪酸組成（如：橄欖油、清香油、大豆油、葵花油、豬油）。

10. 請說明油品的發煙點對於其品質的影響與健康之關係。

11. 其他討論和建議。

七、油品脂肪酸組成及 AOM 值之比較

	Mono-unsaturated	Poly-unsaturated	Saturated	Stability AMO** (hours)
High Oleic Sunflower Oil	82%	9%	9%	35-40
Olive Oil	77%	9%	14%	< 5
NuSun_{TM} Sunflower Oil	65%	26%	9%	20-25
Canola Oil*	62%	32%	6%	12-15
Peanut Oil	49%	12%	18%	25-28
Lard	47%	4%	41%	< 5
Beef Fat	44%	2%	52%	2-3
Butter Fat	34%	62%	64%	< 5
Corn Oil	25%	61%	13%	15-19
Soybean Oil*	24%	69%	15%	12-15
Linoleic Sunflower Oil*	20%	55%	11%	10-12
Cottonseed Oil	18%	77%	27%	15-19
Safflower Oil*	13%	%	10%	10-12

* These oils are usually hydrogenated when used for commercial frying.

** AOM is a measure of the oxidative stability of an oil; the higher the AOM hours, the better the oil stability.

（資料來源：美國向日葵協會）

八、食物中反式脂肪酸的含量

Typical Trans Fatty Acid Content of Foods Produced or Prepared with Partially Hydrogenated Vegetable Oils in the United States.				
Type of Food	Trans Fatty Acid Content*			
	g/Typical Serving	g/100g	% of Total Fatty Acids	% of Daily Energy Intake for 2000-kcal Diet
Fast or frozen foods				
French fries	4.7-6.1	4.2-5.8	28-36	2.1-2.7
Breaded fish burger	5.6	3.4	28	2.5
Breaded chicken nuggets	5.0	4.9	25	2.3
French fries, frozen	2.8	2.5	30	1.3
Enchilada	2.1	1.1	12	0.9
Burrito	1.1	0.9	12	0.5
Pizza	1.1	0.5	9	0.5
Packaged snacks				
Tortilla (corn) chips	1.6	5.8	22	0.7
Popcorn, microwave	1.2	3.0	11	0.5
Granola bar	1.0	3.7	18	0.5
Breakfast bar	0.6	1.3	15	0.3
Bakery products				
Pie	3.9	3.1	28	1.8
Danish or sweet roll	3.3	4.7	25	1.5
Doughnuts	2.7	5.7	25	1.2
Cookies	1.8	5.9	26	0.8
Cake	1.7	2.7	16	0.8

Type of Food	Trans Fatty Acid Content*			
	g/Typical Serving	g/100g	% of Total Fatty Acids	% of Daily Energy Intake for 2000-kcal Diet
Muffin	0.7	1.3	14	0.3
Vegetable shortening	2.7	19.2	19	1.2
Hard (stick)	0.9-2.5	6.2-16.8	15-23	0.4-1.1
Soft (tub)	0.3-1.4	1.9-10.2	5-14	0.1-0.6
Other				
Pancakes	3.1	2.0	21	1.4
Crackers	2.1	7.1	34	0.9
Tortillas	0.5	1.8	25	0.2
Chocolate bar	0.2	0.6	2	0.1
Peanut butter	0.1	0.4	1	0.05

（參考資料：N Engl J Med 2006; 354:1601-1613）

第十八章　蔬菜類代換表

每 1Ex 為 100 公克（可食部分生重，即 EP 生），含蛋白質 1 公克，醣類 5 公克，熱量 25 大卡。

＊黃豆芽	胡瓜	葫蘆瓜	蒲瓜（扁蒲）
木耳	茭白筍	＊綠豆芽	洋蔥
甘藍	高麗菜	山東白菜	包心白菜
翠玉白菜	芥菜	萵苣	冬瓜
玉米筍	小黃瓜	苦瓜	甜椒（青椒）
澎湖絲瓜	芥蘭菜嬰	胡蘿蔔	鮮雪裡紅
蘿蔔	球莖甘藍	麻竹筍	綠蘆筍
小白菜	韭黃	芥蘭	油菜
空心菜	＊油菜花	青江菜	美國芹菜
紅鳳菜	＊皇冠菜	紫甘藍	萵苣葉
＊龍鬚菜	花椰菜	韭菜花	金針菜
高麗菜芽	茄子	黃秋葵	番茄（大）
＊香菇	牛蒡	竹筍	半天筍
＊苜蓿芽	鵝菜心	韭菜	＊地瓜葉
芹菜	茼蒿	＊紅莧菜	（番薯葉）
＊荷蘭豆菜心	鵝仔白菜	＊青江菜	白鳳菜
＊柳松菇	＊洋菇	猴頭菇	＊黑甜菜

芋莖	金針菇	＊小芹菜	莧菜
野苦瓜	紅梗珍珠菜	川七	番茄罐頭
角菜	菠菜	＊草菇	

＊：表示該蔬菜之蛋白質含量較高。

註：本表依照蔬菜鉀離子含量排列，由左至右，由上而下漸增。下欄之鉀離子含量最高，因此血鉀高的病人應避免食用。

實驗十三　蔬菜類實驗

一、實驗目的

1. 了解 1E 蔬菜的量及營養價值。

2. 認識各種蔬菜的廢棄量和收縮率（脫水性）。

3. 觀察炒蔬菜時所用的油量。

二、實驗方法

1. 各組領取蔬菜將其清洗乾淨，每種取 AP 100 公克。摘去不可食部分，稱 EP，並求得廢棄量及百分比。

$$生廢棄率（\%）= \frac{AP - EP}{AP} \times 100\%$$

2. 將摘好的蔬菜置於沸水中煮至熟，撈起、瀝乾、秤重，並求得收縮率。

$$收縮率（\%）= \frac{EP - 熟重}{EP} \times 100\%$$

3. 推算 1Ex 蔬菜所需之購買量。

$$購買量 = \frac{100 公克}{1 - 生廢棄率}$$

4. 選定清炒一份蔬菜的用油量。

   (1) 取一份蔬菜，摘去不可食部分，清洗乾淨，切成適當大小。

   (2) 各用 1 t、2t 或 3 t 油炒，觀察何種最適當。

5. 觀察各種蔬菜以 EP100 公克煮熟後的份量。

三、實驗數據

蔬菜種類	AP(g)	廢棄		EP(g)	熟重 (g)	收縮率 (%)	1Ex 所需 AP(g)
		重量(g)	率%				

請觀察各種蔬菜燙熟後的份量

每份（EP100 公克）

蔬菜名稱	碗	蔬菜名稱	碗

請查營養成份資料庫，寫出下列蔬菜每 EX 重量

名稱	重量	名稱	重量
牛蒡		乾香菇	
乾金針		乾海帶（昆布）	
紫菜		乾木耳	
髮菜		梅乾菜	
醃漬花胡瓜		高麗菜乾	

四、營養成分比較

　　比較各種蔬菜之醣類、蛋白質、鐵、鈣、磷、維生素 A 、B_1、B_2、C 之含量。

五、實驗結果及討論

1. 試由實驗數據，比較各種蔬菜之收縮率、廢棄率之大小。

2. 與營養成分表之廢棄率作一比較，是否有實驗上之誤差。

3. 列舉含鐵、鈣、維生素 A 、C 豐富之新鮮蔬菜各五種。

4. 蔬菜生食可保留更多的營養素，舉五種常用的生食蔬菜。

5. 比較淺色蔬菜與綠葉蔬菜營養成分之最大差異。

6. 其他討論和建議。

六、計算

1. 依據實驗數據，計算素炒 50 人份（每 1 人份各 IEx）的清江菜和高麗菜，需各購買幾斤的新鮮蔬菜？

2. 保二迎新會，欲自製一道馬鈴薯沙拉，參加人數以 50 人計，若 1 人份沙拉預計用 IEx 馬鈴薯，胡蘿蔔 30 公克，小黃瓜 30 公克，則總共需購買多少斤洋芋？多少斤胡蘿蔔與小黃瓜？

七、應用實例

（一）乾煸四季豆

材料：四季豆 0.5 斤、絞肉 4 兩、蝦米 IT、榨菜 2T、油 2 杯、麻油 1/2T、酒 IT。

A 料：醬油 1/2T、糖 1/2t、水 1/2T、味精酌量。

作法：

1. 四季豆去兩頭洗淨，切成約 8 公分長，油燒熱後將四季豆以中火炸 5 分鐘撈起。

2. 油 2T 將絞肉炒香加蝦米、榨菜同炒，倒入四季豆、酒 1t，並加上 A 料等炒乾灑蔥末，最後澆上麻油 1/2t 炒勻即可。

（二）奶油花菜

材料：白花椰菜 1 斤、滾水 4 杯、酒 1/2T、奶水 1/4 杯、熟火腿末 1 T。

A 料：高湯 2 杯、鹽 1t。

B 料：高湯 1/2 杯、鹽 1t。

C 料：太白粉 1/2T、水 1 T。

作法：

1. 菜花切小朵塊狀，以滾水煮 2 分鐘瀝乾水分。

2. 油 3T 燒熱，加酒 1/2T 及 A 料，將菜花倒入，以中火燒煮 5 分鐘，至汁快收乾，花向底，盛於中碗內，反扣菜盤中。

3. 油 1T 燒熱，將 B 料燒開，以 C 料芶芡，再加奶水攪勻，加熱
油 1/2T 淋於菜花上，上灑火腿末即成。

（三）涼拌韭菜

材料：韭菜 0.5 斤、紅蔥頭 2 兩、柴魚 10 公克、白芝麻 5 公克、
油 4T。

A 料：蠔油 2T、糖 lt、冷開水 5 T、香油 1/2 t。

作法：

1. 韭菜洗淨，切掉頭尾與老葉，整把放入滾水中燙熟，撈出後用
冷開水沖涼。

2. 將韭菜放在熟食砧板上，切成 3～4 公分小段，放入盤中。

3. 油 2T 燒熱，將柴魚炒香，灑在韭菜上。

4. 鍋洗淨烘乾，放入白芝麻炒香。

5. 再用油 2T 炒香紅蔥頭，倒入 A 料拌炒均勻後倒在韭菜盤中，
再灑上白芝麻即可。

八、蔬菜之分類

　　蔬菜可供人類礦物質、維生素及纖維，通常依蔬菜食用部分的不同，
可分成下列幾種：

1. 根：如胡蘿蔔、蘿蔔、牛蒡。

2. 莖：如芹菜、韭菜花、蘆筍。

3. 葉：如菠菜、青江菜、芥菜。

4. 花：如菜花、金針等。

5. 果：如黃瓜、茄子、絲瓜。

6. 種子及莢豆類：如毛豆、豌豆、蠶豆。

7. 蕈菌類：如冬菇、草菇、鮑魚菇。

8. 球根類：如蒜頭、蔥、洋蔥。

九、蔬菜類應如何處理以保存較多的營養素？

1. 摘菜時盡量少去外層的菜葉、莖及皮，因爲愈靠外皮部分營養素含量愈多。

2. 洗菜時，動作要快，不可搓揉或擠去汁水。

3. 菜要先洗後切，次序不可顚倒，以免大量水溶性維生素損失。

4. 菜要煮時才切，同時勿將菜切得太細。

十、蔬果怎麼洗最好？

蔬果清洗的主要目的，除了去除灰塵及可能存在的寄生蟲外，最重要的是洗掉可能殘留在表皮上的農藥，對於水果及生鮮蔬菜，除了去除果皮及外葉之外，清洗是唯一減少農藥的方法。任何清洗方法只能去除殘留於表面的農藥，差別只在於用水量的多寡及如何防止減少營養分的流失。通常也不建議使用清潔劑，因爲可能又會另外產生如何把清潔劑洗乾淨的問題。所以最好的方法還是先用流水沖掉外葉可能沾染的灰塵，浸泡片刻後再仔細清洗（另外，亦須注意蔬菜應先清洗再切，而非切了再洗），幾個簡單參考步驟如下：

1. 包葉菜類

如包心白菜、甘藍菜、高麗菜等，應先去除外葉，再將每片葉片分別剝開，浸泡數分鐘後，以流水仔細沖洗。

2. 小葉菜類

如清江白菜、小白菜等，應先將近根處切除，把葉片分開，以流水仔

細沖洗，特別注意接近根蒂的部分的清洗。

3. 花果菜類

如苦瓜、花胡瓜（小黃瓜）等，如需要連皮食用，可用軟毛刷，以流水輕輕刷洗。另外，如甜椒（青椒）等有凹陷之果蒂，易沉積農藥，應先切除再行沖洗。

4. 根莖菜類

如蘿蔔、馬鈴薯或菜心類，可用軟刷直接在水龍頭下以流水刷洗後，再行去皮。

5. 連續採收的蔬菜類

如菜豆、豌豆、敏豆（四季豆）、韭菜花、胡瓜、花胡瓜（小黃瓜）、芥藍（格蘭菜嬰）等，由於採收期長，為了預防未成熟的部分遭受蟲害，必須持續噴灑農藥，因此農藥殘留機率較多，所以應多清洗幾次。

6. 去皮類的水果

如荔枝、柑橘、木瓜等，可用軟毛刷以流水輕輕刷洗（即使是香蕉也應洗過再剝皮）後，再去皮食用。

7. 不需去皮的水果

如葡萄（先用剪刀剪除根莖，不要用拔的）、小番茄等，可先浸泡數分鐘再用流水清洗。草莓則可用濾籃先在水龍頭下沖一遍，再浸泡五至十分鐘後，再以流水逐顆沖洗。

十一、選購當令蔬果

月份	蔬菜名稱
1～12	甘藍菜、大芥菜、空心菜、節球白菜、小白菜、韭菜、胡瓜、芋、蘿蔔、菜豆
2～5	洋蔥
2～12	冬瓜
3～11	蘆筍、絲瓜
3～12	苦瓜
4～10	麻竹筍
4～11	茄子
7～9	玉米
10～5	花椰菜
10～6	芹菜
11～5	胡蘿蔔
11～9	甜椒
12～3	洋菇
12～4	馬鈴薯

資料來源：行政院農委會農業藥物毒物試驗所

十二、應如何烹調才能使營養素的損失減至最小？

1. 水滾或油熱後才將菜放下鍋，同時用大火快炒，可縮短烹調時間，以保持蔬菜原有的色澤、鮮味及營養價值。

2. 做菜時盡量不要放水，如要放水也只能放少量。煮出的菜湯、菜水不可倒棄，以免溶解在水中的維生素及礦物質流失。

3. 鹽與菜同時放入同炒，因鹽能促進綠葉蔬菜的滲透作用，而使菜質提早

變 軟，快熟。

4. 燒菜時蓋緊鍋蓋，可保留較多的維生素 C，但葉菜類較易變黃。

5. 做菜時勿放小蘇打（鹼性物質），因其雖可保持葉菜翠綠的顏色，但維生素 B_1、維生素 C 會被破壞。

6. 每次做菜的量以一次能夠吃完為宜，因回鍋的次數愈多，營養素的損失也愈多，且味道亦差。

7. 能生吃的蔬菜，盡量生吃，可保留更多的營養素。

第十九章　水果類代換表

每 1Ex 含醣類 15 公克，熱量 60 大卡。

食物名稱	份　　量	AP（公克）	EP（公克）
油柑（金棗）	6 個（30 個／斤）	120	120
柳丁	1 個（4 個／斤）	170	130
香吉士	1 個	185	130
椪柑	1 個（3 個／斤）	190	150
桶柑（海梨）	1 個（4 個／斤）	190	155
＊白柚	2 片	270	165
葡萄柚	3/4 個	245	165
青龍蘋果	小 1 個	130	115
五爪蘋果	小 1 個	140	125
富士蘋果	小 1 個	145	130
＊＊哈密瓜	1/4 個	300	150
＊木瓜	1/3 個（1 個／斤）	165	150
＊＊香瓜（美濃）	2/3 個	245	165
＊紅西瓜	1 片	320	180
黃西瓜	1/3 個	320	195
＊＊太陽瓜	2/3 個	240	215
＊＊新疆哈密瓜	2/5 個	290	245

食物名稱	份　　量	AP（公克）	EP（公克）
金煌芒果	1 片	140	105
愛文芒果	1 又 1/2 片	225	150
＊葫蘆芭樂	1 個	－	155
＊土芭樂	1 個	－	155
＊泰國芭樂	1/3 個（1 個 / 斤）	－	160
西洋梨	1 個	165	105
粗梨	小 1 個	140	120
水梨	3/4 個	210	145
仙桃	1 個	75	50
水蜜桃	小 1 個（4 個 / 斤）	150	145
＊玫瑰桃	1 個	150	145
＊＊桃子	1 個	250	220
黑棗梅	3 個（12 個 / 斤）	115	110
加州李	小 1 個（4 個 / 斤）	125	120
李子	4 個（14 個 / 斤）	155	145
紅棗	10 個	30	25
黑棗	9 個	30	25
＊綠棗子	2 個	140	130
柿餅	3/4 個	35	33
紅柿	3/4 個（6 個 / 斤）	105	100
榴槤	1/4 瓣	130	45
＊釋迦	1/2 個（3 個 / 斤）	105	60
＊香蕉	大 1/2 根；小 1 根（3 根 / 斤）	95	70

食物名稱	份　　量	AP（公克）	EP（公克）
櫻桃	9 個	85	80
紅毛丹		150	80
山竹	5 個（7 個／斤）	420	84
葡萄	13 個	105	85
＊龍眼	13 個	130	90
荔枝	9 個（30 個／斤）	185	100
火龍果			110
＊奇異果	1 又 1/2 個（6 個／斤）	125	105
鳳梨	1/10 片（4 斤／個）	205	110
百香果	2 個（6 個／斤）		140
枇杷		230	155
＊草莓	小 16 個	170	160
蓮霧	2 個（6 個／斤）	180	165
楊桃	3/4 個（2 個／斤）	180	170
＊聖女番茄	23 個	220	220
椰棗			20
芒果乾			20
芭樂乾			20
無花果乾			20
葡萄乾			20
蔓越莓乾			20
鳳梨乾			20
＊龍眼乾			22
黑棗梅			25
芒果青			30

註：果乾類含添加糖。

＊：每份水果含鉀量 200～399 毫克。

＊＊：每份水果含鉀量≧ 400 毫克。

實驗十四　水果類實驗

一、實驗目的

1. 由實驗加深對 lEx 水果之份量與重量的認識。

2. 熟悉各種水果的廢棄量。

3. 了解各種水果所供應之營養素。

二、實驗方法

1. 各組取水果，秤 AP。

2. 去除皮、子等不可食部分，算出 EP 與廢棄量。

3. 計算各種中大型水果含多少 Ex 數及推算 lEx 之購買量。

4. 取 lEx 之各種水果，觀察其份量。

三、實驗數據

水果種類	AP				EP (g)	廢棄		1Ex 量		
	大中小	個數	重量 (g)	Ex 數		重量	率%	個數	EP (g)	AP (g)

四、營養成分比較

比較同重量不同水果所含之醣類、纖維素、維生素 A 、維生素 C 及鉀之含量。

五、實驗成果與討論

1. 比較營養成分表廢棄率與實驗數據之誤差，並比較廢棄率之大小。

2. 蜜餞、乾果與新鮮水果在營養成分上之差異。

3. 列舉含維生素 C 較多之新鮮水果五種。

4. 何以各種水果所稱秤 1Ex 重量各不相同？

5. 比較蘋果、梨、葡萄與橘子、木瓜的營養成分。

6. 製作一杯 240cc 柳丁純汁約需多少個柳丁？

7. 製作果汁時應如何處理才可以保持更多的維生素 C？並調查市售柳橙汁、葡萄汁等之營養成分。

8. 其他討論及建議。

六、烹調原理

1. 易產生褐變的水果，可加鹽水、糖水或維生素 C 於切過之水果中，可防止變色現象。

2. 水果烹調時，若欲保持其原有形態，應先加糖再煮；若要保持水果之原有美味，糖應在水果煮後再加。

3. 水果所含的揮發性香味，會因火太大與長時間烹煮而揮發消失，故宜用文火，短時間的烹調。

4. 製作檸檬類果汁應將種子去乾淨，否則如果種子被壓迫，會有苦味。

5. 乾果類應先泡水再煮，較易熟透。

6. 水果含豐富之維生素，以新鮮食用為佳，但若必須烹煮時，可參考以上之烹調原則。

七、當令水果

月份	水果名稱
1～2	楊桃、桶柑
2～3	蓮霧
3～4	枇杷、梅子
4～5	李子
5	桃子
5～6	鳳梨
6～7	荔枝、芒果、西瓜
7～8	梨
8	龍眼
8～9	番石榴、柿
9～10	文旦、香蕉
10～11	木瓜
11～12	柳橙、椪柑
12～1	番茄

資料來源：行政院農委會農業藥物毒物試驗所

八、計算

1. 鳳梨一個 3 斤（AP）約？多少 Ex？

2. 欲供應 100 人食用之紅西瓜（1 人 1 Ex），必須購買多少斤？

3. 10 斤新鮮柳丁（AP）約有多少個？多少 Ex？

4. 欲供應 10 杯木瓜牛奶汁（每杯 1.5 Ex 木瓜），必須採購多少斤的木瓜？又每杯需要 0.5 Ex 全脂牛奶，請問鮮奶需要量為多少？每杯 240cc 可提供多少熱量？

第二十章　動物營養實驗

　　為了要判定各種營養素之營養價值，探求各種食品在動物體內之消化率，了解營養成分對動物體發育代謝之影響，或者毒性物質對動物體所造成之傷害等，這些對營養、農業、畜牧、醫學上而言都是非常重要的。但對於人體方面的研究，基於人道的立場，不能以人來做實驗，故很多實驗均以動物代替之，用做實驗的動物有猴子、兔子、天竺鼠、牛、羊、白鼠等等，其中以白鼠最為普遍。

一、以囓齒類動物（鼠）做實驗動物的原因

　　因大部分的營養實驗動物仍以人體之研究為主，故實驗動物的選擇也以人體之生理代謝過程最相近者為標準，現在之營養實驗應用最廣的是白老鼠，因白鼠之消化道與人類最近似，且其為雜食性，繁殖力強、飼育容易。其他動物如猴子，其壽命為 20～30 年，故要得到實驗成果常需觀察很長的時間而造成不便，故極少被應用。另外如兔子等為草食性與人不相近，但白老鼠雖與人相近，仍微有差異，如做菸鹼酸（Nicotinic acid）及維生素 C 之實驗並不適當 *，因這些營養素均可由白老鼠之腸內細菌自行合成。又因白鼠常有食糞之習性，故如用白鼠做實驗，以其結果來作為人類的結果，這些皆應加以注意及避免。* 此時可以天竺鼠（Guinea pig）代之，因其與人類一樣不能自行合成維生素 C。

二、動物實驗之注意事項

　　進行動物實驗需要遵守動物實驗倫理的落實：實驗動物的 3R（4R）和 5F。

　　3R 是英國動物學家 Russell WMS 及微生物學家 Burch RL 於 1959 年在 The Principles of Humane Experimental Technique 文中發表的概念－3R 即是指取代（Replacement）、減量（Reduction）與精緻化（Refinement）。第 4 個 R 指的是負責（Responsibility），以下分別敘述：

1. 取代（Replacement）：在合理的狀況下儘量避免使用活體動物進行實驗，以避免造成實驗動物身心靈的負擔。可分為相對取代（relative replacement）及絕對取代（absolute replacement）：

   (1) 相對取代：避免使用任何會造成動物受苦的實驗方式，或使用較低等的實驗動物進行實驗。

   (2) 絕對取代：避免使用任何需要運用活體動物的實驗方式，可以運用電腦運算、細胞培養等方式來進行實驗。2009 年由美國、日本、歐盟及加拿大共同簽署合作協定，加速推動建立全球性毒理安全性試驗的替代方案，評估以斑馬魚、微生物或細胞培養等方式進行試驗的可行性，減少活體動物的使用量。

2. 減量（Reduction）：主要目標在減少動物的使用量。由於醫療及基因科技的發展，現在除了可利用強化統計方式減少動物用量外，也可以利用非侵入性影像分析系統來追蹤同一批動物疾病的進程，減少實驗動物犧牲。

3. 精緻化（Refinement）：動物實驗精緻化的最大的目的就是給動物更適合的飼養環境、更純熟的操作技術、更精準的實驗設計，以及更人道的實驗管理。也就是說，精緻化是一種態度，這種態度讓所有的學生、操作人員認知必須對動物夠好，必須要給動物最適宜的實驗環境。

4. 負責（Responsibility）：進行動物實驗，不光是要對動物負責，也應對社會期待負責。因此必需尊重生命，並以同理心對待所有實驗動物。

　　5F 是在 1960 年代被提出，主要為了保障農場動物的五項自由 (five freedom)，而其實針對所有的動物，都應該維護這五項最基本的生存權益，這五項自由及做法包括：

1. 免於飢渴的自由（Freedom from Hunger and Thirst）：必須提供動物乾淨的飲水及飼料以維持其健康及活力。

2. 免於生理不適的自由（Freedom from Discomfort）：必須提供動物適當的飼育環境及舒適的休息場所。

3. 免於痛苦、傷害及疾病的自由（Freedom from Pain, Injury or Disease）：必須提供疾病預防及診療的機制。

4. 表現正常行為模式的自由（Freedom to Express Normal Behavior Patterns）：必須提供足夠的飼育空間、適當的硬體設施及適當的同伴。

5. 免於恐懼和壓力的自由（Freedom from Fear and Distress）：必須確認所有作業流程不會造成動物遭受心理苦楚。

　　為實踐尊重生命及動物保護之精神，台灣於民國八十七年由總統公布實施「動物保護法」，其中為落實有關實驗動物之人道管理工作，行政院農委會自八十八年發布「動物實驗管理小組設置辦法」，規定所有進行動物科學應用之機構，均須成立實驗動物照護及使用委員會或小組（Institution of Animal Care Use Committee, IACUC），針對機構內之動物實驗進行審核，確認過程符合 3R 之人道管理精神。

三、實驗動物之飼育方法

（一）一般注意事項

能影響動物試驗之因子遠較一般分析實驗爲多，這些因子總稱爲生物因子及環境因子，前者係動物天生即具有的，後者則受其所處之周圍狀態所支配。又生物因子如動物之個體差異、性別、年齡、體重等，這些條件必須盡可能的加以規定，即採用純系之健康動物，體重亦相差愈小愈好。

環境因子如溫度、濕度等之調節，盡可能不使環境驟然發生變化，即應保持恆溫及換氣，故夏天之通風及防濕，冬天之保溫等均應加以注意。

（二）實驗動物及飼育管理（以大白鼠爲例）

大白鼠普通稱爲 rat，毛爲灰白色，眼睛爲紅色，此種大白鼠提取方便，且飼育容易，繁殖快。大白鼠也有數種品系，最有名的爲 Wistar 系及 Sprague-Dawley，其他尚有 Sherman（由 Columbia 大學及 Yale 大學的白色 Osborne Mehdel 種育成的），Holtman，Osborne Mehdel 及 Long-Evans strain（1913 年由 California 大學 Long 等人將野性挪威種〔*Mus Norvegicus*〕的雄性白鼠和 Wistar 研究所的白色種鼠交配育成的）。

飼育籠一般使用聚碳酸酯（Polycarbonate ,PC）塑膠盒籠、不鏽鋼網或鋁製網，又因其使用目的而分爲以下幾種：

1. 單獨籠（Individual Cage）
2. 代謝籠（Metabolism Cage）
3. 生殖籠（Breeding Cage）
4. 保存籠（Stock Cage）

大白鼠的壽命約爲三年，與人類的年齡相比爲 1:30，生後 10 日開眼，能開始吃飼料，三週後離乳，其最適宜生長的溫度爲 21±3℃，相對濕度

45～60％，成熟後之體重雌鼠為 250～300 公克，雄鼠為 400～600 公克，體溫為 37℃，呼吸次數 210 次／分鐘（人為 70 次／分鐘），懷孕期間為 21～28 天，發情週期為每 4～5 日，哺乳期 21 天，胎兒平均數 8～10 隻，母鼠有 12 個乳頭（通常選 8～10 隻小鼠哺之），胎兒每隻重 5～6 公克，離乳時重量約為 32～35 公克，小鼠 生後 7 天體重為出生時之 2 倍，第二個週末應增至三倍，第三個週末應有 30～35 公克，第四週已達 50～60 公克重。

　　根據 Donaldson 實驗，Wistar 系之正常發育如下圖：

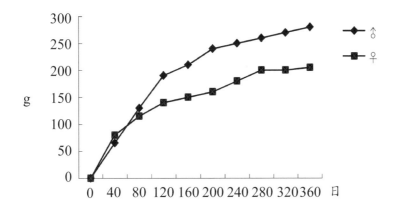

　　由此圖可知，大白鼠生後約 3～5 個月即完全生長，體重測定器應以 1～2 公克為單位，一般在是早上餵食前測定。動物之識別可於背上以色素做記號，如黃色用 Picric acid，紅色用 Fuchsin（Magenta），藍色用 Methyl blue 等之酒精飽和溶液。

　　母鼠生後 100～200 日（體重 200 公克以上）與健康之雄鼠交配，母鼠發情週期約 5 日，雄鼠一隻可與母鼠兩隻同居，有妊娠跡象時，應分開一籠置一隻。生產前後應用紙罩於籠外加以遮光，生產後應防止噪音，籠

內可放置布片等以做保溫用。

在解剖學上，老鼠各部位均與人相似，但無膽囊，其肝臟爲體重之 1/30，兩個腎臟爲體重之 1/50～1/60，血液占體重之 1/10，盲腸特大有消化能力，成熟鼠小腸長度 2 公尺，心臟部位與人相似微偏左。

（三）一般飼育飼料

一般使用 Laboratory Rodent Diet 5001，來餵養大鼠、小鼠及倉鼠。其成分包含 23.9 % 蛋白質、5.0 % 脂肪、48.7 % 醣類，蛋白質、脂肪及醣類各佔總熱量 28.5% 、13.5% 以及 58%。大鼠的食量每天約 15-30 公克、小鼠約爲 5-8 公克、倉鼠約爲 10-14 公克。

動物營養實驗法

一、實驗計畫

　　採用純系，同胎（同胞兄弟姊妹，因遺傳因子相同）同體重者，或同一試驗區飼育在一起，或同關在一個籠子內。每個實驗區平均體重應該相近，實驗開始前一週先預備飼料，餵飼保存飼料。

二、實驗飼料

（一）一般注意事項

　　因實驗種類不同，而有種種不同的實驗飼料。

1. 維生素 B_1 缺乏之飼料

蔗糖（Sucrose）——醣類之來源	66%
精製酪蛋白（Casein）——蛋白質之來源	20%
黃豆油加魚肝油（比例 10：1）	10%
混合鹽	4%

2 維生素 B_2 缺乏之飼料

除去維生素之酪蛋白（Casein）	20%
白米粉	60%
混合鹽	5%
棉子油	12%
豬油	3%
維生素 B_1	10～15mg ／ 日

肝精（Liver extract）	1ml ／ 日
魚肝油	0.1mg ／ 日

3. 維生素 A 缺乏之飼料

酪蛋白	25％
蔗糖	65.7％
植物油	5％
混合鹽	4％
胱胺酸（Cystine）	0.2％
膽鹼（Choline）	0.1％

（二）作為營養素之材料

1. 蛋白質

　　一般用酪蛋白，其他如全卵粉、肉粉、脫脂花生、脫脂大豆、玉米、
* 動物膠（Gelatin），這些蛋白質均爲不完全蛋白質，應補充必需胺基酸。
美製之酪蛋白製品已達到可以風吹散的細粉末狀，其中之維生素，可用熱
的酒精萃取液收回，但因其與蛋白質結合，故不能完全除去。又酪蛋白爲
一種磷蛋白，故限制磷素之實驗需用其他蛋白質。

　　一般對酪蛋白之處理爲：市售之酪蛋白可以 0.1N 之 NaOH 溶液溶解
之，放置一夜再加入醋酸調整至 pH4.2 使之凝固（因酪蛋白溶於鹼性溶液，
但不溶於酸性溶液，故在酸性溶液中即疑集爲固形物），以 60～70% 之酒
精洗一洗，再以乙醚（Ether）洗一洗，然後乾燥，如此處理所得之蛋白質，
幾乎不含有其他夾雜物，爲相當純化之蛋白質。

＊動物膠（Gelatin）和玉米膠蛋白（Corn glutin）只合少量色胺酸（Tryptophan）和其他必需胺基酸，故用於製成菸鹼酸（Nicotinic acid）之缺乏。色胺酸可合成菸鹼酸，故有色胺酸時很難做成菸鹼酸之缺乏症。

＊若以大豆（含蛋白質 46%）為主要蛋白質來源峙，需注意下列幾點：

- · 含硫胺基酸稍微不足，需補充 Methionine 或 Cystine（0.3～0.6%）。
- · 又未經處理之前對胺基酸的利用率不好，並且對老鼠有毒性因子（大豆中有 Trypsin inhibitor），故需以高壓蒸氣加熱以除去之。
- · 花生蛋白含 Methionine 少，故可用於作成 Choline 缺乏之飼料。

2. 脂肪

脂質的種類和使用量，須先考慮必需脂肪酸的含量和飽和度來決定，將常使用之油脂分析表示如下：

	碘價（I.V.）	Linoleic acid*	Linolenic acid*
椰子油	10	少量	－
棉子油	106	48	－
玉米油	123	34	
亞麻仁油	179	24	47.4
花生油	93	26	－
大豆油	130	51	6.5
胚芽油	125	52	3.6
胡麻油	107	40	－
牛油	36	4	－
豬油	59	6	－
＊占全部脂肪酸之百分比			

說明：

(1) 椰子油之飽和度高，所以必需脂肪酸的含量少，因此直接或經硬化之後可使用於必需脂肪酸缺乏之實驗。

(2) 富含必需脂肪酸的有棉子油、大豆油、胚芽油，通常在飼料中占 1% 就已足夠了。

(3) 做必需脂肪酸之實驗時，將該缺乏飼料中加入必需脂肪酸製劑，或含量已知的植物油以一定濃度加入即可。

(4) 膽固醇可以直接放進飼料中，如只需加入少量時，先溶於溫的植物油中，然後使用之。

(5) 動物油在營養上比植物油好的觀念已經改變了，以前曾為了達到維生素 A、維生素 D 之必要量而使用牛油，但自從維生素 A、維生素 D 魚肝油和魚油濃縮可得之後，其必要量可由少量魚油來供給，所以油的補充也開始使用廉價而容易操作的植物油了。

(6) 豬油中不但必需脂肪酸少，而且不容易與飼料拌合，故除了維生素 E 之缺乏試驗外，很少被使用。

(7) 油類很怕變質，酸敗（Rancidity）時，不但是脂溶性維生素，而且其他維生素亦會被不活化。又維生素 E 之含量隨油脂種類不同而不同（維生素 E 在油中當抗氧化劑，而本身被氧化而變成不活性），維生素 E 缺乏之飼料可用含維生素 E 較少之油如椰子油、豬油來配製。

(8) 牛油一般均加入鹽（NaCl），故採用牛油為油脂來源之飼料，應注意此點。

(9) 油在飼料之配置過程中，一般是最後加入攪拌均勻。

3. 醣類

醣類較常用的有澱粉、糊精（Dextrin）、蔗糖、葡萄糖。以前的實驗

皆用澱粉，但最近多採用蔗糖，因後者比較易於混合，化學純度高且價錢低廉，又沒有如澱粉含有少量氮素的缺點，對蛋白缺乏之飼料調配較為適合。又欲調配維生素 B_6 缺乏之飼料時，仍以蔗糖或葡萄糖為佳，因澱粉亦含有微量之維生素 B_6，如採用澱粉為醣類來源時，一般可採用市售之玉米澱粉，純度較高，若為粗製澱粉，則宜以 80% 酒精浸漬數次，再以乙醚浸出後乾燥之。

* 澱粉在腸胃道停留時間長，供給腸胃微生物之生長，而使之發酵製出複合維生素 B，因此若作複合維生素 B 實驗亦不能用澱粉。又剛離乳之小白鼠，蔗糖酶（Sucrase）不發達，故不能給蔗糖（Sucrose），可改給乳糖（Lactose）。

4. 無機鹽類

　　無機鹽類在調製時，宜將各成分分別予以研磨粉碎，再加以混合均勻，因其中含有吸濕性之鹽類，故宜在濕度低的時候迅速調製，並在調製之後保存在乾燥器中，鹽類可長期保存，所以一次可以配置多量。

5. 維生素

　　通常分為脂溶性與水溶性來調製，各種維生素的含量表示法依研究不同而有所差異，普通以每公斤飼料中之量表示之。可選用市售 AIN93 綜合維生素商業配方

(1) 脂溶性維生素的配置

　　維生素 A、D、E、K 分別秤量後，溶於植物油中，也有人將肝油、魚肝油等當作維生素 A、D 之來源，再加入維生素 E、K，然後以植物油稀釋使用。如：

魚油（Oleum percomporphum）	21cc
維生素 A	60000 IU
維生素 D	8500 IU（212.5 μ g）
維生素 E（α-Tocopherol）	2.3g
維生素 K（Menadione）	0.21g

再以玉米油做成 200ml，使用量為 2ml/kg 飼料冷藏保存之。

(2) 水溶性維生素

可製成粉末狀態，但通常用 50% 酒精水溶液調製之，以前曾用酵母或其抽取液為水溶性維生素之來源。因老鼠不會有維生素 C 缺乏症（維生素 C 缺乏症可能發生於天竺鼠如前述），又加入維生素 C 時會降低其他維生素之安定度（一般加入維生素 C 的飼料保存期限最多只有三個月）。

6. 其他

纖維素、甲基纖維素（Methyl Cellulose）等亦可用為補助材料，如需調節熱量時，有時需要用之。

台灣產常用食品之營養成分

1. 穀物類（Cereals and grain products）

號碼 No.	中文名稱 Chinese name	英文名稱 English name	E.P. or A.P.	Calories 熱量 (Cal)	Water 水分 (g)	Protein 蛋白質 (g)	Fat 脂質 (g)	Carbohydrate 醣質 (g)	Fiber 纖維 (g)	Ash 灰質 (g)	Calcium 鈣 (mg)	Phosphorus 磷 (mg)	Iron 鐵 (mg)	A (I.U.)	B1 (mg)	B2 (mg)	Niacin (mg)	C (mg)	Refuse 廢棄 (%)
1	大麥	Barley		331	13.5	10.3	2.1	70.0	2.3	1.6	30	385	3.9	0	0.21	0.09	3.0	0	0
2	小米	Foctail-millet		343	10.6	9.9	3.3	74.1	0.9	1.4	15	231	5.7	0	0.42	0.11	0.7	0	0
3	高粱	Kao0lian		336	11.5	8.5	3.0	74.1	1.7	1.2	31	210	4.2	0	0.40	0.13	2.5	0	0
4	玉米	Maize		346	12.1	9.0	3.3	73.0	1.5	1.1	20	270	2.0	40	0.24	0.12	2.1	0	0
5	燕麥	Oat		389	8.2	13.9	8.0	67.1	1.1	1.8	57	451	4.2	0	0.45	0.10	1.0	0	0
6	米糠	Rice bran		208	11.7	13.1	18.0	36.1	9.1	12.2	200	960	2.5	-	1.50	0.31	2.0	0	0
7	糙米	Rice, brown		340	16.0	6.7	2.0	75.4	0.3	0.8	21	280	1.5	0	0.30	0.05	4.6	0	0
8	米飯	Rice, cooked		158	62.0	2.8	0.4	34.5	0.1	0.2	4	51	0.9	0	0.01	0.01	0.3	0	0
9	營養米	Rice, enriched		359	8.3	6.7	0.6	77.3	0.5	4.6	110	516	52.0	0	44.1	29.0	700	0	0
10	糯米	Rice, glutinous		354	14.3	6.5	1.2	76.8	0.2	1.0	8	120	2.2	0	0.13	0.04	1.6	0	0
11	糯米粉	Rice, glutinous flour		371	8.8	6.6	0.1	82.8	0.3	1.5	120	91	3.1	0	0.04	0.02	1.7	0	0
12	白米	Rice, milled		354	13.4	6.5	0.5	78.1	0.3	0.7	15	151	0.6	0	0.11	0.04	1.4	0	0
13	米粉條	Rice, spagetti		254	37.0	2.5	0.1	58.5	0.5	0.2	17	37	1.3	0	0.04	0.01	1.0	0	0
14	麵（熟麵）	Spagetti, cooked		131	66.5	1.8	0.1	29.4	0.1	0.7	19	42	1.2	0	0.01	+	0.4	0	0
15	麵（生麵）	Spagetti		269	31.1	8.4	0.5	59.0	0.2	0.8	25	89	1.0	0	0.06	0.01	1.3	0	0
16	麵干	spagett, dried		346	11.3	10.9	1.0	75.0	0.2	1.4	36	110	1.3	0	0.08	0.02	2.7	0	0
17	小麥	Wheat, whole		340	12.2	11.8	1.6	71.5	1.5	1.5	41	405	3.5	0	0.45	0.15	4.3	0	0
18	麥糠	Wheat bran		320	11.5	14.0	3.0	59.9	9.4	2.4	45	695	3.1	0	0.54	0.80	5.5	0	0
19	麵粉（低筋）	Wheat flour, low protein		336	13.0	9.0	1.2	74.0	0.2	0.5	18	96	1.2	0	0.18	0.05	1.7	0	0
20	麵粉（高筋）	Wheat flour, hight protein		343	12.5	11.6	1.5	72.0	0.3	0.7	26	175	2.0	0	0.31	0.05	3.2	0	0

食品成分分析值為100公克中之容量，各以可食部分之組成（E.P.）換算為購買時形狀之組成（A.P.）表示各數目之最後一位均為四捨五入之數值。

‧＋表示微量，－表示未測定，（）表示有檢討之必要。

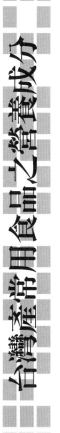

號碼 No.	食品名稱 中文名稱 Chinese name	英文名稱 English name	E.P. or A.P.	熱量 Calories (Cal)	水分 Water (g)	蛋白質 Protein (g)	脂質 Fat (g)	醣質 Carbohydrate (g)	纖維 Fiber (g)	灰質 Ash (g)	鈣 Calcium (mg)	磷 Phosphorus (mg)	鐵 Iron (mg)	A (I.U.)	B1 (mg)	B2 (mg)	Niacin (mg)	C (mg)	廢素 Refuse (%)
21	營養麵粉	Wheat flour, enriched		338	13.1	11.1	1.2	72.4	1.6	0.7	66	112	6.5	0	0.21	0.12	1.9	0	0
22	麵包	Wheat flour, bread		253	33.8	9.5	0.5	53.8	0.3	1.0	19	67	0.9	0	0.09	0.08	0.9	0	0
23	麵線	Wheat flour, string		330	16.2	7.2	0.9	74.6	0.3	0.7	31	87	2.3	0	0.26	0.06	0.9	0	0
24	油條	Wheat flour, strip, fried		217	31.5	6.1	13.0	46.3	0.2	2.9	28	79	4.5	0	0.01	0.04	1.2	0	0
25	麵筋	Wheat gluten		114	69.9	17.9	0.2	11.2	0.1	0.2	11	35	1.0	0	0.03	0.02	0.8	0	0

2. 澱粉質根莖類（Starchy roots and stems）

號碼 No.	食品名稱 中文名稱 Chinese name	英文名稱 English name	E.P. or A.P.	熱量 Calories (Cal)	水分 Water (g)	蛋白質 Protein (g)	脂質 Fat (g)	醣質 Carbohydrate (g)	纖維 Fiber (g)	灰質 Ash (g)	鈣 Calcium (mg)	磷 Phosphorus (mg)	鐵 Iron (mg)	A (I.U.)	B1 (mg)	B2 (mg)	Niacin (mg)	C (mg)	廢素 Refuse (%)
26	慈菇	Arrow head	E.P.	91	70.3	5.4	0.3	21.0	0.8	1.9	7	155	1.1	0	0.23	0.04	1.4	5	
			A.P.	72	55.5	4.3	0.2	16.6	0.6	1.5	6	122	0.9	0	0.18	0.03	1.1	4	21
27	牛蒡	Burdock	E.P.	74	77.0	2.5	0.1	17.2	1.8	0.7	39	60	0.9	0	0.25	0.08	0	4	
			A.P.	53	53.9	1.8	0.1	12.4	1.3	0.5	27	42	0.6	0	0.18	0.06	0	3	30
28	家山藥（山藥薯）	Chinese yam	E.P.	90	75.5	1.8	0.3	20.4	0.8	0.7	4	29	1.1	0	0.12	0.01	0.4	13	
			A.P.	83	69.5	1.7	0.3	18.8	0.7	0.6	4	27	1.0	0	0.11	0.01	0.4	12	8
29	樹薯粉	Cassava	E.P.	337	16.1	1.2	0.3	80.0	0.2	2.3	95	95	19	0	0.07	0.05	0.8	10	
30	芋仔（麵芋）	Dasheen (Taro)	E.P.	85	74.4	1.7	0.2	19.6	0.9	1.6	39	75	1.1	0	0.09	0.05	1.0	8	
			A.P.	75	63.5	1.5	0.2	17.3	0.8	1.4	34	66	1.1	0	0.08	0.04	0.9	8	12
31	芋仔（檳榔心芋）	Dasheen (Taro)	E.P.	112	67.3	3.1	0.2	25.2	1.1	1.1	41	100	1.2	0	0.28	0.07	0.7	16	
			A.P.	93	55.9	2.6	0.2	20.8	0.9	0.9	34	83	1.0	0	0.23	0.06	0.6	13	17
32	蒟蒻	Elephant foot (Konniaku)	E.P.	4		0.1	0.01	1.0	0.1	0.2	17	7	0.3	0	0	0	0		
33	蓮藕	Lotus root	E.P.	52	82.9	1.7	0.1	12.0	0.9	1.2	27	59	0.5	0	0.09	0.11	0.4	31	
			A.P.	35	55.5	1.1	0.1	8.0	0.6	0.8	18	40	0.3	0	0.06	0.07	0.3	21	33
34	蓮藕粉	Lotus root starch	E.P.	312	12.0	0.2	0.1	87.0	0.1	1.1	20	80	6.8	0	0.02	0.01	0.2	7	
35	馬鈴薯	Potato	E.P.	75	77.7	2.3	0.1	16.9	0.4	1.1	7	58	0.7	0	0.07	0.04	1.0	6	
			A.P.	65	66.8	2.0	0.1	14.5	0.3	1.0	6	50	0.6	0	0.06	0.04	0.9	5	14
36	甘藷	Sweet potato, white	E.P.	111	69.2	1.8	0.2	26.0	1.0	0.6	16	110	0.9	+	0.10	0.05	0.8	15	
			A.P.	100	62.3	1.6	0.2	23.4	0.9	0.5	14	99	0.8	+	0.09	0.05	0.7	14	10

號碼 No.	中文名稱 Chinese name	英文名稱 English name	E.P. or A.P.	熱量 Calories (Cal)	水分 Water (g)	蛋白質 Protein (g)	脂質 Fat (g)	醣質 Carbohydrate (g)	纖維 Fiber (g)	灰質 Ash (g)	鈣 Calcium (mg)	磷 Phosphorus (mg)	鐵 Iron (mg)	維生素 Vitamins A (I.U.)	B1 (mg)	B2 (mg)	Niacin (mg)	C (mg)	廢素 Refuse (%)
37	甘藷(紅心尾)	Sweet potato, white	E.P.	113	69.5	2.3	0.3	25.8	1.2	0.9	46	51	1.0	7100	0.08	0.05	0.9	20	9
			A.P.	103	63.3	2.1	0.3	23.5	1.1	0.8	42	46	0.9	6900	0.07	0.04	0.8	18	
38	荸薺	Water chestnut (Matail)	E.P.	64	80.0	1.1	0.1	15.6	0.6	1.4	5	72	0.5	0	0.05	0.03	1.2	15	28
			A.P.	46	57.6	0.8	0.1	11.2	0.4	1.0	4	52	0.4	0	0.04	0.02	0.9	11	
39	菱角	Water singharnut	E.P.	89	74.9	3.2	0.1	19.7	0.5	1.3	50	104	0.8	0	0.19	0.06	0.6	15	41
			A.P.	53	40.8	1.9	0.06	11.6	0.3	0.7	30	61	0.5	0	0.11	0.04	0.4	9	
40	山藥(田薯)	Yam	E.P.	87	76.6	1.7	0.1	20.3	0.2	0.8	18	24	0.6	0	0.14	0.03	1.0	13	10
			A.P.	78	68.9	1.5	0.1	18.3	0.2	0.7	16	22	0.5	0	0.13	0.03	0.9	12	
41	刈薯(豆薯)	Yarn-bean	E.P.	41	87.9	1.2	0.2	9.5	0.6	0.3	20	14	0.4	0	0.03	0.03	0.8	23	6
			A.P.	39	82.6	1.1	0.2	8.9	0.2	0.3	19	13	0.4	0	0.03	0.03	0.8	22	

3. 乾豆種子及堅實類（Legumes, seeds and nuts）

號碼 No.	中文名稱 Chinese name	英文名稱 English name	E.P. or A.P.	熱量 Calories (Cal)	水分 Water (g)	蛋白質 Protein (g)	脂質 Fat (g)	醣質 Carbohydrate (g)	纖維 Fiber (g)	灰質 Ash (g)	鈣 Calcium (mg)	磷 Phosphorus (mg)	鐵 Iron (mg)	維生素 Vitamins A (I.U.)	B1 (mg)	B2 (mg)	Niacin (mg)	C (mg)	廢素 Refuse (%)
42	杏仁	Apricot, dried		256	32.0	31.0	1.1	58.0	1.0	3.0	110	292	4.5	2,100	0.10	0.09	1.3	13	
43	黑豆	Black bean		367	11.8	37.1	15.2	27.3	3.6	5.1	260	577	7.0	0	0.93	0.28	2.2	0	
44	蠶豆(馬齒豆)	Broad bean		308	13.0	12.7	1.5	46.4	6.0	3.0	95	370	6.4	60	0.43	0.21	2.6	0	20
45	栗子	Chestnut	E.P.	366	8.9	6.5	3.9	74.9	2.7	2.4	60	191	2.9	0	0.29	0.32	1.0	15	
			A.P.	293	7.1	5.2	3.1	59.9	2.2	1.9	4	153	2.3	0	0.23	0.26	0.8	12	
46	紅豆	Indian bean (Azuki bean)		310	14.5	21.3	0.7	56.6	3.5	3.7	83	318	6.1	0	0.34	0.26	2.1	0	
47	刀豆	Jack bean (Sword bean)		333	7.4	24.3	3.2	54.5	6.5	4.2	190	434	12.6	-	1.13	0.02	1.0	0	
48	乾蓮子	Lotus seeds, dried		309	18.3	15.9	2.7	56.8	2.1	3.8	114	583	3.6	50	0.64	0.15	1.6	0	
49	味噌	Miso		138	44.4	12.5	6.4	24.6	1.4	11.6	86	170	5.6	0	0.06	0.13	1.3	0	
50	綠豆	Mung bean (Green bean)		320	11.1	22.9	1.1	56.9	4.2	3.6	86	320	4.9	70	0.52	0.29	3.1	0	
51	冬粉	Mung bean starch, strip		346	14.4	0.2	0.1	84.7	+	0.2	15	30	2.3	0	0.15	0.2	0.2	0	
52	豌豆	Pea		318	11.6	23.1	0.9	56.5	5.0	2.4	71	387	5.5	80	0.53	0.18	4.1	0	
53	花生米	Peanut		560	5.1	24.7	47.8	18.2	1.4	2.8	64	392	1.7	0	1.04	0.16	16	0	
54	脫脂花生粉	Peanut meal, defatted		308	11.7	49.7	3.2	26.7	3.8	5.0	167	777	18.6	0	0.98	0.17	3.5	0	

號碼 No.	中文名稱 Chinese name	英文名稱 English name	E.P. or A.P.	熱量 Calories (Cal)	水分 Water (g)	蛋白質 Protein (g)	脂質 Fat (g)	醣質 Carbohydrate (g)	纖維 Fiber (g)	灰質 Ash (g)	鈣 Calcium (mg)	磷 Phosphorus (mg)	鐵 Iron (mg)	維生素 Vitamins A (I.U.)	B1 (mg)	B2 (mg)	Niacin (mg)	C (mg)	廢棄 Refuse (%)
55	花生乳	Peanut milk		28	93.9	3.1	1.6	0.9	0	0.2	6	36	0.8	-	0.14	0.01	1.4	0	
56	竹豆	Red bean		301	16.4	22.2	1.6	51.7	4.7	3.1	242	344	6.1	10	0.14	0.27	2.4	0	
57	黑芝麻	Sesame seeds, black		558	8.1	16.3	52.9	14.4	2.8	5.3	1241	552	13.0	+	0.64	0.22	4.2	0	
58	白芝麻	Sesame seeds, white		586	6.4	16.1	55.8	15.6	3.0	3.2	440	596	11.7	-	0.97	0.18	3.8	0	
59	黃豆	Soy bean		325	8.0	36.8	18.0	27.7	4.0	5.4	216	506	7.4	20	0.44	0.31	3.2	0	
60	豆腐	Soy bean curd		65	87.0	6.4	4.2	1.8	0.1	0.7	91	169	1.3	0	0.07	0.02	0.5	0	
61	黃豆干	Soy bean curd cake		100	77.4	9.7	6.6	2.7	0.2	0.9	120	194	2.0	0	0.05	0.01	0.7	0	
62	五香豆干	Soy bean curd cake, spiced		186	53.7	14.9	11.8	8.8	0.2	9.2	143	260	5.8	0	0.03	0.03	0.8	0	
63	豆枝	Soy bean curd cake, strip		329	34.1	33.2	23.4	4.3	-	2.1	535	320	5.0	-	0.30	0.13	1.1	0	
64	豆皮	Soy bean curd, clot		466	7.7	51.7	25.1	11.2	0.2	3.6	280	560	6.7	-	0.76	0.25	2.5	0	
65	臭豆腐	Soy bean curd,fermented		101	78.5	11.6	5.7	1.5	0.2	2.4	190	257	7.2	0	0.06	+	0.2	0	
66	油豆腐	Soy bean curd,fried		251	52.1	20.5	20.4	2.2	0.1	1.2	185	230	3.8	0	0.17	0.05	0.1	0	
67	腐乳	Soy bean curd, pickled (Hu-Zu)		168	53.3	15.6	10.1	7.1	0.1	11.2	231	301	7.5	0	0.04	0.13	0.5	0	
68	豆豉（蔭豉）	Soy bean, fermented		178	46.8	19.4	11.0	4.6	1.6	16.4	217	174	8.6	-	0.16	0.19	0	13	
69	豆漿	Soy bean milk		25	94.0	3.3	0.9	1.4	0	0.3	12	40	0.7	-	0.04	0.02	0.2	0	
70	豆腐粕（豆頭）	Soy bean extracted residue		43	83.1	3.9	2.2	6.7	1.8	1.3	80	60	1.3	0	0.02	0.02	0.1	0	
71	花豆	Uzura bean		290	19.8	21.0	1.6	50.0	3.6	4.0	157	344	5.5	0	0.67	0.23	1.5	0	
72	瓜子	Water melon seeds	E.P.	481	4.6	29.1	32.7	26.0	1.7	4.1	94	984	8.4	0	0.23	0.15	5.7	0	
			A.P.	192	1.8	11.6	13.1	10.4	0.7	1.6	38	394	3.4	0	0.09	0.06	2.3	0	60

4. 油脂類（Oils and fats）

號碼 No.	中文名稱 Chinese name	英文名稱 English name	E.P. or A.P.	熱量 Calories (Cal)	水分 Water (g)	蛋白質 Protein (g)	脂質 Fat (g)	醣質 Carbohydrate (g)	纖維 Fiber (g)	灰質 Ash (g)	鈣 Calcium (mg)	磷 Phosphorus (mg)	鐵 Iron (mg)	維生素 Vitamins A (I.U.)	B1 (mg)	B2 (mg)	Niacin (mg)	C (mg)	廢棄 Refuse (%)
73	豬油	Lard, refined		902	0	0	100	0	-	0	0	0	0	0	0	0	0	0	
74	花生油	Peanut oil		883	0	0	99.9	0	-	0	0	-	-	0	0	0	0	0	
75	黃豆油	Soy bean oil		883	0	0	99.9	0	-	0	0	-	-	0	0	0	0	0	

5. 家畜家禽類

號碼 No.	中文名稱 Chinese name	英文名稱 English name	E.P. or A.P.	熱量 Calories (Cal)	水分 Water (g)	蛋白質 Protein (g)	脂質 Fat (g)	醣質 Carbohydrate (g)	纖維 Fiber (g)	灰質 Ash (g)	鈣 Calcium (mg)	磷 Phosphorus (mg)	鐵 Iron (mg)	維生素 A (I.U.)	B1 (mg)	B2 (mg)	Niacin (mg)	C (mg)	廢棄 Refuse (%)
76	黃牛肉（瘦）	Beef, lean		133	74.2	18.8	5.8	-	-	1.0	8	177	3.6	80	0.08	0.15	5.0	0	0
77	黃牛肉（半肥）	Beef, medium		265	59.8	16.7	21.5	-	-	0.9	4	90	1.9	-	0.06	0.10	4.1	0	0
78	水牛肉	Beef, water-buffalo		152	72.1	18.9	7.9	-	-	0.8	10	190	4.0	20	0.08	0.16	3.5	0	0
79	牛肉干	Beef, baked		310	25.8	48.9	8.9	5.2	-	9.4	31	476	8.1	-	0.03	0.34	6.5	0	0
80	雞脾（胗）	Chicken gizzard		111	76.0	20.6	2.3	0.6	-	1.0	14	181	5.6	+	0.06	0.25	5.4	3	0
81	雞腸	Chicken intestine		109	78.4	12.7	6.1	-	-	0.9	12	193	4.6	0	0.06	0.36	4.3	7	
82	雞肝	Chicken liver		191	68.0	15.2	13.0	2.3	-	1.4	9	283	11.2	2,3000	0.33	2.22	9.5	7	
83	雞肉	Chicken	E.P.	134	72.3	22.5	4.2	-	-	1.1	12	230	0.8	30	0.16	0.16	5.1	7	
83	雞肉	Chicken	A.P.	60	32.5	10.1	1.9	-	-	0.5	5	104	0.4	10	0.07	0.07	2.3	-	55
84	牛腦	Cow's brain		125	78.6	11.1	8.4	-	-	1.3	9	161	2.7	0	0.07	0.20	3.5	0	
85	牛心	Cow's heart		113	79.1	17.0	4.0	0.5	-	0.7	8	135	4.3	120	0.31	0.33	7.7	0	
86	牛腎	Cow's kidney		96	78.7	16.6	2.5	0.6	-	1.6	10	170	5.2	500	0.35	1.36	7.6	9	
87	牛肝	Cow's liver		123	73.0	16.6	2.9	6.7	-	1.2	5	276	8.4	2,2000	0.30	3.11	11.0	23	
88	牛肺	Cow's lung		79	81.9	15.0	1.1	1.2	-	0.8	14	234	3.3	-	0.17	0.10	5.7	0	
89	牛肚	Cow's stomach		55	83.2	11.0	0.6	0.7	-	1.4	27	170	1.8	20	0.15	0.06	8.4	0	
90	牛舌	Cow's tongue		211	65.5	18.9	14.3	0.2	-	1.0	7	136	2.4	10	0.14	0.23	5.1	0	
91	鴨肉	Duck	E.P.	183	68.1	21.5	10.2	-	-	0.6	15	190	2.0	80	0.09	0.27	5.6	0	
91	鴨肉	Duck	A.P.	97	36.1	11.4	5.4	-	-	0.3	8	101	1.1	-	0.05	0.14	3.0	-	47
92	鴨血	Duck's blood, cooked		17	95.4	3.9	0.05	0.05	-	0.4	5	40	8.7	-	0	0.13	0.4	0	
93	鴨脾	Duck's gizzard		113	76.3	19.9	2.9	0.4	-	0.9	8	167	4.9	-	0.08	0.24	7.5	2	
94	鴨腸	Duck's intestine		84	83.0	12.6	3.3	-	-	0.6	11	17	3.8	-	0.09	0.33	4.3	1	
95	鴨肝	Duck's liver		173	69.0	16.8	10.6	2.5	-	1.4	10	311	7.0	1,8000	0.28	1.36	11.0	8	
96	鵝肉	Goose		142	72.5	20.0	6.3	-	-	1.0	12	191	3.3	0	0.16	0.22	5.4	0	
97	羊肉	Mutton		176	72.6	20.1	10.0	-	-	1.0	10	134	2.9	0	0.10	0.16	4.8	0	
98	洋式火腿	Ham		238	58.2	21.7	16.1	0.1	-	3.8	21	231	2.7	0	0.57	0.18	6.0	0	
99	中國火腿	Ham, Chinese style		524	24.0	19.6	49.0	0.2	-	7.9	15	171	3.1	0	0.31	0.13	3.1	0	
100	鴿子	Pigeon		202	65.2	21.6	12.2	-	-	0.9	7	260	0.3	-	0.08	0.21	5.3	0	
101	豬血	Pig's blood, cooked		18	94.2	4.0	0.1	0.1	-	0.4	6	11	12.6	200	0.06	0.05	0.5	0	
102	豬腦	Pig's brain		154	75.1	11.5	11.5	0.4	-	1.2	33	177	2.1	-	0.29	0.28	3.8	0	
103	豬心	Pig's heart		109	77.9	15.3	4.3	1.3	-	0.9	3	236	3.6	90	0.38	0.9	5.0	0	
104	豬大腸	Pig's intestine, large		195	73.9	6.4	18.5	0.2	-	0.3	33	33	0.5	-	0.07	0.06	0.9	0	
105	豬小腸	Pig's intestine, small		68	84.6	10.4	2.5	0.2	-	0.5	6	55	1.5	-	0.11	0.10	2.2	0	

號碼 No.	中文名稱 Chinese name	英文名稱 English name	E.P. or A.P.	熱量 Calories (Cal)	水分 Water (g)	蛋白質 Protein (g)	脂質 Fat (g)	糖質 Carbohydrate (g)	纖維 Fiber (g)	灰質 Ash (g)	鈣 Calcium (mg)	磷 Phosphorus (mg)	鐵 Iron (mg)	A (I.U.)	B1 (mg)	B2 (mg)	Niacin (mg)	C (mg)	廢素 Refuse (%)
106	豬腎	Pig's kidney		100	80.6	12.8	4.5	1.1	-	1.1	7	246	6.0	50	0.33	1.50	8.6	10	
107	豬肝	Pig's liver		129	72.2	20.0	4.0	2.0	-	1.7	10	521	10.2	1,5000	0.40	2.70	16.5	11	
108	豬肺	Pig's lung		91	79.2	16.0	2.1	1.0	-	1.1	20	318	2.2	-	0.19	0.12	5.6	0	
109	豬皮	Pig's skin, dried and fried		538	3.0	65.0	30.0	-	-	0.4	17	40	2.0	-	0.29	0.05	0	0	
110	豬肚	Pig's stomach		101	78.8	14.0	4.6	2.3	-	1.8	14	240	1.1	0	0.12	0.05	6.4	0	
111	豬舌	Pig's tongue		187	68.9	17.2	12.4	0.4	-	1.1	20	199	2.3	-	0.25	0.23	5.2	0	
112	豬肉(肥)	Pork, fat		823	7.0	3.0	89.0	-	-	0.1	1	18	0.2	-	0.19	0.04	1.0	0	
113	豬肉(瘦)	Pork, lean		347	52.8	14.6	31.6	-	-	0.8	12	123	1.5	-	0.65	0.12	4.5	0	
114	豬肉(三層肉)	Pork, medium		549	32.4	12.3	54.8	-	-	0.5	5	83	1.2	0	0.47	0.14	2.5	0	
115	燻肉	Pork, smoked		616	21.8	11.0	62.4	1.4	-	3.4	10	128	0.1	0	0.45	0.14	2.1	0	
116	豬肉鬆	Pork, dried and crushed		352	17.0	53.6	10.4	7.1	-	10.6	53	430	10.5	-	0.25	0.27	9.7	0	
117	豬肉酥	Pork, dried and crushed		399	9.1	58.0	12.7	9.0	-	11.1	42	303	11.1	-	0.15	0.32	7.6	0	
118	豬肉干	Pork, baked		319	27.5	46.3	9.2	9.3	-	5.6	36	409	6.7	-	1.00	0.32	5.3	0	
119	燻腸(香腸)	Pork sausage		359	30.3	36.6	18.7	8.4	-	6.1	28	265	3.9	-	0.82	0.31	4.5	0	
120	燻腸	Pork sausage, Chinese style		444	37.0	15.0	39.9	4.9	-	3.1	28	213	3.5	0	0.41	0.17	3.7	0	
121	兔肉	Rabbit		130	71.5	22.8	3.6	-	-	1.2	16	295	2.3	-	0.12	0.08	8.5	0	
122	火雞	Turkey		108	69.0	25.3	4.5	-	-	1.0	14	231	0.4	-	0.16	0.16	6.5	0	

6. 蛋與乳類（Eggs and milk）

號碼 No.	中文名稱 Chinese name	英文名稱 English name	E.P. or A.P.	熱量 Calories (Cal)	水分 Water (g)	蛋白質 Protein (g)	脂質 Fat (g)	糖質 Carbohydrate (g)	纖維 Fiber (g)	灰質 Ash (g)	鈣 Calcium (mg)	磷 Phosphorus (mg)	鐵 Iron (mg)	A (I.U.)	B1 (mg)	B2 (mg)	Niacin (mg)	C (mg)	廢素 Refuse (%)
123	鴨蛋	Duck's egg	E.P.	192	70.2	13.0	14.8	0.5	-	1.5	65	232	3.8	1,500	0.17	0.36	0.1	0	0
			A.P.	165	60.4	11.2	12.7	0.4	-	1.3	56	200	3.3	1,290	0.15	0.31	0.1	0	14
124	皮蛋	Duck's egg, limed	E.P.	179	67.2	14.5	12.0	2.0	-	4.1	84	198	2.8		0.14	0.09	-	0	0
			A.P.	161	60.5	13.1	10.8	1.8	-	3.7	76	178	2.5		0.13	0.08	-	0	10
125	鹹鴨蛋	Duck's egg, salted	E.P.	226	60.2	14.1	16.9	3.2	-	5.0	77	253	4.1		0.26	0.33	0.1	0	0
			A.P.	201	53.6	12.6	15.0	2.9	-	4.5	69	225	3.7		0.23	0.30	0.1	0	11

號碼 No.	中文名稱 Chinese name	英文名稱 English name	E.P. or A.P.	Calories 熱量 (Cal)	Water 水分 (g)	Protein 蛋白質 (g)	Fat 脂質 (g)	Carbohydrate 醣質 (g)	Fiber 纖維 (g)	Ash 灰質 (g)	Calcium 鈣 (mg)	Phosphorus 磷 (mg)	Iron 鐵 (mg)	Vitamins A (I.U.)	Vitamins B1 (mg)	Vitamins B2 (mg)	Vitamins Niacin (mg)	Vitamins C (mg)	Refuse 廢素 (%)
126	鵝蛋	Goose egg	E.P.	186	71.0	13.5	13.8	0.7	-	1.0	50	210	3.5	1,500	0.12	0.27	0.1	0	
			A.P.	164	62.5	11.9	12.1	0.6	-	0.9	44	185	3.1	1,320	0.11	0.24	0.1	0	12
127	雞蛋	Hen's egg	E.P.	173	72.7	12.5	12.8	0.8	-	1.0	60	238	3.1	910	0.13	0.28	0.1	0	
			A.P.	154	64.9	11.1	11.4	0.7	-	0.9	53	212	2.8	810	0.12	0.25	0.1	0	11
128	雞蛋白	Hen's egg white		48	88.3	10.1	0.1	0.8	-	0.7	53	12	0.2	0	0.01	0.28	0.1	0	
129	雞蛋黃	Hen's egg yolk		348	51.3	14.8	31.1	0.9	-	1.8	124	547	6.7	2,300	0.23	0.29	0.1	0	
130	鴿蛋	Pigeon's egg	E.P.	138	77.1	13.0	8.6	0.9	-	1.3	52	342	3.1	450	0.13	0.65	0.1	0	
			A.P.	123	68.6	11.6	7.7	0.8	-	1.2	46	304	2.8	400	0.12	0.58	0.1	0	11
131	竹雞蛋	Quil's egg	E.P.	159	74.1	13.0	10.9	1.0	-	1.1	69	232	3.5	-	0.14	0.73	0.2	0	
			A.P.	140	65.2	11.4	9.6	0.9	-	1.0	61	204	3.1	-	0.12	0.64	0.2	0	
132	火雞蛋	Turkey's egg	E.P.	184	72.2	16.1	12.1	1.2	-	3.0	49	170	4.1	-	0.11	0.47	0.1	0	
			A.P.	138	54.2	12.1	9.1	0.9	-	2.3	37	128	3.1	-	0.08	0.35	0.1	0	25
133	鮮牛乳	Cow's milk		68	87.8	3.0	3.6	4.8	-	0.7	110	85	0.1	85	0.04	0.14	0.1	+	
134	鮮羊乳	Goat's milk		67	87.1	3.5	3.9	4.5	-	0.8	124	110	0.1	150	0.04	0.11	0.2	2	
135	鮮人奶	Human milk		59	88.0	1.5	2.8	7.2	-	0.2	33	21	0.2	171	0.1	0.03	0.2	4	

7. 水產食品類（Fish and marine products）

號碼 No.	中文名稱 Chinese name	英文名稱 English name	E.P. or A.P.	Calories 熱量 (Cal)	Water 水分 (g)	Protein 蛋白質 (g)	Fat 脂質 (g)	Carbohydrate 醣質 (g)	Fiber 纖維 (g)	Ash 灰質 (g)	Calcium 鈣 (mg)	Phosphorus 磷 (mg)	Iron 鐵 (mg)	Vitamins A (I.U.)	Vitamins B1 (mg)	Vitamins B2 (mg)	Vitamins Niacin (mg)	Vitamins C (mg)	Refuse 廢素 (%)
136	九孔	Abalone	E.P.	96	76.7	19.2	0.5	2.3	-	1.3	17	118	3.6	-	0.26	0.08	1.6	0	
			A.P.	43	34.5	8.6	0.2	1.0	-	0.6	8	53	1.6	-	0.12	0.04	0.7	0	55
137	金梭魚（尖蘇）	Barracuda	E.P.	123	73.7	19.0	4.3	0.7	-	1.3	59	229	0.6	-	0.05	0.12	4.2	0	
			A.P.	76	45.7	11.8	2.7	0.4	-	0.8	37	142	0.4	-	0.03	0.07	2.6	0	38
138	紅目鱸（紅目連）	Basses (Sea basses)	E.P.	97	76.1	20.8	0.7	0.5	-	1.3	36	185	0.6	-	0.15	0.15	1.5	0	
			A.P.	49	38.0	10.4	0.4	0.3	-	0.7	18	93	0.3	-	0.08	0.08	0.8	0	50
139	正䱵魚（狗母）	Brush-toothed lizard	A.P.	111	76.5	18.2	3.6	0.3	-	0.9	34	226	0.8	-	0.06	0.08	1.3	3	
			A.P.	72	49.7	11.8	2.3	0.2	-	0.9	22	147	0.5	-	0.04	0.05	0.9	2	35
140	鯉魚（鯇仔）	Carp	E.P.	106	75.6	19.4	2.4	0.3	-	1.1	36	174	0.6	100	0.04	0.08	2.1	0	
			A.P.	53	37.8	9.7	1.2	0.2	-	0.6	18	87	0.3	50	0.02	0.04	1.1	0	50

號碼 No.	中文名稱 Chinese name	英文名稱 English name	E.P. or A.P.	熱量 Calories (Cal)	水分 Water (g)	蛋白質 Protein (g)	脂質 Fat (g)	醣質 Carbohydrate (g)	纖維 Fiber (g)	灰質 Ash (g)	鈣 Calcium (mg)	磷 Phosphorus (mg)	鐵 Iron (mg)	A (I.U.)	B1 (mg)	B2 (mg)	Niacin (mg)	C (mg)	廢素 Refuse (%)
141	竹輪	Chickuwa	E.P.	110	61.4	18.0	3.7	11.9	-	4.3	25	197	1.9	0	0.02	0.03	0.5	0	
142	蛤蜊	Clam	E.P.	66	83.0	10.4	1.0	3.0	-	2.3	151	125	8.1	100	0.05	0.18	1.5	10	
			A.P.	28	34.9	4.4	0.4	1.3	-	1.0	63	53	3.4	40	0.02	0.08	0.6	4	58
143	海鰻	Conger-eel (Marine-eel)	E.P.	123	75.3	19.8	4.2	0.2	-	1.2	62	151	0.4	-	0.08	0.13	3.2	0	
			A.P.	98	60.2	15.8	3.4	0.2	-	1.0	50	121	0.3	-	0.06	0.10	2.6	0	20
144	蜆子	Corb shell	E.P.	70	81.4	8.6	1.2	5.5	-	1.3	269	123	19.0	-	0.02	0.23	1.1	8	
			A.P.	29	34.1	3.6	0.5	2.3	-	0.6	113	52	8.0	-	0.01	0.10	0.5	3	58
145	河蟳蟹（毛蟹）	Crab, river	E.P.	94	79.1	14.1	2.5	2.8	-	1.6	90	160	2.1	-	0.04	0.05	2.3	+	
			A.P.	24	22.2	4.0	0.7	0.8	-	0.5	45	45	0.6	-	0.01	0.04	0.6	+	72
146	鹹河蟹	Crab, river, salted	E.P.	138	65.2	16.4	6.5	2.3	-	9.4	180	345	3.9	-	0.02	0.06	3.0	0	
			A.P.	35	16.3	4.1	1.6	0.6	-	2.4	45	86	1.0	-	0.01	0.02	0.8	0	75
147	海螃蟹（蠘子）	Crab, sea	E.P.	93	77.9	17.2	1.6	1.3	-	1.9	101	153	1.9	+	0.07	0.02	1.4	0	
			A.P.	30	24.9	5.5	0.5	0.4	-	0.6	32	49	0.6	+	0.05	0.01	0.5	0	68
148	鹹海蟹（鹹蟳子）	Crab, sea, salted	E.P.	151	55.6	20.9	5.7	2.4	-	15.0	290	250	4.0	-	0.05	0.03	2.4	0	
			A.P.	45	16.7	6.3	1.7	0.7	-	4.5	87	75	1.2	-	0.02	0.01	0.7	0	70
149	烏賊	Cuttle fish	E.P.	78	81.7	16.4	0.8	0.3	-	0.9	22	156	0.4	0	0.04	0.04	2.5	0	
			A.P.	73	76.0	15.3	0.7	0.3	-	0.8	21	145	0.4	0	0.04	0.04	2.3	0	7
150	海鱸	Deep sea bass	E.P.	92	77.3	19.4	1.0	0.1	-	1.4	71	228	0.9	0	0.02	0.04	1.7	0	
			A.P.	42	35.6	8.9	0.5	0.05	-	0.6	33	105	0.4	0	0.01	0.02	0.8	0	54
151	鮑魚	Ear-shell, dried	E.P.	311	24.8	42.2	0.8	30.1	-	1.5	125	450	5.8	2,200	0.45	0.40	4.1	3	
152	河鰻	Eel, river	E.P.	190	67.8	18.9	12.1	0.1	-	1.2	82	240	0.6	1,470	0.36	0.38	2.6	2	
			A.P.	127	45.4	12.7	7.6	0.1	-	0.8	55	161	0.4	-	0.24	0.26	1.7	3	33
153	鱔魚（鱓）	Eel, field	E.P.	75	81.3	16.1	0.7	0.1	-	0.7	22	54	2.7	-	0.04	0.22	1.2	0	
			A.P.	53	56.9	11.2	0.5	0.1	-	0.5	15	38	1.9	-	0.03	0.15	0.8	0	30
154	脆魚丸	Fish ball	E.P.	100	74.3	11.7	0.2	11.7	-	2.5	26	115	1.2	-	0.03	0.03	0.1	0	
155	油炸魚丸	Fish ball, fried	A.P.	167	64.5	11.8	7.5	12.0	-	2.5	26	131	2.7	-	0.03	0.04	-	0	
156	魚丸（包肉）	Fish ball, special	E.P.	197	60.1	13.0	9.4	13.7	-	2.9	16	113	2.0	-	0.03	0.05	1.0	0	
157	魚肉鬆	Fish, dried and crushed	E.P.	468	9.5	36.9	26.0	18.5	-	8.9	75	291	11.8	-	0.01	0.17	5.5	0	
158	魚鰾	Fish maws	E.P.	329	23.3	75.8	0.6	0.1	-	0.2	8	14	0.2	-	0.18	0.25	0.2	0	
159	田雞（水雞）	Frog	E.P.	81	80.5	18.2	0.3	0.2	-	0.9	24	210	1.4	-	0.09	0.07	1.7	3	
			A.P.	32	31.4	7.1	0.1	0.1	-	0.4	9	81	0.6	-	0.04	0.03	0.7	1	61
160	白帶魚	Hair-tail	E.P.	143	72.5	17.8	7.2	0.4	-	1.3	60	205	0.6	-	0.03	0.15	2.3	0	
			A.P.	57	29.0	8.1	2.9	0.2	-	0.5	24	82	0.2	-	0.01	0.06	0.9	0	60

號碼 No.	中文名稱 Chinese name	英文名稱 English name	E.P. or A.P.	熱量 Calories (Cal)	水分 Water (g)	蛋白質 Protein (g)	脂質 Fat (g)	醣質 Carbohydrate (g)	纖維 Fiber (g)	灰質 Ash (g)	鈣 Calcium (mg)	磷 Phosphorus (mg)	鐵 Iron (mg)	A (I.U.)	B1 (mg)	B2 (mg)	Niacin (mg)	C (mg)	廢素 Refuse (%)
161	力魚	Herring	E.P.	93	77.9	14.9	3.0	0.5	-	1.7	23	308	1.8	-	0.01	0.11	6.4	0	55
			A.P.	42	35.1	6.7	1.4	0.2	-	0.8	10	139	0.8	-	0.01	0.05	2.9	0	
162	海蜇皮	Jelly fish		10	94.5	1.6	+	0.8	-	1.1	58	2	0.8	0	0.06	0.01	0.8	0	
163	浦	Kamaboko		73	72.9	14.0	1.5	7.3	-	4.0	21	191	2.0	0	0.02	0.03	0.8	0	
164	海帶（昆布）	Kelp		23	91.6	1.0	0.2	5.3	-	1.0	146	6	0.6	180	0.02	0.01	1.1	2	
165	紫菜	Laver, dried		226	10.3	28.4	0.8	42.0	-	16.5	850	703	98.9	-	0.34	0.38	7.0	-	
166	龍蝦	Lobster	E.P.	85	79.8	16.6	1.2	0.9	-	1.4	60	191	1.2	30	0.01	0.11	1.7	2	60
			A.P.	34	31.9	6.6	0.5	0.4	-	0.6	24	76	0.5	10	+	0.04	0.7	+	
167	鮸魚（大鮸）	Mien-fish	E.P.	90	78.9	17.1	1.6	0.7	-	1.5	23	148	2.4	-	0.03	0.09	1.5	0	35
			A.P.	59	51.3	11.1	1.0	0.5	-	1.0	15	96	1.6	-	0.02	0.06	1.0	0	
168	虱目魚	Milk fish	E.P.	112	73.8	19.2	2.5	1.7	-	1.6	49	123	8.3	-	0.29	0.12	3.4	0	30
			A.P.	78	51.7	13.4	1.8	1.2	-	1.1	34	194	5.8	-	0.20	0.08	2.4	0	
169	烏魚	Mullet	E.P.	131	72.8	20.6	4.4	0.7	-	1.1	35	198	1.8	-	0.03	0.18	3.5	0	42
			A.P.	76	42.2	12.0	2.6	0.4	-	0.6	20	115	1.0	-	0.02	0.10	2.0	0	
170	牡蠣（蚵仔）	Oyster	A.P.	87	80.9	9.3	0.3	5.0	-	1.8	58	105	8.7	200	0.16	0.24	1.0	4	
171	牡蠣干（蚵干）	Oyster, dried	E.P.	325	20.0	42.5	6.6	20.5	-	9.7	218	589	24.0	-	0.43	0.65	3.1	0	
172	昌鼠魚（黑鯧）	Pomfret, black	E.P.	118	78.6	12.0	6.8	1.4	-	1.1	32	184	1.5	-	0.12	0.09	2.1	0	29
			A.P.	34	55.8	8.5	4.8	1.0	-	0.8	23	131	1.1	-	0.09	0.06	1.5	0	
173	白鯧	Pomfret, white	E.P.	74	81.9	16.4	0.3	0.3	-	0.9	15	137	0.3	-	0.19	0.08	0.3	0	40
			A.P.	44	49.1	9.8	0.2	0.2	-	0.5	9	82	0.2	-	0.11	0.05	0.2	0	
174	大蝦	Prawn	E.P.	74	82.5	13.0	0.9	2.5	-	0.9	5	100	1.9	-	0.06	0.04	2.0	0	39
			A.P.	45	50.3	7.9	0.6	1.5	-	0.6	3	61	1.2	-	0.04	0.02	1.2	0	
175	秋姑魚（秋哥）	Red-mullet	E.P.	135	72.6	17.5	6.6	0.3	-	1.2	47	201	1.2	-	0.08	0.15	2.1	0	55
			A.P.	60	32.7	7.8	3.0	0.1	-	0.5	21	91	0.5	-	0.04	0.07	1.0	0	
176	紫青甘鰺（紅魠）	Red-tail (shark pilot)	E.P.	158	70.7	20.6	7.1	0.6	-	1.0	29	191	0.7	-	0.17	0.15	5.5	0	48
			A.P.	80	36.8	10.7	3.7	0.3	-	0.5	15	99	0.4	-	0.09	0.08	2.9	0	
177	田螺	River snail	E.P.	71	80.4	10.4	1.0	4.2	-	2.8	948	109	8.8	60	0.17	0.33	2.5	0	40
			A.P.	43	48.2	6.2	0.6	2.5	-	1.7	569	65	5.3	40	0.10	0.20	1.5	0	
178	瓜子鰺（甘仔魚）	Scad	E.P.	117	75.4	19.5	3.6	0.2	-	1.3	27	634	0.7	-	0.16	0.11	5.7	0	51
			A.P.	57	36.9	56	1.8	0.1	-	0.6	13	115	0.3	-	0.08	0.05	2.8	0	
179	生干貝	Scallop, Fresh	E.P.	58	85.1	11.8	0.1	1.6	-	1.2	13	148	2.0	0	0.10	0.28	1.2	0	
			A.P.	27	39.2	5.4	0.05	0.7	-	0.6	6	68	0.9	0	0.05	0.13	0.6	0	
180	干貝	Scallop, dried	A.P.	314	21.0	61.7	2.0	7.8	-	6.9	47	520	2.4	0	0.01	0.48	5.1	0	54

號碼 No.	中文名稱 Chinese name	英文名稱 English name	E.P. or A.P.	熱量 Calories (Cal)	水分 Water (g)	蛋白質 Protein (g)	脂質 Fat (g)	醣質 Carbohydrate (g)	纖維 Fiber (g)	灰質 Ash (g)	鈣 Calcium (mg)	磷 Phosphorus (mg)	鐵 Iron (mg)	A (I.U.)	B1 (mg)	B2 (mg)	Niacin (mg)	C (mg)	廢素 Refuse (%)
181	海參	Sea cucumber		33	92.6	7.1	0.1	0.4	-	0.2	31	8	0.5	0	0.01	0.22	0.06	0	
182	海藻（海菜）	Sea weeds		186	18.2	17.9	3.4	32.0		26.8	311	170	100	-	0.21	0.17	6.5	4	
183	鯊魚（龍紋魚）	Shark	E.P.	129	75.1	16.2	6.4	0.6		1.2	9	257	1.6	-	0.07	0.08	1.7	0	56
			A.P.	57	32.0	7.1	2.8	0.3		0.5	4	113	0.7	-	0.03	0.04	0.6	0	
184	鯊魚皮	Shark's skin		76	82.1	17.0	0.1	0.6		0.1	-	38	2.2	0	0.02	0.04	0.1	0	
185	魚翅	Shark's fin, dried		377	10.2	87.1	0.5	0.1		2.0	79	180	11.3	-	0.14	0.01	0.0	0	
186	蛤子	Shork neck clam	E.P.	57	83.9	9.9	0.7	2.0		2.5	156	85	9.0	100	0.06	0.20	1.6	11	62
			A.P.	22	31.9	3.	0.3	0.8		1.0	59	32	3.4	40	0.02	0.08	0.6	4	
187	蝦	Shrimp	E.P.	87	79.8	18.4	0.7	0.4		1.2	65	139	1.0	30	0.03	0.04	2.0	3	51
			A.P.	43	39.1	9.0	0.3	0.2		0.6	32	68	0.5	20	0.02	0.02	1.0	2	
188	金勾蝦	Shrimp, dried		279	21.0	57.4	2.6	3.0		15.7	628	600	2.7	-	0.04	0.08	6.0	-	
189	蝦米	Shrimp, small, dried		197	43.4	33.5	2.6	2.6		17.9	1438	640	2.4	-	0.03	0.02	0.7	0	
190	白鰱（連魚）	Sliver carp	E.P.	135	72.3	20.7	4.9	0.5		1.2	20	290	1.1	-	0.08	0.16	3.2	0	38
			A.P.	84	44.8	12.8	3.0	0.3		0.7	12	180	0.7	-	0.05	0.10	2.0	0	
191	條仔魚	Small fishes		94	73.4	20.0	0.8	0.3		6.0	689	660	1.5	-	0.02	0.15	3.2	0	
192	條仔魚干	Small fishes, dried		333	20.3	58.6	9.4	0.8		10.9	1700	1300	2.5	-	0.10	0.27	8.1	0	
193	鰡仔魚	Small fishes, steamed		98	72.1	20.9	1.3	0.1		5.0	349	353	0.8	-	0.05	0.12	0.5	0	
194	加臘魚	Snapper	E.P.	116	73.2	20.9	2.4	0.4		1.4	47	288	1.1	80	0.19	0.16	1.5	0	50
			A.P.	58	36.6	10.8	1.2	0.2		0.7	24	144	0.6	40	0.10	0.08	0.8	0	
195	鰆（馬加）	Spanish mackerel	E.P.	106	75.2	22.0	1.3	0.1		1.3	15	249	0.6	-	0.14	0.13	3.6	0	17
			A.P.	88	62.4	18.3	1.1	0.1		1.1	13	207	0.5	-	0.10	0.11	3.0	0	
196	簾鯛	Spotted drepane	E.P.	106	76.9	17.8	2.9	0.9		1.2	69	178	1.0	0	0.03	0.19	2.0	0	62
			A.P.	40	29.2	6.8	1.1	0.3		0.5	26	68	0.4	0	0.01	0.07	0.8	0	
197	槍烏賊（小管）	Squid	E.P.	82	81.0	16.5	1.1	0.3		1.0	7	257	0.4	0	0.02	0.11	2.6	0	1
			A.P.	81	80.2	16.3	1.1	0.3		1.0	7	254	0.4	0	0.02	0.11	2.6	0	
198	旗魚	Striped marlin		133	71.3	23.5	3.4	0.6		1.1	11	179	1.1	0	0.16	0.09	1.0	0	
199	鱉	Turtle, soft shelled	E.P.	77	81.4	15.5	0.6	1.3		0.9	11	157	1.6	400	0.25	0.50	2.6	0	67
			A.P.	25	26.9	5.1	0.1	0.4		0.3	4	52	0.5	130	0.08	0.17	0.9	0	
200	海鰱（四破魚）	Ten-pounder	E.P.	150	72.7	22.7	8.0	0.9		1.2	119	160	1.7	70	0.27	0.06	6.0	0	41
			A.P.	89	42.9	10.3	4.7	0.5		0.7	70	94	1.0	40	0.16	0.04	3.5	0	
201	吳郭魚	Terapia	E.P.	101	75.0	20.0	1.4	0.6		1.0	30	154	0.8	-	0.03	0.15	2.0	0	58
			A.P.	42	31.5	8.4	0.6	0.3		0.4	13	65	0.3	-	0.01	0.06	0.8	0	
202	馬頭魚	Tile fish	E.P.	101	77.9	17.9	2.5	0.5		1.2	143	184	1.9	-	0.04	0.02	2.5	0	22
			A.P.	79	60.8	14.0	2.0	0.4		0.9	112	144	1.5	-	0.03	0.02	2.0	0	

號碼 No.	中文名稱 Chinese name	英文名稱 English name	E.P. or A.P.	Calories (Cal)	Water (g)	Protein (g)	Fat (g)	Carbohydrate (g)	Fiber (g)	Ash (g)	Calcium (mg)	Phosphorus (mg)	Iron (mg)	Vitamins A (I.U.)	B1 (mg)	B2 (mg)	Niacin (mg)	C (mg)	Refuse (%)
203	鞋底魚（脫漿）	Tongue fish	E.P.	109	76.8	16.0	4.2	0.6	-	2.2	40	204	2.0	0	0.05	0.10	1.5	0	45
			A.P.	60	42.2	8.8	2.3	0.3	-	1.2	22	112	1.1	0	0.03	0.06	0.8	0	
204	香螺	Whelks	E.P.	66	84.0	11.4	0.6	3.0	-	1.1	30	25	2.5	-	0.04	0.09	3.1	0	65
			A.P.	23	29.4	4.0	0.2	1.1	-	0.4	11	25	0.9	-	0.01	0.03	1.1	0	
205	赤土魟（魟魚）	Whip tailed ray	E.P.	102	75.6	21.8	0.6	0.8	-	1.1	15	131	1.5	-	0.06	0.08	0.8	0	20
			A.P.	82	60.5	17.4	0.5	0.6	-	0.9	12	105	1.2	-	0.05	0.06	0.6	0	
206	白米魚（白口）	White croaker	E.P.	106	75.6	20.2	2.1	0.3	-	1.1	42	176	1.0	-	0.08	0.07	1.9	0	45
			A.P.	58	41.6	11.1	1.2	0.2	-	0.6	23	97	0.6	-	0.04	0.04	1.1	0	
207	馬鞭魚		E.P.	95	76.1	20.0	1.0	0.2	-	1.3	30	200	0.6	-	0.02	0.04	1.5	0	51
			A.P.	47	37.3	9.8	0.5	0.1	-	0.6	15	98	0.3	-	0.01	0.02	0.7	0	
208	頭髮菜			248	14.0	21.3	0.4	54.1	-	9.1	699	71	105	0	0.21	0.18	4.8	-	
209	蝦菇		E.P.	88	79.2	17.5	1.1	0.9	-	1.2	15	188	1.8	0	0.02	0.08	1.7	2	66
			A.P.	30	26.9	6.0	0.4	0.3	-	0.4	5	64	0.6	0	0.01	0.03	0.6	+	

8. 蔬菜類（Vegetables）

號碼 No.	中文名稱 Chinese name	英文名稱 English name	E.P. or A.P.	Calories (Cal)	Water (g)	Protein (g)	Fat (g)	Carbohydrate (g)	Fiber (g)	Ash (g)	Calcium (mg)	Phosphorus (mg)	Iron (mg)	Vitamins A (I.U.)	B1 (mg)	B2 (mg)	Niacin (mg)	C (mg)	Refuse (%)
210	莧菜（荇菜）	Amaranth, green	E.P.	32	87.8	1.8	0.5	6.6	1.3	2.1	300	66	6.3	1,800	0.06	0.23	0.2	17	
			A.P.	27	74.6	1.5	0.4	5.6	1.1	1.8	255	56	5.4	1,530	0.05	0.20	0.2	15	15
211	白莧菜（白荇菜）	Amaranth, green	E.P.	22	88.2	3.2	0.4	2.9	1.5	1.9	288	80	6.1	110	0.08	0.28	0.3	27	
			A.P.	19	75.8	2.8	0.3	2.5	1.3	1.6	248	69	5.3	95	0.07	0.24	0.3	23	14
212	豇豆（菜豆）	Asparagus bean, with pod		25	90.5	2.8	0.1	3.6	2.1	0.7	48	54	1.0	50	0.11	0.09	0.1	30	
213	紅豇豆（紅菜豆）	Asparagus bean, red, with pod		29	90.3	2.4	0.2	4.7	2.0	0.7	54	48	0.9	30	0.12	0.11	0.6	18	
214	蕎薑（蕎薑）	Bakeri garlic	E.P.	51	80.0	2.0	0.3	11.5	4.1	1.8	60	60	0.3	0	0.04	0.05	0.2	8	
			A.P.	48	76.0	1.9	0.3	10.7	3.9	1.7	57	57	0.3	0	0.04	0.05	0.2	8	5
215	醬蕎（醬蕎薑）	Bakeri garlic, pickled		34	85.1	1.2	0.4	7.0	0.7	5.5	32	28	2.1	0	0.01	0.02	0.7	3	
216	苦瓜	Balsam pear	E.P.	13	94.3	0.7	0.1	6.6	1.2	0.5	18	26	1.1	110	0.05	0.04	0.4	30	
			A.P.	12	83.9	0.6	0.09	5.1	1.1	0.4	16	23	1.0	100	0.05	0.04	0.4	28	11

號碼 No.	中文名稱 Chinese name	英文名稱 English name	E.P. or A.P.	熱量 Calories (Cal)	水分 Water (g)	蛋白質 Protein (g)	脂質 Fat (g)	醣質 Carbohydrate (g)	纖維 Fiber (g)	灰質 Ash (g)	鈣 Calcium (mg)	磷 Phosphorus (mg)	鐵 Iron (mg)	維生素 A (I.U.)	B1 (mg)	B2 (mg)	Niacin (mg)	C (mg)	廢素 Refuse (%)
217	冬筍	Bamboo shoot	E.P.	28	87.2	3.2	0.4	4.8	1.1	1.5	25	55	0.4	+	0.11	0.13	0.7	17	63
			A.P.	10	32.3	1.2	0.2	1.8	0.4	0.6	9	20	0.2	+	0.04	0.05	0.3	6	
218	桂竹筍	Bamboo shoot	E.P.	20	89.2	2.9	0.2	3.0	1.4	1.3	15	71	1.1	30	0.16	0.09	0.8	7	50
			A.P.	10	44.6	1.5	0.1	1.5	0.7	0.7	8	35	0.6	20	0.08	0.05	0.4	4	
219	綠竹筍	Bamboo shoot	E.P.	19	92.0	2.6	0.5	2.4	0.9	1.1	32	30	1.1	30	0.06	0.09	0.7	12	43
			A.P.	11	52.4	1.5	0.3	1.4	0.5	0.6	18	17	0.6	20	0.03	0.05	0.4	7	
220	石筍	Bamboo shoot	E.P.	12	91.3	3.1	0.6	2.2	0.7	1.1	11	49	0.5	10	0.16	0.11	0.6	7	41
			A.P.	7	53.9	1.8	0.2	1.3	0.4	0.6	7	29	0.3	0	0.09	0.07	0.4	4	
221	麻竹筍	Bamboo shoot	E.P.	20	90.9	2.5	0.1	3.6	1.0	1.0	8	49	0.6	0	0.08	0.06	0.5	13	34
			A.P.	13	60.0	1.7	0.06	2.4	0.7	0.7	5	32	0.4	0	0.05	0.04	0.3	9	
222	筍干	Bamboo shoot, dried		86	54.9	9.1	1.2	15.1	4.0	14.8	39	120	6.1	+	0.26	0.14	0.1	2	
223	羅勒(九層塔)	Basil		39	85.5	4.2	2.2	2.8	1.4	1.9	320	40	5.6	4,900	0.01	0.60	0.5	71	
224	葫蘆(匏仔)	Battle gourd	E.P.	10	94.6	0.5	0.08	3.1	0.8	0.3	16	23	0.2	0	0.04	0.03	0.8	15	22
			A.P.	8	73.8	0.5	0.06	2.1	0.6	0.2	13	18	0.2	0	0.03	0.02	0.6	12	
225	芥藍菜	Borecole (Kale)		31	89.0	3.0	0.4	5.8	1.2	0.8	230	56	20	450	0.10	0.13	0.4	93	
226	蠶豆	Broad bean, fresh	E.P.	90	73.9	8.8	0.3	13.9	2.2	1.1	30	125	2.2	-	0.28	0.16	2.0	60	66
			A.P.	31	25.1	3.0	0.1	4.7	0.7	0.4	10	42	0.8	-	0.10	0.05	0.7	20	
227	高麗菜(洋白菜)	Cabbage	E.P.	17	93.7	1.9	0.1	3.1	1.0	0.5	49	22	0.5	500	0.05	0.03	0.2	40	2
			A.P.	17	91.8	1.9	0.1	3.0	1.0	0.5	48	22	0.5	490	0.05	0.03	0.2	39	
228	高麗菜干	Cabbage, dried		166	36.6	9.3	1.5	36.5	4.5	11.4	300	106	15.1	0	0.15	0.52	0.5	-	
229	紅高麗菜	Cabbage, red		19	91.6	1.7	0.7	2.6	0.8	0.8	45	36	0.7	0	0.09	0.06	0.2	64	
230	高麗菜芯	Cabbage stalk	E.P.	20	90.6	1.7	0.7	2.6	0.8	0.8	44	35	0.7	+	0.09	0.06	0.2	63	2
			A.P.	20	89.8	1.7	0.7	2.1	0.8	0.8	61	31	0.5	+	0.15	0.15	0.5	82	
231	葫蘆匏	Calabash	E.P.	10	96.1	0.5	0.8	2.3	0.6	0.2	10	9	0.4	+	0.03	0.02	0.2	11	10
			A.P.	9	86.5	0.5	0.1	2.1	0.5	0.2	9	8	0.4	+	0.03	0.02	0.2	10	
232	胡蘿蔔	Carrot	E.P.	37	87.1	1.0	0.4	8.0	1.2	0.9	39	42	1.0	13,000	0.05	0.05	0.6	8	27
			A.P.	27	63.6	0.7	0.3	5.8	0.9	0.7	29	31	0.7	9,490	0.04	0.04	0.4	6	
233	花菜(菜花)	Cauliflower	E.P.	20	92.3	2.0	0.1	3.9	1.0	0.6	21	30	0.7	50	0.06	0.09	0.3	90	35
			A.P.	13	60.0	1.3	0.06	2.5	0.7	0.4	14	20	0.3	30	0.04	0.06	0.1	59	
234	芹菜	Cerely	E.P.	13	93.6	0.6	0.1	2.0	1.3	1.1	45	23	1.8	1,300	0.03	0.04	0.2	10	28
			A.P.	9	67.4	0.6	0.07	1.4	0.9	0.8	32	17	1.3	940	0.02	0.03	0.2	7	
235	蔊菜	Chinese cress		15	93.8	2.9	0.4	0.8	1.0	1.1	219	36	4.2	-	0.09	0.18	0.2	31	
236	冬莧菜	Chinese mallow		13	93.2	2.3	0.5	1.4	-	1.2	113	65	2.9	-	0.19	0.23	0.4	18	
237	樹子仔(破布子)	Chiu-chi	E.P.	54	64.0	5.1	0.3	9.5	3.6	16.6	81	67	7.2	550	0.10	0.29	0.2	0	70
			A.P.	16	19.2	1.5	0.1	2.8	1.1	5.0	24	20	2.2	170	0.03	0.09	0.1	0	

號碼 No.	中文名稱 Chinese name	英文名稱 English name	E.P. or A.P.	熱量 Calories (Cal)	水分 Water (g)	蛋白質 Protein (g)	脂質 Fat (g)	醣質 Carbohydrate (g)	纖維 Fiber (g)	灰質 Ash (g)	鈣 Calcium (mg)	磷 Phosphorus (mg)	鐵 Iron (mg)	維生素 A (I.U.)	B1 (mg)	B2 (mg)	Niacin (mg)	C (mg)	廢素 Refuse (%)
238	芫荽	Coriander	E.P.	28	89.1	2.8	0.5	1.7	1.3	1.5	101	59	6.0	3,300	0.02	0.03	0.9	65	30
			A.P.	20	62.4	2.0	0.4	1.2	0.9	1.1	70	41	4.2	2,310	0.01	0.02	0.6	46	
239	玉蜀黍（蕃麥）	Corn, fresh	E.P.	160	60.4	4.6	1.6	32.1	0.6	0.8	9	100	0.6	210	0.27	0.11	1.0	10	31
			A.P.	110	41.7	3.2	1.1	22.2	0.6	0.6	6	69	0.4	150	0.19	0.08	0.7	7	
240	胡瓜（莿瓜）	Cucumber	E.P.	8	97.1	0.5	0.1	1.6	0.6	0.3	23	18	0.1	90	+	0.02	0.1	8	
241	花胡瓜	Cucumber, small		4	52.4	0.3	0.05	0.9	0.4	0.4	12	10	0.05	50	+	0.01	0.1	4	46
242	蔭瓜	Cucumber, pickled	A.P.	66	59.3	16.9	1.3	3.9	1.2	17.0	78	213	4.7	-	0.05	0.06	0.3	12	
243	芋莖（芋橫）	Dasheen stalk	E.P.	13	92.4	0.6	0.4	2.3	1.7	0.6	21	31	0.3	50	0.04	0.05	0.8	21	9
			A.P.	12	84.1	0.6	0.4	2.1	1.5	0.6	19	28	0.3	50	0.04	0.05	0.07	19	
244	茄仔	Eggplant	E.P.	18	93.7	0.9	0.3	3.6	0.9	0.7	15	30	0.03	20	0.07	0.07	0.3	10	2
			A.P.	18	91.5	0.9	0.3	3.5	0.9	0.4	15	29	0.3	20	0.07	0.07	0.3	10	
245	茴香（小茴）	Fennel	E.P.	28	89.4	2.0	0.5	5.2	0.5	1.7	100	50	3.3	-	0.19	0.18	-	41	
246	油菜	field mustard		14	92.4	2.0	0.2	2.0	0.6	1.1	101	25	1.6	7,300	0.03	0.10	0.6	26	
247	捲心茼菜	Garland chrysanthemum	A.P.	12	79.5	1.7	0.2	1.7	0.5	1.0	87	22	1.4	6,280	0.03	0.09	0.5	22	
	茼蒿菜			12	94.1	1.6	0.1	2.0	1.0	1.0	53	23	2.3	7,500	0.05	0.08	0.3	14	14
248	蒜花	Garlic flower	E.P.	30	88.4	1.4	0.2	7.0	0.8	0.6	25	46	19.0	100	0.11	0.06	0.4	44	25
			A.P.	23	66.3	1.1	0.2	5.3	0.6	0.5	19	35	14.3	80	0.08	0.05	0.3	33	
249	蒜（莖葉）	Garlic stem	E.P.	23	90.0	3.3	0.6	4.3	1.0	0.7	71	38	0.8	0	0.10	0.06	0.4	43	8
			A.P.	21	82.8	3.0	0.6	4.0	0.9	0.6	65	35	0.7	0	0.10	0.06	0.4	40	
250	薑（姜）	Ginger		37	88.0	1.3	0.4	7.7	1.1	1.2	16	27	0.4	+	0.01	0.04	1.9	5	
251	干瓢	Gourd, shaving and dried		198	30.5	6.8	0.6	49.3	7.8	5.1	333	196	4.1	0	0.06	0.06	0.2	0	
252	捲心萵菜	Head lettuce		13	96.3	0.9	0.5	1.9	0.3	0.4	14	18	0.2	4,300	0.01	0.03	0.2	6	
253	肉豆	Hyacinth bean, with pod	E.P.	49	83.4	2.8	0.3	9.1	2.1	0.8	44	50	1.1	-	0.13	0.38	0.5	6	
254	木耳	Juda's ear		113	11.4	10.1	1.2	63.4	7.0	6.6	207	210	9.3	-	0.12	0.49	5.1	0	
255	敏豆	Kidney bean, with pod	E.P.	17	92.5	2.2	0.1	2.2	1.3	0.5	43	44	0.5	110	0.04	0.10	2.6	12	3
			A.P.	16	89.7	2.1	0.1	2.1	1.3	0.5	42	43	0.5	100	0.04	0.10	2.5	12	
256	莖藍（球莖甘藍）	Kohlrabi	E.P.	26	90.0	2.2	0.2	5.3	0.8	0.6	21	40	0.3	10	0.04	0.05	0.2	61	
			A.P.	20	69.3	1.7	0.2	4.1	0.6	0.6	16	31	0.2	10	0.03	0.04	0.2	47	
257	茄茉菜	Leaf beet	A.P.	23	91.0	1.6	0.4	4.5	1.1	1.0	36	26	1.5	6,100	0.07	0.13	0.3	25	23
258	捲心芥菜	Leaf mustard		19	91.7	1.6	0.4	3.3	0.6	0.8	138	36	0.7	2,700	0.04	0.19	0.7	94	
259	韭菜花	Leek flower		37	83.1	5.5	0.5	5.3	1.1	0.8	23	38	0.9	4,250	0.14	0.19	0.9	40	
260	萵仔菜	Lettuce	E.P.	14	92.9	1.8	0.1	2.5	0.6	0.7	34	30	1.2	3,000	0.08	0.11	0.5	15	11
			A.P.	12	82.7	1.6	0.1	2.2	0.5	0.7	30	27	1.1	3,000	0.07	0.10	0.5	13	
261	萵仔菜心	Lettuce stem	E.P.	10	95.5	1.2	0.1	1.6	0.8	0.9	17	45	0.7	50	0.03	0.03	0.5	5	53
			A.P.	5	44.9	0.6	0.05	0.8	0.4	0.4	8	21	0.3	20	0.01	0.01	0.2	2	

號碼 No.	中文名稱 Chinese name	英文名稱 English name	E.P. or A.P.	熱量 Calories (Cal)	水分 Water (g)	蛋白質 Protein (g)	脂質 Fat (g)	醣質 Carbohydrate (g)	纖維 Fiber (g)	灰質 Ash (g)	鈣 Calcium (mg)	磷 Phosphorus (mg)	鐵 Iron (mg)	A (I.U.)	B1 (mg)	B2 (mg)	Niacin (mg)	C (mg)	廢素 Refuse (%)
262	金針	Lily flower, dried		254	23.3	8.5	2.5	59.5	4.9	4.5	340	208	14.0	7,000	0.16	0.71	0.8	-	
263	皇帝豆（萊豆）	Lima bean		143	60.9	8.9	0.9	25.8	1.5	1.8	25	140	2.8	150	0.30	0.36	1.6	30	
264	綠豆芽（豆菜）	Mung bean sprouts		15	95.2	1.8	0.1	2.0	0.8	0.2	11	28	0.5	+	0.08	0.10	0.1	19	
265	蘑菇	Mushroom, commom		28	91.3	3.0	0.1	3.2	0.8	1.0	8	120	0.9	0	0.09	0.41	4.5	3	
266	香菇	Mushroom, Chinese dried		129	15.2	13.0	1.7	59.0	6.5	4.0	125	190	9.0	0	0.56	2.11	5.8	3	
267	芥菜葉（刈菜）	Mustard leaves		15	91.8	2.1	0.2	2.3	0.7	0.9	180	91	2.0	3,500	0.06	0.13	0.6	180	
268	雪裡紅（鹹菜）	Mustard leaves, pickled		15	89.4	3.1	0.5	0.9	1.6	3.7	116	31	2.9	1,500	0.03	0.14	0.1	57	
269	鹹菜干	Mustard leaves, pickled and dried		214	30.3	13.3	6.3	36.2	2.4	11.7	504	124	10.8	+	0.10	0.55	0	3	
270	鹽酸菜	Mustard leaves, soured	E.P.	58	73.8	2.2	0.3	14.1	2.9	6.7	113	38	1.	-	0.03	0.02	0.6	0	
271	芥菜心	Mustard stem	E.P.	12	94.4	1.3	0.1	2.1	0.6	0.7	22	20	0.3	+	0.02	0.03	0.5	16	56
			A.P.	5	41.5	0.6	0.05	0.9	0.3	0.3	10	9	0.1	+	0.01	0.01	0.2	7	
272	榨菜	Mustard stem, spiced		28	75.2	4.0	0.8	3.2	2.3	14.2	73	90	2.4	-	0.08	0.02	0.1	0	
273	洋蔥（蔥頭）	Onion	E.P.	25	92.5	0.9	0.4	5.0	0.5	0.3	31	34	0.3	10	0.02	0.02	0.2	15	2
			A.P.	25	90.7	0.9	0.4	4.9	0.5	0.3	30	33	0.3	10	0.02	0.02	0.2	15	
274	韭菜	Onion fragrant		17	93.3	2.	0.4	2.2	0.6	0.4	55	41	1.1	550	0.06	0.13	0.4	15	
275	黃韭菜	Onion fragrant, yellow		15	95.1	1.9	0.1	1.8	0.6	0.4	22	31	0.8	+	0.06	0.07	0.7	15	
276	醃瓜	Oriental pickling melon	E.P.	10	94.9	0.9	0.1	2.0	0.7	0.5	25	5	0.3	+	0.02	0.01	0.1	18	23
			A.P.	8	73.1	0.7	0.1	1.5	0.5	0.4	19	4	0.2	+	0.02	0.01	0.2	14	
277	醃瓜醬	Oriental pickling melon, pickled		8	85.3	0.7	0.3	1.0	0.9	10.8	74	49	4.2	0	0.01	0.03	0	10	
278	荷仁豆（豌豆）	Pea, with pod	E.P.	32	87.6	1.0	0.1	6.7	3.9	0.6	50	46	0.7	60	0.16	0.13	1.4	40	6
			A.P.	30	82.3	0.9	0.1	6.3	3.7	0.6	47	43	0.7	60	0.15	0.13	1.3	38	
279	青辣椒	Pepper, green	E.P.	16	93.6	1.0	0.2	3.3	1.4	0.6	6	21	0.5	4,000	0.04	0.03	0.4	91	14
			A.P.	14	80.5	0.9	0.2	2.8	1.2	0.3	5	18	0.4	3,440	0.03	0.03	0.3	78	
280	紅辣椒	Pepper, red		26	89.2	1.6	0.4	5.1	1.6	0.8	9	56	0.7	6,500	0.12	0.18	0.1	110	
281	捲心白菜	Pe-tsai(Chinese cabbage)		15	95.3	1.9	0.5	1.8	0.5	0.5	38	31	0.7	+	0.10	0.10	0.4	35	
282	青江白菜	Pe-tsai;Chin-chian	E.P.	14	94.0	2.0	0.1	2.2	0.7	0.8	41	22	1.5	5,400	0.02	0.05	0.7	52	10
			A.P.	13	84.6	1.8	0.1	2.0	0.6	0.7	37	20	1.4	4,860	0.02	0.05	0.6	47	
283	黃金白菜	Pe-tsai, golden		10	94.8	1.5	0.1	1.5	0.4	0.9	39	53	0.8	290	0.01	0.07	0.3	31	
284	山東白菜	Pe-tsai, San-tong		14	94.9	1.3	0.2	2.5	0.6	0.5	22	36	0.4	110	0.05	0.04	0.5	29	
285	松茸	Pine agaric	E.P.	16	90.0	3.0	0.5	3.6	1.5	0.8	14	95	0.7	0	0.11	0.50	4.5	3	7
			A.P.	15	83.7	2.8	0.5	2.8	1.4	0.7	13	88	0.7	0	0.10	0.47	4.2	3	
286	南瓜（金瓜）	Pumpkin	E.P.	24	90.8	0.9	0.3	5.5	1.4	0.9	13	30	1.1	900	0.01	0.04	0.5	18	10
			A.P.	22	81.7	0.8	0.3	5.0	1.3	0.8	12	27	1.0	810	0.01	0.04	0.5	16	

號碼 No.	中文名稱 Chinese name	英文名稱 English name	E.P. or A.P.	熱量 Calories (Cal)	水分 Water (g)	蛋白質 Protein (g)	脂質 Fat (g)	醣質 Carbohydrate (g)	纖維 Fiber (g)	灰質 Ash (g)	鈣 Calcium (mg)	磷 Phosphorus (mg)	鐵 Iron (mg)	維生素 A (I.U.)	維生素 B1 (mg)	維生素 B2 (mg)	Niacin (mg)	維生素 C (mg)	廢素 Refuse (%)
287	蘿蔔（菜頭）	Radish	E.P.	15	94.1	0.7	0.1	3.1	1.1	0.5	18	11	0.1	0	0.02	0.02	0.1	20	9
			A.P.	14	85.6	0.6	0.1	2.8	1.0	0.5	16	10	0.1	0	0.02	0.02	0.1	18	
288	澤庵	Radish, pickled(Takuan)		17	84.8	0.6	0.4	3.2	0.7	10.1	43	25	0.7	0	0.03	0.03	0.2	4	
289	蘿蔔干	Radish, salted and dried		70	62.0	2.1	0.7	15.9	1.6	15.6	11	52	1.4	0	0.07	0.07	0.2	29	
290	絲瓜（菜瓜）	Rag gourd (Vegetable sponge)	E.P.	14	94.7	1.1	0.2	2.8	1.0	0.3	13	25	0.3	300	0.02	0.05	0.2	10	18
			A.P.	12	77.7	0.9	0.2	2.3	0.8	0.3	11	21	0.3	250	0.02	0.04	0.2	8	
291	絲瓜（長形）	Rag grourd, long	E.P.	8	94.3	0.7	0.2	1.2	2.8	0.3	31	14	0.8	470	0.03	0.04	0.2	9	27
			A.P.	6	68.8	0.5	0.2	0.9	2.0	0.2	23	10	0.6	340	0.02	0.03	0.2	7	
292	紅鳳菜	Red leaves		24	91.6	3.7	0.9	2.0	0.8	1.1	12	76	2.3	350	0.06	0.12	0.2	28	
293	紅燕菁	Red radish	E.P.	33	88.6	1.0	0.5	6.8	2.3	0.9	30	18	0.4	0	0.01	0.04	0.5	18	45
			A.P.	18	48.7	0.6	0.3	3.7	1.3	0.5	17	10	0.2	0	+	0.02	0.3	10	
294	毛豆（枝豆）	Soybean, fresh, without pod		132	69.0	11.2	6.4	9.8	1.6	1.5	50	143	4.6	+	0.59	0.14	1.3	8	
295	波淩菜	Spinach		16	92.3	2.3	0.2	2.4	0.8	1.7	70	36	2.5	10,500	0.04	0.18	0.6	60	
296	蕃薯葉	Sweet potato leaves	E.P.	21	89.9	3.0	0.7	2.3	2.0	1.5	153	81	3.6	7,000	0.14	0.21	0.6	21	18
			A.P.	17	73.7	2.5	0.6	1.9	1.6	1.2	125	66	3.0	5,700	0.12	0.17	0.5	17	
297	蕃茄	Tomato		18	95.2	0.7	0.3	3.5	0.4	0.3	11	24	0.4	260	0.04	0.03	0.6	29	
298	金柑蕃茄	Tomoto, small		16	94.7	1.5	0.3	2.7	0.3	0.6	9	20	0.4	450	0.06	0.05	0.6	30	
299	金花菜（苜蓿）	Toothed bur clover	E.P.	22	89.4	5.2	0.3	1.8	-	1.4	63	55	3.0	2,250	0.26	0.33	0.4	112	22
			A.P.	17	37.6	2.2	0.1	0.8	-	0.6	27	23	1.3	950	0.11	0.14	0.2	47	
300	青蘿蔔	Turnip, green	E.P.	27	90.9	1.3	0.1	6.0	1.1	0.7	47	32	0.4	0	0.07	0.06	0.2	29	19
			A.P.	22	73.6	1.1	0.1	4.9	0.9	0.6	38	26	0.3	0	0.06	0.05	0.2	23	
301	筊白筍	Water-bamboo	E.P.	23	92.1	1.3	0.1	4.4	1.0	0.4	4	35	0.6	60	0.07	0.04	0.3	21	16
			A.P.	19	77.4	1.1	0.1	3.7	0.8	0.3	3	29	0.5	50	0.06	0.03	0.3	18	
302	蕹菜	Water convolvulus	E.P.	19	91.8	2.3	0.7	2.1	0.9	1.0	94	36	1.4	4,200	0.07	0.20	0.3	43	10
			A.P.	17	82.6	2.1	0.6	1.9	0.8	0.9	85	32	2.0	3,780	0.06	0.18	0.3	39	
303	水蕹菜	Water convolvulus, small		18	92.9	0.9	0.3	3.1	0.6	1.4	76	46	2.0	3,900	0.10	0.18	0.3	44	
304	冬瓜	Wax-gourd	E.P.	9	96.6	0.4	0.2	1.5	0.6	0.7	37	23	0.4	1,910	0.05	0.09	0.2	22	51
			A.P.	7	45.5	0.3	0.2	1.4	0.6	0.3	14	12	0.3	0	+		0	13	
305	冬瓜糖	Wax-gourd, sugared	E.P.	5	65.7	0.2	0.07	1.0	0.4	0.3	10	8	0.3	0	+	0.01	0	9	32
			A.P.	286	20.1	0.2	0.3	78.9	0.2	0.3	93	17	3.4	0	+	0.01	+	18	
306	大蔥	Welsh-onion, large	E.P.	21	93.0	0.9	0.4	4.2	0.7	0.4	27	43	0.8	60	0.06	0.04	0.7	18	15
			A.P.	18	79.1	0.8	0.3	3.6	0.6	0.3	23	37	0.7	50	0.05	0.03	0.5	15	
307	蔥	Welsh onion, small	E.P.	27	90.5	1.8	0.3	5.6	0.6	0.4	59	32	0.3	550	0.04	0.06	0.6	30	13
			A.P.	24	78.7	1.6	0.3	4.9	0.6	0.4	51	28	0.3	480	0.04	0.05	0.5	26	
308	枸杞	Wolfberry leaves	E.P.	27	89.4	4.3	0.8	2.6	1.3	1.8	213	54	4.2	5,500	0.40	0.37	0.7	10	37
			A.P.	17	56.3	2.7	0.5	1.6	0.8	1.1	134	34	2.7	3,470	0.25	0.23	0.4	6	

號碼 No.	中文名稱 Chinese name	英文名稱 English name	E.P. or A.P.	熱量 Calories (Cal)	水分 Water (g)	蛋白質 Protein (g)	脂質 Fat (g)	醣質 Carbohydrate (g)	纖維 Fiber (g)	灰質 Ash (g)	鈣 Calcium (mg)	磷 Phosphorus (mg)	鐵 Iron (mg)	維生素 A (I.U.)	B1 (mg)	B2 (mg)	Niacin (mg)	C (mg)	廢素 Refuse (%)
309	角菜		E.P.	28	88.1	2.8	0.8	4.0	1.4	1.0	45	48	2.2	4,500	0.12	0.26	0.4	36	10
			A.P.	25	79.3	2.5	0.7	3.6	1.3	0.9	41	43	2.0	4,050	0.11	0.23	0.4	32	
310	榻棵菜			22	91.8	2.2	1.1	2.2	-	1.2	116	53	3.5	3,300	0.07	0.18	0.3	53	

9. 水果類（Fruits）

號碼 No.	中文名稱 Chinese name	英文名稱 English name	E.P. or A.P.	熱量 Calories (Cal)	水分 Water (g)	蛋白質 Protein (g)	脂質 Fat (g)	醣質 Carbohydrate (g)	纖維 Fiber (g)	灰質 Ash (g)	鈣 Calcium (mg)	磷 Phosphorus (mg)	鐵 Iron (mg)	維生素 A (I.U.)	B1 (mg)	B2 (mg)	Niacin (mg)	C (mg)	廢素 Refuse (%)
311	蘋果	Apple	E.P.	39	88.5	0.3	0.3	9.8	0.8	0.3	11	10	0.5	20	0.03	0.06	0.2	5	
			A.P.	31	70.8	0.2	0.2	7.8	0.6	0.2	9	8	0.4	20	0.02	0.05	0.2	4	20
312	香蕉（弓蕉）	Banana	E.P.	79	75.3	1.5	0.1	20.2	0.5	0.9	9	24	0.5	280	0.03	0.06	0.6	8	
			A.P.	48	45.9	0.9	0.06	12.3	0.3	0.6	6	15	0.3	170	0.02	0.04	0.4	5	39
313	楊桃	Carambola	E.P.	31	90.0	0.2	0.6	7.0	0.8	0.3	4	16	0.9	900	0.04	0.03	0.2	40	
			A.P.	22	64.8	0.1	0.4	5.0	0.6	0.2	3	12	0.7	650	0.03	0.03	0.1	39	28
314	楊桃餞	Carambola, sugared		215	38.0	1.1	1.1	56.0	0.8	2.9	57	39	4.0	+	0.05	0.06	0.05		
315	釋迦果	Castard apple (Sugar apple)	E.P.	63	77.3	1.5	0.2	16.5	2.9	1.5	40	49	0.4	+	0.18	0.20	0.4	35	
			A.P.	32	37.9	0.7	0.1	8.3	1.4	0.7	20	24	0.2	+	0.09	0.10	0.2	18	51
316	香瓜（佛手瓜）	Chayoto	E.P.	20	94.5	1.8	0.1	3.4	-	0.3	18	13	1.1	50	0.01	0.03	0.5	13	
			A.P.	13	62.4	1.2	0.1	2.3	-	0.2	12	9	0.7	30	0.01	0.02	0.3	9	33
317	梅漬	Chinese apricot, pickled		45	78.1	0.7	1.2	9.1	0.9	9.6	43	18	4.3	0	0.02	0.03	-	-	
318	話梅	Chinese apricot, salted and dried	E.P.	170	41.5	2.4	1.9	45.1	0.7	8.5	22	58	2.8	0	0.05	0.03	-	0	
			A.P.	51	12.5	0.7	0.7	13.5	0.2	2.6	7	17	0.8	0	0.02	0.01	-	0	70
319	油柑	Emblic myrobalan	E.P.	31	87.5	0.5	0.9	6.1	2.6	0.4	29	22	0.1	90	0.05	0.05	0.3	370	
			A.P.	28	78.0	0.5	0.8	5.5	2.3	0.4	26	20	0.1	90	0.05	0.05	0.3	334	10
320	油柑餞	Emblic myrobalan, sugared	E.P.	218	37.6	0.5	0.6	58.6	1.0	1.5	39	18	1.2	0	0.02	0.09	0.08	3	
			A.P.	181	31.4	0.5	0.5	48.6	0.8	1.3	32	15	1.0	0	0.02	0.08	0.07	2	17
321	葡萄	Grape	E.P.	51	84.6	0.5	0.1	13.5	0.3	0.6	15	27	0.7	+	0.06	0.02	0.2	9	
			A.P.	37	60.9	0.4	0.1	9.6	0.2	0.4	11	19	0.5	+	0.04	0.02	0.2	7	28
322	葡萄干	Grape, dried (Raisin)		284	23.2	2.9	3.5	68.0	0.2	2.2	60	120	3.1	0	0.03	0.03	0.5	0	

號碼 No.	中文名稱 Chinese name	英文名稱 English name	E.P. or A.P.	熱量 Calories (Cal)	水分 Water (g)	蛋白質 Protein (g)	脂質 Fat (g)	醣質 Carbohydrate (g)	纖維 Fiber (g)	灰質 Ash (g)	鈣 Calcium (mg)	磷 Phosphorus (mg)	鐵 Iron (mg)	維生素 A (I.U.)	B1 (mg)	B2 (mg)	Niacin (mg)	C (mg)	廢棄 Refuse (%)
323	番石榴（拔仔）	Guava	E.P.	48	80.2	0.5	0.4	12.0	5.8	0.4	10	10	0.6	130	0.04	0.06	0.7	225	20
			A.P.	38	64.2	0.4	0.3	9.6	4.6	0.3	8	8	0.5	100	0.03	0.05	0.6	180	
324	紅棗	Jujube, dried	E.P.	245	28.0	3.3	2.5	62.0	2.5	1.4	65	42	2.9	-	0.24	0.78	0.1	0	10
			A.P.	223	25.2	3.0	2.3	55.6	2.3	1.3	59	38	2.6	-	0.22	0.70	0.1	0	
325	黑棗	Jujube, smoked	E.P.	258	24.0	2.8	3.2	63.3	2.5	2.2	63	128	5.9	-	0.30	0.58	0.1	6	10
			A.P.	232	21.6	2.5	2.9	60.0	2.3	2.0	57	115	5.3	-	0.27	0.52	0.1	5	
326	檸檬	Lemon	E.P.	24	91.3	0.8	0.6	6.0	0.7	0.7	50	23	0.2	0	0.06	0.02	0.1	43	42
			A.P.	14	53.0	0.5	0.4	3.5	0.4	0.4	29	13	0.1	0	0.04	0.01	0.06	25	
327	荔枝	Litchi (Lychee)	E.P.	57	82.6	1.1	0.7	13.1	0.3	0.6	19	27	0.3	0	0.19	0.08	0.3	63	23
			A.P.	44	63.4	0.9	0.5	10.1	0.2	0.5	15	21	0.2	0	0.15	0.07	0.2	49	
328	龍眼	Longan	E.P.	60	82.4	1.4	0.7	13.6	0.4	1.4	23	42	0.3	0	0.04	0.14	0.3	(112)	40
			A.P.	36	49.4	0.8	0.4	8.2	0.2	0.8	14	25	0.2	0	0.02	0.08	0.2	(67)	
329	龍眼干	Longan, dried	E.P.	163	51.7	3.4	0.7	40.6	1.3	2.3	20	86	1.2	0	0.05	0.56	-	0	66
			A.P.	55	17.6	1.2	0.2	13.8	0.4	0.8	7	29	0.4	0	0.02	0.19	-	0	
330	枇杷	Loquat	E.P.	44	89.1	0.6	0.1	9.2	0.3	0.4	9	10	0.1	900	0.02	0.07	0.3	5	25
			A.P.	33	66.8	0.5	0.1	6.9	0.2	0.3	7	8	0.1	680	0.02	0.05	0.2	4	
331	芒果（檨子）	Mango	E.P.	64	81.3	0.6	0.3	16.4	0.9	0.6	20	8	0.4	2,100	0.04	0.05	0.6	34	37
			A.P.	40	51.2	0.4	0.2	10.3	0.6	0.4	12	5	0.3	1,320	0.03	0.03	0.4	21	
332	香瓜（黃瓜）	Melon	E.P.	29	90.1	1.8	0.4	5.4	0.2	0.8	17	17	0.3	0	0.04	0.02	0.2	22	11
			A.P.	26	80.2	1.6	0.4	4.8	0.2	0.7	15	15	0.3	0	0.04	0.02	0.2	20	
333	梨仔瓜	Melon	E.P.	26	92.0	1.8	0.5	4.3	-	0.6	20	20	1.4	+	0.07	+	0.1	16	10
			A.P.	2	82.8	1.6	0.5	3.9	-	0.6	18	9	1.3	+	0.06	+	0.1	14	
334	乳香瓜	Melon	E.P.	36	86.9	1.9	0.5	7.0	0.3	1.7	34	-	0.6	+	0.04	0.03	0.3	36	9
			A.P.	33	79.1	1.7	0.5	6.4	0.3	1.6	31	25	0.6	+	0.04	0.03	0.3	33	
335	橄欖	Olive	E.P.	45	85.3	1.2	2.1	6.5	2.1	1.6	170	31	1.6	250	0.03	0.18	0.5	13	21
			A.P.	36	67.4	1.0	1.7	5.1	1.7	0.9	134	21	1.3	200	0.02	0.14	0.4	10	
336	鹹橄欖	Olive, salted	E.P.	191	44.1	1.8	13.5	20.1	3.0	16.4	50	28	3.5	0	0.02	0.08	1.2	0	34
			A.P.	126	29.1	1.2	8.9	13.3	2.0	10.8	33	17	2.3	0	0.01	0.05	0.8	0	
337	橄欖餞	Olive, sugared	E.P.	175	47.5	0.5	0.3	47.1	3.0	1.7	66	11	1.4	+	0.01	0.03	-	0	24
			A.P.	133	36.1	0.4	0.3	35.8	2.3	1.3	50	15	1.1		0.01	0.02	-	0	
338	椪柑	Orange (Ponkan)	E.P.	40	87.4	1.0	0.2	9.8	0.4	0.5	25	17	0.2	1,080	0.11	0.05	0.5	68	33
			A.P.	27	58.6	0.7	0.1	6.6	0.3	0.3	17	11	0.1	720	0.07	0.03	0.3	46	
339	橘柑	Orange (Tankan)	E.P.	36	89.3	0.7	0.2	9.0	0.4	0.5	36	15	0.2	1,400	0.08	0.05	0.5	57	24
			A.P.	27	67.9	0.5	0.2	6.8	0.3	0.4	27	11	0.2	1,060	0.06	0.04	0.4	43	
340	木瓜	Papaya	E.P.	38	88.4	0.5	0.2	9.6	0.5	0.4	22	22	0.3	1,560	0.04	0.03	0.9	73	29
			A.P.	27	62.8	0.4	0.1	6.8	0.4	0.3	15	16	0.2	1,110	0.03	0.02	0.6	52	

號碼 No.	中文名稱 Chinese name	英文名稱 English name	E.P. or A.P.	熱量 Calories (Cal)	水分 Water (g)	蛋白質 Protein (g)	脂質 Fat (g)	醣質 Carbohydrate (g)	纖維 Fiber (g)	灰質 Ash (g)	鈣 Calcium (mg)	磷 Phosphorus (mg)	鐵 Iron (mg)	維生素 Vitamins A (I.U.)	B1 (mg)	B2 (mg)	Niacin (mg)	C (mg)	廢棄 Refuse (%)
341	木瓜醬	Papaya, jam		38	77.4	3.2	0.2	7.2	0.6	10.5	47	80	1.5	-	+	0.02	-	0	0
342	木瓜糖	Papaya, sugared		272	23.9	0.3	0.1	75.0	0.2	0.3	70	14	2.0	0	+	+	0.1	0	0
343	桃仔	Peach	E.P.	37	86.9	0.6	0.5	8.6	1.5	0.5	8	38	1.0	+	0.03	0.23	0.3	9	
			A.P.	33	78.2	0.5	0.5	7.7	1.4	0.5	7	34	0.9	+	0.03	0.21	0.3	8	10
344	水梨	Pear	E.P.	35	90.1	0.5	0.4	8.3	0.6	0.5	10	17	0.4	20	0.02	0.02	0.1	8	
			A.P.	29	75.7	0.4	0.3	7.4	0.5	0.4	8	14	0.3	20	0.02	0.02	0.1	6	16
345	鳥梨	Pear, wild	E.P.	60	78.5	0.5	0.6	14.7	4.8	0.7	30	20	1.6	10	0.01	0.07	0.2	6	
			A.P.	48	62.8	0.4	0.5	11.8	3.8	0.6	24	16	1.3	10	0.01	0.06	0.2	5	20
346	紅柿	Persimmon	E.P.	45	86.4	0.3	0.5	11.1	0.2	0.4	10	18	0.4	1,800	0.05	0.09	0.1	35	
			A.P.	31	60.5	0.2	0.4	7.8	0.1	0.3	7	13	0.3	1,260	0.04	0.06	0.1	25	30
347	浸柿	Persimmon	E.P.	44	86.7	0.5	0.2	11.2	0.9	0.7	15	27	0.4	1,600	0.02	0.06	0.1	12	
			A.P.	36	71.1	0.4	0.2	9	0.7	0.6	12	22	0.3	1,310	0.02	0.05	0.1	10	18
348	柿干	Persimmon, dried	E.P.	162	52.7	1.6	1.5	39.9	4.9	1.4	46	52	1.1	2,900	0.08	0.10	0.2	0	
			A.P.	144	46.9	1.4	1.3	35.5	4.4	1.3	41	46	1.0	2,580	0.07	0.09	0.2	0	11
349	鳳梨	Pineapple	E.P.	35	88.4	0.6	0.3	8.6	0.6	0.4	16	9	0.7	50	0.10	0.04	0.3	29	
			A.P.	22	56.6	0.4	0.2	5.5	0.4	0.3	10	6	0.5	30	0.06	0.02	0.2	19	36
350	李子	Plum	E.P.	37	88.1	0.9	0.2	9.0	0.3	0.4	10	19	0.9	110	0.04	0.17	0.3	10	
			A.P.	34	81.1	0.8	0.2	8.3	0.3	0.4	9	18	0.8	100	0.04	0.16	0.3	8	8
351	福李	Plum, preserved	E.P.	146	55.2	2.1	1.3	34.1	1.6	5.5	10	25	2.3	0	0.03	0.02	-	0	
			A.P.	74	28.7	1.1	0.7	17.7	0.8	2.9	5	13	1.2	0	0.02	0.01	-	0	48
352	話李	Plum, salted	E.P.	149	51.4	1.6	1.2	37.1	1.4	7.4	10	28	4.3	0	0.08	0.08	-	0	
			A.P.	104	36.0	1.1	0.8	26.0	1.0	5.2	7	20	3.0	0	0.06	0.06	-	0	30
353	石榴	Pomegranat	E.P.	61	81.5	0.6	0.2	15.8	0.3	0.5	20	22	0.4	+	0.05	0.02	0.2	8	
			A.P.	35	47.3	0.4	0.1	9.2	0.2	0.3	12	13	0.2	60	0.04	0.01	0.1	5	42
354	紅柚	Pummelo, red	E.P.	36	89.7	0.7	0.7	8.1	0.3	0.4	13	10	0.2	46	0.04	0.03	0.3	71	
			A.P.	21	52.0	0.4	0.3	4.3	0.2	0.2	8	5	0.1	50	0.02	0.02	0.2	41	42
355	白柚	Pummelo, white	E.P.	32	89.9	0.8	0.2	7.7	0.4	0.7	19	21	0.3	30	0.06	0.05	0.3	57	
			A.P.	18	50.3	0.5	0.1	3.3	0.2	0.4	11	13	0.2	-	0.03	0.03	0.2	32	44
356	柚皮糖	Pummelo peels, sugared	E.P.	218	37.0	0.3	0.1	60.8	-	0.2	75	13	1.6	-	0.01	0.02	0.2	0	
357	紅文旦	Shaddock, red	E.P.	28	91.6	0.4	0.2	6.7	0.4	0.5	18	19	0.4	-	0.03	0.02	0.2	95	
			A.P.	14	45.8	0.2	0.1	3.4	0.2	0.3	9	10	0.2	-	0.02	0.01	0.1	48	50
358	白文旦	Shaddock, white	E.P.	33	89.4	0.9	0.3	7.5	0.3	0.9	19	20	0.3	30	0.04	0.01	0.2	115	
			A.P.	15	41.1	0.4	0.1	2.2	0.1	0.4	9	9	0.1	10	0.02	-	0.1	53	54
359	紅西瓜	Water melon, red	E.P.	16	93.8	0.4	0.2	3.4	0.2	0.3	8	11	0.3	80	0.05	0.04	0.2	10	
			A.P.	11	65.7	0.4	0.1	2.4	0.1	0.2	6	8	0.2	60	0.04	0.03	0.1	7	30

號碼 No.	中文名稱 Chinese name	英文名稱 English name	E.P. or A.P.	熱量 Calories (Cal)	水分 Water (g)	蛋白質 Protein (g)	脂質 Fat (g)	醣質 Carbohydrate (g)	纖維 Fiber (g)	灰質 Ash (g)	鈣 Calcium (mg)	磷 Phosphorus (mg)	鐵 Iron (mg)	A (I.U.)	B1 (mg)	B2 (mg)	Niacin (mg)	C (mg)	廢素 Refuse (%)
360	黃西瓜	Water melon,yellow	E.P.	15	95.7	0.4	0.2	3.2	0.2	0.2	8	7	0.4	40	0.03	0.02	0.2	9	
361	西瓜皮	Water melon, rind	A.P.	11	68.9	0.3	0.1	2.3	0.1	0.1	6	5	0.3	30	0.02	0.01	0.1	8	28
362	拕寶瓜	Water melon ,small	E.P.	19	94.4	1.6	0.1	2.0	0.6	0.7	31	25	0.5	120	0.03	0.03	0.2	19	
			A.P.	26	90.8	0.9	0.1	6.3	0.3	0.4	25	6	0.4	40	0.06	0.03	0.4	26	38
363	蓮霧	Wax gambuor	E.P.	16	56.3	0.6	0.06	3.9	0.2	0.3	16	4	0.3	20	0.04	0.02	0.3	16	
			A.P.	19	89.9	0.4	0.1	8.7	0.6	0.3	21	23	0.4	+	0.03	0.04	0.2	20	
			A.P.	17	82.6	0.4	0.1	8.0	0.6	0.3	19	21	0.4	+	0.03	0.04	0.2	18	8

10. 嗜好飲料類（Beverages）

號碼 No.	中文名稱 Chinese name	英文名稱 English name	E.P. or A.P.	熱量 Calories (Cal)	水分 Water (g)	蛋白質 Protein (g)	脂質 Fat (g)	醣質 Carbohydrate (g)	纖維 Fiber (g)	灰質 Ash (g)	鈣 Calcium (mg)	磷 Phosphorus (mg)	鐵 Iron (mg)	A (I.U.)	B1 (mg)	B2 (mg)	Niacin (mg)	C (mg)	廢素 Refuse (%)
364	啤酒	Beer			-	0.5	0	3.8	-	0.1	19	4	0.1	0	0.01	0.02	0.3	0	0
365	紅茶	Black tea, leaves		252	8.0	25.1	3.0	46.4	10.0	6.8	211	270	16.5	3,100	0.06	0.61	8.1	0	0
366	椰子汁	Coconut juice		23	-	0.2	1.4	2.8	-	0.2	39	10	0.3	0	+	0	0	1	1
367	汽水	Cider (Carbonated drinks)		30	92.1	0	0	7.8	-	0.1	2	1	0	0	0	0	0	0	0
368	綠茶	Green tea, leaves		267	9.4	25.0	5.1	45.5	8.5	5.8	50	550	17.8	19,000	0.41	1.09	5.1	181	
369	包種茶（花茶）	Jasmine tea, leaves		263	8.1	24.1	3.5	49.1	9.7	5.3	320	185	31.6	14,000	0.07	0.79	7.3	85	
370	甘蔗汁	Sugar cane juice		59	83.9	0.4	0.3	15.2	-	0.1	24	9	1.4	+	0.02	+	0.01	1	1

11. 其他（Miscellaneous）

號碼 No.	中文名稱 Chinese name	英文名稱 English name	E.P. or A.P. 熱量 Calories (Cal)	水分 Water (g)	蛋白質 Protein (g)	脂質 Fat (g)	醣質 Carbohydrate (g)	纖維 Fiber (g)	灰質 Ash (g)	鈣 Calcium (mg)	磷 Phosphorus (mg)	鐵 Iron (mg)	維生素 Vitamins A (I.U.)	B1 (mg)	B2 (mg)	Niacin (mg)	C (mg)	廢素 Refuse (%)
371	豆瓣醬	Bean paste	139	65.5	12.0	5.8	12.0	2.1	2.5	19	38	0.9	-	0.02	0.01	0.2	3	3
372	蜂蜜	Honey	296	19.5	0.3	0	80.1	0	0.2	3	7	0.8	0	0.01	0.02	0.2	3	3
373	白醋	Mayonnaise	620	24.1	4.0	67.8	0.1	0	2.1	3	16	0.1	-	0.03	0.04	0.1	0	0
374	辣椒醬	Pepper paste	33	90.2	0.4	0.2	8.5	0.2	0.3	21	25	6.9	-	0.01	0.01	0.1	18	18
375	食鹽	Salt, common	0	7.0	0	0	0	0	93.0	320	+	5.1	-	-	-	-	-	-
376	醬油	Soybean sauce	44	72.8	6.2	1.0	3.6	-	16.1	85	153	4.7	-	0.02	0.06	0.9	0	0
377	黑糖	Sugar, black	314	15.0	1.9	0	79.4	-	3.0	390	80	9.5	0	0	0	0	0	0
378	白糖	Sugar, granulated	380	1.4	0	0	98.2	-	-	-	-	-	0	0	0	0	0	0
379	冰糖	Sugar, rock	382	1.1	0	0	98.6	-	-	-	-	-	0	0	0	0	0	0
380	番茄醬	Tomato catsup	93	71.2	1.6	0.3	23.5	0.3	3.0	16	11	1.0	250	0.02	0.02	0.9	0	0
381	醋	Vinegar	11	95.5	0.9	-	2.0	0	0.4	5	25	1.3	0	0	0.02	0	0	0
382	健康汁	Yeast extract	213	35.0	26.6	5.0	16.2	0	15.1	222	970	21.0	0	1.17	15.6	45.0	-	-
383	酵母粉	Yeast powder	342	8.6	42.8	1.8	36.0	-	9.0	348	1,600	80	0	1.50	4.15	35.0	0	0
384	陳皮健素果醬		173	49.0	1.2	1.3	44.0	1.9	0.6	150	28	11.9	-	0.45	0.80	4.0	-	-

食品	蛋白質	脂肪	醣類
(1) 五穀及穀類產品			
大麥	3.55	8.37	3.95
小麥	3.78	8.37	3.95
燕麥	3.55	8.37	4.07
小米	3.59	8.37	3.78
玉米	2.73	8.37	4.03
高粱	3.59	8.37	3.78
澱粉米	3.87	8.37	4.12
糙米	3.41	8.37	4.12
白米	3.82	8.37	4.16
其他一般穀類	3.87	8.37	4.12
(2) 蔬菜類			
根菜	2.74	8.37	3.84
番茄	3.36	8.37	3.60
豆類（未成熟有外莢殼）	3.47	8.37	4.07
菌菇類	2.43	8.37	1.24
其他一般蔬菜類	2.74	8.37	4.03
(3) 薯芋類	2.44	8.37	3.57
(4) 水果類			
檸檬	3.36	8.37	2.70
其他一般水果	3.36	8.37	3.60

食品	蛋白質	脂肪	醣類
(5) 乾豆類，種子及堅果 黃豆及黃豆一般製品（豆腐除外）	3.47	8.37	1.68
其他一般種子及堅果	3.47	8.37	4.07
(6) 家畜禽類			
一般肉	4.27	9.02	-
內臟	4.27	9.02	3.87
肉產品，舌	4.27	9.02	4.11
(7) 魚介類			
一般肉	4.27	9.02	-
魚產品，介魚	4.27	9.02	4.11
(8) 蛋類	4.36	9.02	3.68
(9) 乳及乳製品	4.27	8.79	3.87
(10) 油及脂肪			
動物脂肪	-	9.02	-
植物油	-	8.84	-
(11) 堂及糖汁			
蜜	3.36	-	3.68
糖	-	-	3.87
(12) 其他			
醋	-	-	2.45

資料來源：臺灣醫學會雜誌 第 60 卷 第 11 號 第 973-1005 頁，中華民國 50 年 11 月 28 日發行

1. 穀類及澱粉質根莖類製品

號碼 No.	食品名稱 Name of food	E.P. or A.P.	熱量 Calories (Cal)	水分 Water (g)	蛋白質 Protein (g)	脂質 Fat (g)	醣質 Carbohydrate (g)	纖維 Fiber (g)	灰質 Ash (g)	鈣 Calcium (mg)	磷 Phosphorus (mg)	鐵 Iron (mg)	維生素 Vitamins A (I.U.)	B1 (mg)	B2 (mg)	Niacin (mg)	C (mg)	廢素 Refuse (%)	附註
1	油麵		125	68.3	4.4	0.7	26.0	0.3	0.3	9.8	66.5	0.8	0	0.12	0.02	1.2	0		
2	生力麵		431	4.8	10.9	16.1	64.5	0.3	3.4	24.2	162.8	1.9	0	0.29	0.05	3.0	0		每包80g
3	王子麵		414	9.0	10.2	14.5	64.4	0.3	1.7	22.9	154.0	1.8	0	0.30	0.04	2.8	0		每包60g
4	統一壽麵		416	9.8	10.2	16.6	60.3	0.3	2.9	22.9	154.0	1.8	0	0.30	0.04	2.8	0		每包80g
5	統一素麵		432	8.5	10.6	18.8	59.4	0.3	2.4	23.7	159.2	1.8	0	0.30	0.04	2.9	0		每包60g
6	寶島米粉		437	0.6	8.7	7.8	81.4	0.5	1.0	20.1	205.4	0.8	0	0.10	0.05	1.9	0		每包127g
7	葡萄乾麵包		275	29.6	9.3	0.9	58.7	0.3	1.2											
8	波羅龜麵包		339	24.0	11.0	10.1	53.9	0.3	0.8											每包109g
9	麵龜		267	33.3	7.8	1.5	56.9	-	0.5											
10	天婦羅		175	62.8	7.6	5.7	22.1	-	1.9	17.2	115.5	1.3	0	0.20	0.03	2.1	0		
11	鹹燒餅 I		464	9.5	9.7	26.2	52.7	-	1.6	21.8	147.0	1.7	0	0.30	0.04	2.7	0		每包42g(9.5x7x2)cm
12	鹹燒餅 II		328	21.1	9.0	5.2	63.3	-	1.1	20.2	136.5	1.6	0	0.20	0.04	2.5	0		每包93g(9x9x2)cm
13	甜燒餅 I		404	12.3	8.7	19.4	57.9	-	0.4	19.5	131.3	1.5	0	0.20	0.03	2.4	0		每包47g(10x5x15)cm
14	甜燒餅 II		317	26.0	9.2	6.3	58.0	-	0.6	20.5	138.3	1.6	0	0.20	0.04	2.5	0		每包80g(7.5x7.5x2)cm
15	燒餅		290	30.5	9.8	5.4	52.6	-	1.4	21.8	147.0	1.7	0	0.30	0.04	2.7	0		每條74g(16x6.5x1)cm
16	春捲皮		252	35.1	8.3	0.1	55.8	-	0.4	18.7	126.0	1.4	0	0.22	0.04	2.3	0		每條15g
17	豬血糕		177	57.7	8.7	1.9	30.8	-	1.6											

2. 糕、餅類

號碼 No.	食品名稱 Name of food	E.P. or A.P.	熱量 Calories (Cal)	水分 Water (g)	蛋白質 Protein (g)	脂質 Fat (g)	醣質 Carbohydrate (g)	纖維 Fiber (g)	灰質 Ash (g)	鈣 Calcium (mg)	磷 Phosphorus (mg)	鐵 Iron (mg)	維生素 Vitamins A (I.U.)	B1 (mg)	B2 (mg)	Niacin (mg)	C (mg)	廢素 Refuse (%)	附註
1	可口奶滋		383	5.0	4.7	2.8	86.6	-	0.9										每片9g 每包40片
2	蘇打餅乾		379	7.9	12.3	6.4	70.6	-	2.9										每片4g
3	紅片糕		281	32.8	2.9	0.7	63.4	-	0.2										
4	福堂糕		308	26.2	4.1	0.6	68.9	-	0.1										不包括豆沙餡 每個78g
5	雞蛋糕		313	28.3	3.4	7.3	60.4	-	0.6										

號碼 No.	食品名稱 Name of food	E.P. or A.P.	熱量 Calories (Cal)	水分 Water (g)	蛋白質 Protein (g)	脂質 Fat (g)	醣質 Carbohydrate (g)	纖維 Fiber (g)	灰質 Ash (g)	鈣 Calcium (mg)	磷 Phosphorus (mg)	鐵 Iron (mg)	A (I.U.)	B1 (mg)	B2 (mg)	Niacin (mg)	C (mg)	廢素 Refuse (%)	附註
6	沙其馬		497	7.0	2.2	30.0	60.1	-	0.7										每個58g
7	喜餅		465	8.0	4.3	23.4	64.0	-	0.4										每個16g
8	花生麻酪		388	11.2	5.9	9.4	72.8	-	0.7										
9	芝麻麻酪		434	10.2	9.5	18.9	60.7	-	0.7										每個21g
10	米粒麻酪		372	10.6	3.3	4.7	80.9	-	0.5										
11	綠豆糕		417	14.9	5.6	15.9	63.0	-	0.6										
12	茫乾		436	6.5	8.4	17.7	64.7	-	2.7										
13	雙胞胎		348	25.0	7.5	12.7	54.1	-	0.7										每包19g 食品名 每個26g
14	紅龜粿		233	46.0	4.4	1.5	48.9	-	0.7										
15	芋糕		103	74.6	2.4	0.5	21.5	-	0.9										
16	白年糕		251	48.4	4.4	1.8	44.9	-	0.6	10.1	102.7	0.4	0	0.07	0.03	1.0	0		
17	甜年糕		232	44.5	3.3	0.6	51.5	-	0.2	7.7	7.7	0.3	0	0.06	0.02	0.7	0		
18	蘿蔔糕		97	76.1	2.3	0.4	20.3	-	1.0	5.3	5.3	0.2	0	0.04	0.01	0.5	0		
19	芋粿		206	46.8	3.7	2.9	45.1	-	1.6										
20	圓仔		245	41.5	5.1	0.9	52.4	-	1.1	6.2	6.2	1.7	0	0.10	0.03	1.2	0		每包95g 白色魚飴

3. 乾豆種子及堅果類製品

號碼 No.	食品名稱 Name of food	E.P. or A.P.	熱量 Calories (Cal)	水分 Water (g)	蛋白質 Protein (g)	脂質 Fat (g)	醣質 Carbohydrate (g)	纖維 Fiber (g)	灰質 Ash (g)	鈣 Calcium (mg)	磷 Phosphorus (mg)	鐵 Iron (mg)	A (I.U.)	B1 (mg)	B2 (mg)	Niacin (mg)	C (mg)	廢素 Refuse (%)	附註
1	素雞		148	69.5	16.9	10.2	2.2	-	1.2										
2	豆簽		331	13.0	26.3	20.7	39.4	-	0.6										
3	麵精		541	12.5	34.3	45.5	7.7	-	0.2										
4	花生粉		524	4.9	31.8	46.6	14.3	-	2.4										

4. 蔬菜類

號碼 No.	食品名稱 Name of food	E.P. or A.P.	熱量 Calories (Cal)	水分 Water (g)	蛋白質 Protein (g)	脂質 Fat (g)	醣質 Carbohydrate (g)	纖維 Fiber (g)	灰質 Ash (g)	鈣 Calcium (mg)	磷 Phosphorus (mg)	鐵 Iron (mg)	維生素 Vitamins A (I.U.)	B1 (mg)	B2 (mg)	Niacin (mg)	C (mg)	廢素 Refuse (%)	附註
1	黃豆芽		45	89.2	5.1	0.9	4.9	-	0.5										
2	酸荷綵		35	77.8	2.9	1.3	4.0	-	14.1										
3	鹹瓜		70	72.4	3.2	0.7	8.5	-	15.3										

5. 奶製品

號碼 No.	食品名稱 Name of food	E.P. or A.P.	熱量 Calories (Cal)	水分 Water (g)	蛋白質 Protein (g)	脂質 Fat (g)	醣質 Carbohydrate (g)	纖維 Fiber (g)	灰質 Ash (g)	鈣 Calcium (mg)	磷 Phosphorus (mg)	鐵 Iron (mg)	維生素 Vitamins A (I.U.)	B1 (mg)	B2 (mg)	Niacin (mg)	C (mg)	廢素 Refuse (%)	附註
1	光泉果汁奶		70	85.1	2.4	2.7	9.4	-	0.4										
2	統一果汁奶		71	84.6	1.5	2.4	11.1	-	0.4										
3	味全果汁奶		61	86.9	1.2	2.3	9.1	-	0.5										
4	味全巧克力奶		78	82.8	1.4	2.6	12.7	-	0.5										
5	養樂多		98	77.3	1.1	2.2	19.2	-	0.2										
6	健健美		91	78.9	0.9	2.0	17.9	-	0.3										

6. 其他

號碼 No.	食品名稱 Name of food	E.P. or A.P. 熱量 Calories (Cal)	水分 Water (g)	蛋白質 Protein (g)	脂質 Fat (g)	醣質 Carbohydrate (g)	纖維 Fiber (g)	灰質 Ash (g)	鈣 Calcium (mg)	磷 Phosphorus (mg)	鐵 Iron (mg)	維生素 Vitamins A (I.U.)	B1 (mg)	B2 (mg)	Niacin (mg)	C (mg)	廢素 Refuse (%)	附 註
1	紅糟	100	62.3	6.6	1.9	14.4	-	14.9										
2	紅蔥頭醬	75	79.5	4.2	0.6	15.3	-	0.4										
3	甜麵醬	259	40.5	14.4	8.0	34.8	-	2.3										
4	沙茶醬	666	10.8	8.6	64.0	13.9	-	2.8										雞捲：油炸（外皮為腐皮製，內包肉餡者） 肉丸：油炸（外皮為澱粉製，內包肉餡者，如彰化肉圓） 茶丸：油炸
5	芝麻醬	481	0.8	21.9	23.0	52.3	-	2.0										
6	杏仁霜	486	5.4	3.7	26.4	63.8	-	0.8										
7	雞捲	234	61.4	9.8	15.5	12.7	-	0.7										
8	肉丸	494	8.6	10.8	24.1	56.1	-	0.4										
9	茶丸	455	3.5	11.5	14.5	70.5	-	0.3										

資料來源：中華民國營養學會雜誌第 3 卷第一期第 11-16 頁，中華民國六十七年三月發行

附錄二　台灣地區食品營養成分分析表（2015新版）

1. 穀物類

食物名稱	熱量 (kcal)	水分 (g)	粗蛋白 (g)	粗脂肪 (g)	灰分 (g)	碳水化合物 (g)	膳食纖維 (g)	鈉 (mg)	鉀 (mg)	鈣 (mg)	鎂 (mg)	磷 (mg)	鐵 (mg)	鋅 (mg)	維生素B₁ (mg)	維生素B₂ (mg)	菸鹼素 (mg)	維生素B₆ (mg)	維生素B₁₂ (µg)	葉酸 (ug)	維生素C (mg)	維效生素A力 (RE)(ug)	維效生素E力 (α-TE)(mg)	膽固醇 (mg)
大麥	367	11.6	9.3	3	1.9	74.2	15.3	37	376	33	108	180	2.4	1.4	0.36	0.08	5.2	0.29	-	63	0.6		1.44	-
大麥片	365	12.1	8.6	1.8	0.8	76.7	6	7	246	13	55	129	2.2	0.8	0.15	0.04	3.23	0.18	-	27.7	9.8	0	0.13	-
小米	370	12.3	11.3	3.7	1.1	71.7	2.2	1	202	5	108	164	2.9	2.3	0.46	0.11	4.14	0.32	-	45.1	0.1	0	0.19	-
糯小米	360	12.9	12.5	1.5	0.6	72.5	1.4	1	142	9	48	108	2.2	2	0.17	0.06	2.17	0.19	-	28.5	0.5	9.6	0.07	-
小麥	362	12.6	14.1	2.6	1.5	69.2	11.3	1	364	19	137	241	3.4	3	0.41	0.1	5.39	0.27	-	73.3	5.1	2.9	1.65	-
小麥胚芽	417	4.2	31.4	11.6	4.9	47.9	10	3	986	45	333	1173	6	14.9	2.44	0.52	4.02	1.4	-	329.3	0	-	15.51	-
水餃皮	262	33	7.8	0.5	1.8	57	1.5	629	65	13	16	52	0.6	0.3	0.05	0.02	0.53	0.05	-	27	0	0	0.02	-
春捲皮	239	38.9	8.3	0.7	1.8	50.4	2	545	75	16	20	65	0.7	0.4	0.09	0.02	0.58	0	-	17.4	0	0	0.07	-
餛飩皮	269	31.4	8.3	0.5	1.5	58.2	1.5	501	77	15	19	61	0.6	0.4	0.07	0.02	0.51	0	-	20.6	0	0	0.02	-
去筋麵粉	355	13.6	0.2	0.1	0.3	85.7	0.4	29	9	7	2	38	0	0	0.01	0	0.1	0.02	-	17.2	0	0	0.02	-
低筋麵粉	364	12	8.1	1.2	0.5	78.2	2	1	148	12	26	75	1.2	0.6	0.17	0.04	0.88	0.07	-	40	5.1	0	0.49	-
中筋麵粉	361	12.6	11.5	1.3	0.5	74.1	1.8	4	125	12	29	76	0.9	0.7	0.12	0.07	1.01	0.08	-	43.8	5.1	0	0.33	-

食物名稱	熱量 (kcal)	水分 (g)	粗蛋白 (g)	粗脂肪 (g)	灰分 (g)	碳水化合物 (g)	膳食纖維 (g)	鈉 (mg)	鉀 (mg)	鈣 (mg)	鎂 (mg)	磷 (mg)	鐵 (mg)	鋅 (mg)	維生素 B_1 (mg)	維生素 B_2 (mg)	菸鹼素 (mg)	維生素 B_6 (mg)	維生素 B_{12} (μg)	葉酸 (ug)	維生素 C (mg)	維效生素 A力 (RE) (ug)	維效生素 E力 (α-TE) (mg)	膽固醇 (mg)
高筋麵粉	362	12.3	12.9	1.2	0.6	73.1	1.9	1	108	11	33	81	1.2	0.9	0.12	0.03	1.13	0.07	-	48.6	5	0	0.29	-
全麥麵粉	359	12.7	13	1.7	1.2	71.4	8	2	277	23	97	251	3.4	2.3	0.33	0.07	4.09	0.24	-	71.1	7.1	0	0.87	-
粿粹中筋麵粉	359	11.7	13.1	2.3	1	72	5.7	2	207	24	52	175	1.8	1.7	0.34	0.08	2.23	0.08	-	63.1	2.9	0	0.87	-
粿粹高筋麵粉	358	12.4	14.3	2.8	0.9	69.6	5.3	2	218	24	65	191	1.9	1.7	0.33	0.04	2.63	0.12	-	61.4	9.5	0.2	0.88	-
乾麵條	354	10.8	11.5	1.4	1.7	74.6	1.9	569	101	649	28	98	0.8	0.8	0.11	0.03	0.92	0.05	-	61.3	0	0	0.14	-
油麵條	359	9	11.4	1.2	2.1	76.3	1.1	712	91	16	22	83	0.8	0.7	0.07	0.02	0.66	0.05	-	15.2	0	4.7	0.08	-
紅蘿蔔麵	350	12	12.1	1	1.2	73.8	2.5	368	123	5	29	117	1.1	0.7	0.12	0.02	1.08	0.09	-	33.9	8.1	6.8	2.3	-
通心麵	356	11.5	13.8	1.4	0.7	72.6	1.8	25	171	12	44	136	1.5	0.8	0.14	0.05	1.69	0.15	-	53.9	5.9	0	0.2	-
菠菜條	353	11.5	11.8	1.2	1.1	74.4	2.5	310	130	4	29	115	1	0.7	0.11	0.02	0.95	0.12	-	37.1	8	2.4	0.05	12
鍋燒意麵	475	5.8	10	22.8	3	58.5	3	990	122	7	40	125	0.9	0.9	0.13	0.02	1.37	0.16	0.15	42	11.1	0	4.75	12
雞蛋麵	355	10.4	12.5	0.9	1.3	74.8	2.8	467	132	5	32	127	1.7	0.7	0.14	0.05	1.43	0.11	0.18	39.2	7.2	0	0.07	0
刀削麵	265	33.5	8.4	0.9	1	56.2	1	226	73	2	17	231	0.5	0.4	0.05	0.02	0.82	0.23	-	25	8.7	0	0.43	-
拉麵	290	26.6	9.1	0.8	1.3	62.1	1.3	429	77	9	15	106	0.5	0.6	0.05	0.02	0.69	0.04	-	18.3	0	0	0.09	-
意麵	288	26.8	10.1	1	2	60.1	4.5	572	250	10	22	156	1.1	0.8	0.02	0.69	1.16	0.06	0.32	22.2	0	0	0.1	3
衛生油麵	162	61.2	5.5	1.8	0.3	31.2	0.6	67	49	12	12	49	0.4	0.3	0.01	0.01	0.41	0.02	-	27.5	0	1	1.63	-
金門黃黃麵	157	60.1	6.4	0.5	1.1	31.9	2.3	326	28	6	14	43	1	0.4	0.02	0.01	1.12	0.02	0	9.2	0	0	0.1	0
冷凍烏龍麵	125	68.6	3	0.4	0.3	27.7	1.1	864	2685	1543	434	343	33	5.3	0.04	0	0.07	0.01	-	6.7		2.2	0.02	-
鍋燒麵	119	70.4	4.5	0.4	0.2	24.6	0.5	42	5	4	8	32	0.2	0.6	0.02	0.01	0.41	0.01	-	10.8	5.6	0	0.05	-
麵筋	639	4.9	42.5	53	0.6	0	1.9	7	11	26	20	61	3.1	2.2	0.02	0.03	2.34	0.03	-	35.8	0	3	6.27	12
麵腸	137	67.5	20.6	1.9	0.4	9.7	0.6	47	33	6	39	77	2	1.4	0.06	0.03	1.43	0.02	-	26.1	0.9	0	0.64	-

食物名稱	熱量 (kcal)	水分 (g)	粗蛋白 (g)	粗脂肪 (g)	灰分 (g)	碳水化合物 (g)	膳食纖維 (g)	鈉 (mg)	鉀 (mg)	鈣 (mg)	鎂 (mg)	磷 (mg)	鐵 (mg)	鋅 (mg)	維生素 B_1 (mg)	維生素 B_2 (mg)	菸鹼素 (mg)	維生素 B_6 (mg)	維生素 B_{12} (μg)	葉酸 (ug)	維生素 C (mg)	維效生力素A (RE) (ug)	維效生力素E (α-TE) (mg)	膽固醇 (mg)
長麵線	308	16.4	10.7	1.1	7.5	64.3	1.9	2874	87	15	27	92	1	0.5	0.07	0.02	1.06	0.07	-	22.7	0	0	0.07	-
蚵仔麵線	305	17.3	11.3	1.4	7.7	62.3	2.1	2813	121	19	40	170	1.7	1.1	0.06	0.03	1.37	0.09	-	29.4	0	0	0.09	-
麵線	347	12	11.7	1.5	2.4	72.4	2.5	752	98	17	27	89	1	0.7	0.09	0.02	0.98	0.04	-	17	0	0	0.08	-
雜穀麵	460	6.3	9.4	22.8	6.5	55	1.2	2450	78	14	23	136	1.3	1.4	0.06	0.02	3.83	0.07	-	34.4	1	0	0.86	-
白玉米	66	83.8	3.4	0.6	0.7	11.4	3.7	5	200	5	30	100	0.6	0.7	0.04	0.08	0.8	0.08	-	8.6	11	2.4		-
紫玉米	168	59.4	4.5	1	0.6	34.4	4.9	1	253	5	10	139	1	1	0.17	0.09	1.27	0.34	-	11	4.3	0	0.2	-
甜玉米	107	75.7	3.3	2.5	0.7	17.8	4.7	2	269	3	34	84	0.5	0.6	0.13	0.1	1.84	0.2	-	26.6	5.4	18	0.15	-
雙色水果玉米	105	76.2	3.1	2.6	0.6	17.5	4	0	239	3	33	92	0.7	0.7	0.07	0.12	2.09	0.44	-	5.7	5.8	0	0.28	-
糯玉米	172	59.1	4.7	1.9	0.9	33.4	3.5	1	273	6	50	137	0.9	0.8	0.18	0.09	1.48	0.28	-	6.5	4	0	0.25	-
玉米胚芽	366	11.5	7	0.9	0.3	80.3	5.7	1	94	3	17	65	0.8	0.5	0.06	0.03	1.21	0.19	-	42.1	0	0.6	0.09	-
冷凍玉米粒	174	65.6	3.1	8.2	0.6	22.5	3.1	8	210	3	24	72	0.8	0.5	0.04	0.04	0.51	0.04	-	2.4	3.6	10		-
乾玉米粒	373	11.9	10.9	3.9	1.1	72.2	12.8	1	259	6	126	273	2.4	2.6	0.47	0.07	1.4	0.7	-	48.6	0	7.1	0.72	-
玉米粉	369	10.9	0.3	0.4	0.1	88.3	0.2	14	4	2	3	14	0.2	0	0.01	0	0.1	0.02	-	12.3	2.5	0	0	-
玉米粒罐頭	89	78.3	2.3	1.4	1	16.9	3.6	208	190	4	17	57	0.5	0.4	0.03	0.06	1.01	0.09	-	25.9	4.9	4.8	0.13	-
玉米醬罐頭	65	83.2	1.4	0.4	0.9	14	1.7	276	92	3	12	33	0.8	0.3	0.02	0.03	0.71	0.08	-	22.6	1.5	4.5	0.06	-
秈米平均值	357	13.4	7.8	0.9	0.5	77.4	0.6	2	99	5	29	75	0.3	1.3	0.09	0.02	1.5	0.03	-	15.7	0	0	0.08	-
秈米（台中在來2號）	355	13.9	8.2	1	0.6	76.3	0.5	2	114	5	40	77	0.3	1.3	0.13	0.03	2.1	0.02	-	12	0	0	0.1	-
秈米（台中秈10號）	358	13	7.4	0.7	0.4	78.5	0.6	2	85	5	19	73	0.2	1.3	0.05	0.02	0.91	0.04	-	19.5	0	0	0.06	-
粳米平均值	354	14.1	7	0.7	0.4	77.8	0.7	2	79	5	20	81	0.4	1.5	0.08	0.02	1.09	0.08	-	16.5	0	0.4	0.19	-

食物名稱	熱量 (kcal)	水分 (g)	粗蛋白 (g)	粗脂肪 (g)	灰分 (g)	碳水化合物 (g)	膳食纖維 (g)	鈉 (mg)	鉀 (mg)	鈣 (mg)	鎂 (mg)	磷 (mg)	鐵 (mg)	鋅 (mg)	維生素 B₁ (mg)	維生素 B₂ (mg)	菸鹼素 (mg)	維生素 B₆ (mg)	維生素 B₁₂ (μg)	葉酸 (ug)	維生素 C (mg)	維效生素 A 力 (RE) (ug)	維生素 E 效力 (α-TE) (mg)	膽固醇 (mg)
粳米（台中 189 號）	356	13.5	7.5	0.6	0.3	78.1	0.3	3	85	5	12	77	0.7	1.5	0.04	0.02	0.84	0.05	-	0	0	0	0.07	-
粳米（台南 11 號）	348	15.4	6.7	0.5	0.2	77.2	0.8	2	71	4	13	67	0.2	1.1	0.09	0.02	0.74	0.06	-	14.6	0	0	0.11	-
粳米（台粳 2 號）	357	13.2	7.2	0.5	0.4	78.7	0.6	2	65	5	18	89	0.4	1.1	0.08	0.02	1.03	0.09	-	22.2	0	1.2	0.17	-
粳米（台粳 71 號）	357	13.3	7.9	0.6	0.4	77.8	0.9	2	65	5	13	63	0.3	1.4	0.07	0.01	0.81	0.05	-	11.3	0	1	0.12	-
粳米（台粳 8 號）	355	13.5	6.9	0.4	0.3	78.8	0.5	2	64	4	16	72	0.4	1.6	0.05	0.01	0.98	0.1	-	11.9	0	1.7	0.27	-
粳米（台粳 9 號）	353	14.3	6.6	0.6	0.3	78.2	0.6	2	71	5	18	74	0.2	1.5	0.06	0.02	1.05	0.12	-	12.3	0	0	0.14	-
粳米（高雄 139 號）	357	13.7	6.1	1.2	0.5	78.5	1.3	2	117	6	42	131	1	1.8	0.13	0.02	2.18	0.09	-	29.2	0	0	0.45	-
粳米（高雄 142 號）	353	14.3	7	0.6	0.4	77.7	0.2	4	74	6	19	49	0.2	1.4	0.1	0.03	0.7	0.02	-	3	0	0	0.17	-
粳米（高雄 145 號）	364	11.8	6.8	1	0.4	80	1	1	93	5	29	97	0.3	1.6	0.11	0.02	1.43	0.1	-	35.6	0	0	0.31	-
越光米	340	17.8	7.6	1	0.5	73.3	0.9	1	90	5	21	89	0.1	1.8	0.06	0	1.14	0.11	-	24.8	0	0	0.09	-
加鈣米	355	13.6	7.4	0.7	0.6	77.7	0.7	8	83	170	19	87	0.5	2.1	0.09	0.02	0.89	0.07	-	33	0	0	0.16	-
高鐵米	363	12.8	8.3	2.5	1.2	75.2	2.8	3	260	4	107	283	1.5		0.42	0.04	6.35	0.47	-	31.8	2	1.5	1.36	-
白秈糯米（台中糯 70 號秈糯米）	361	12.4	7.9	0.9	0.5	78.4	0.4	1	95	5	31	80	0.1	1	0.09	0.03	1.69	0.09	-	55.9	0	0	0.51	-

食物名稱	熱量 (kcal)	水分 (g)	粗蛋白 (g)	粗脂肪 (g)	灰分 (g)	碳水化合物 (g)	膳食纖維 (g)	鈉 (mg)	鉀 (mg)	鈣 (mg)	鎂 (mg)	磷 (mg)	鐵 (mg)	鋅 (mg)	維生素 B₁ (mg)	維生素 B₂ (mg)	菸鹼素 (mg)	維生素 B₆ (mg)	維生素 B₁₂ (μg)	葉酸 (ug)	維生素 C (mg)	維生素 A 效力 (RE) (ug)	維生素 E 效力 (α-TE) (mg)	膽固醇 (mg)
白粳糯米平均值	358	13.1	8.3	0.8	0.3	77.4	0.7	3	106	7	25	82	0.4	0.9	0.12	0.03	1.27	0.07	-	18.5	2.3	0	0.4	-
白粳糯米（台中189號）	359	12.8	8.4	0.5	0.3	78	0.7	2	119	6	23	110	0.4	0.9	0.09	0.02	1.65	0.13	-	14	2.3	0	0.42	-
白粳糯米（台農糯1號粳米）	358	13.5	8.2	1.1	0.4	76.8	0.7	4	93	7	27	55	0.4	0.9	0.14	0.03	0.9	0.01	-	23			0.38	-
野生紅米	360	13.7	7.7	2.6	1.3	74.7	3.4	8	253	15	108	321	0.7	2.9	0.36	0.03	5.76	0.21	-	108.4	0	0	0.89	-
紅糯米	362	13.1	9.9	2.8	1.5	72.6	4.5	1	330	12	133	346	1	3	0.44	0.05	7.45	0.21	-	78.7	0	0	0.42	-
黑秈糯米	357	14.8	10.1	3.5	1.5	70.1	3.3	3	302	9	121	205	1.6	1.7	0.46	0.1	6.51	0.25	-	60.5	10.3	1.9	1.32	-
胚芽秈米（台中秈10號）	363	12.3	8.3	2.1	1.3	76.1	2.8	2	268	9	119	314	0.9	2.2	0.35	0.04	6.29	0.28	-	34.7	0.1	1.9	0.8	-
胚芽粳米平均值	362	12.7	8.2	1.6	0.7	76.8	1.5	1	128	8	53	164	0.6	1.6	0.28	0.04	2.52	0.12	-	21.9	0.1	0.1	0.98	-
胚芽粳米（台粳10號）	360	13.1	7.3	1.7	0.8	77.2	1.8	1	149	8	60	179	0.6	1.5	0.31	0.03	2.29	0.13	-	15.4	0.1	0	1.17	-
胚芽粳米（台粳9號）	363	12.3	9.1	1.5	0.7	76.5	1.3	2	107	8	47	148	0.5	1.7	0.25	0.05	2.75	0.12	-	28.4	0	0.3	0.79	-
發芽粳米平均值	355	14.8	7.8	2.3	1.1	74	3.3	3	126	29	105	254	0.9	2.1	0.29	0.06	5.2	0.13	-	22.5	0	2.3	1.11	-
發芽粳米（台粳71號）	357	14.8	7.4	2.8	1.1	73.9	3.3	3	167	31	115	285	0.8	2.3	0.29	0.09	6.47	0.14	-	24.4	0	0	0.72	-
發芽粳米（台粳9號）	353	14.8	8.2	1.9	1	74.1	3.4	3	86	28	94	223	1	1.9	0.29	0.04	3.94	0.12	-	20.6	0	4.5	1.5	-

食物名稱	熱量 (kcal)	水分 (g)	粗蛋白 (g)	粗脂肪 (g)	灰分 (g)	碳水化合物 (g)	膳食纖維 (g)	鈉 (mg)	鉀 (mg)	鈣 (mg)	鎂 (mg)	磷 (mg)	鐵 (mg)	鋅 (mg)	維生素 B₁ (mg)	維生素 B₂ (mg)	菸鹼素 (mg)	維生素 B₆ (mg)	維生素 B₁₂ (μg)	葉酸 (ug)	維生素 C (mg)	維效生素 A力 (RE) (ug)	維效生素 E力 (α-TE) (mg)	膽固醇 (mg)
糙秈米	359	14.4	7.3	3.2	1.5	73.6	3.3	4	304	14	131	345	0.9	2.2	0.33	0.15	7.92	0.23	-	36.8	0	0	0.54	-
糙粳米平均值	362	13.1	8.2	2.5	1.1	75.1	4	3	222	11	107	261	1.3	2	0.35	0.06	5.88	0.14	-	21.8	0	0	1.37	-
糙粳米（台梗71號）	360	13.6	9	2.6	1.2	73.6	3.5	3	223	9	114	284	1.5	2.1	0.37	0.07	6.32	0.13	-	16.6	0	0	1.05	-
糙粳米（台梗9號）	364	12.5	7.4	2.3	1.1	76.6	4.5	3	220	13	100	239	1	1.9	0.33	0.05	5.43	0.14	-	27.1	0.1	0	1.68	-
米胚芽	391	11.4	17	12.7	5.9	52.9	14.7	5	1321	43	550	1604	7.2	16.4	6.91	0.25	8.1	1.66	-	512.9	0	0	12.28	-
秈米粉	363	11.9	4.2	0.4	0.2	83.4	0.5	10	15	12	20	55	0.5	0.6	0.01	0.03	0.11	0.11	-	53.6	0	0.2	0	-
糙米粉	393	5.9	11.3	3.2	1.5	78.1	3.2	6	267	11	121	193	1	1.8		0.09	6.5	0.23	-	121	0	0	1.05	-
白糯米粉	360	12.6	4.5	0.4	0.2	82.3	0.6	16	33	18	18	49	0.7	1.2	0.02	0.03	0.43	0.08	-	55	0	0	0.03	-
米粉平均值	366	10.9	2.1	0.8	0.9	85.3	0.8	136	9	10	7	184	1.1	0.3	0.01	0	0.15	0	-	42.4	5.5	0	0.01	-
埔里米粉	355	11.1	0.5	0.5	0.1	87.7	1.2	3	4	9	4	34	1.3	0.2	0.01	0	0	0	-	54	1.1	0	0	-
細水米粉	353	10.2	0.4	0.6	1.7	87.2	1	197	8	3	3	153	1	0.1	0	0	0.17	0	-	28.3	14.3	0	0	-
濶水米粉	355	11.3	5.3	1.3	1	81.1	0.2	209	14	19	15	366	1	0.8	0.02	0	0.28	0.01	-	45	1.1	0	0.02	-
米板條	128	68.4	1.1	0.9	0.4	29.2	1.4	82	3	11	3	59	0.3	0.1	0.02	0	0	0.01	-	3.8	0	0	0.1	-
米苔目	120	69.7	0.6	0.1	0.1	29.6	0.1	10	5	10	4	12	0.3	0.1	0.01	0.01	0.05	0	-		0.8	0	0.69	-
粿仔條	192	53	0.5	1.2	0.2	45	0.3	15	4	19	3	12	0	0	0.01	0.01	0	0.01	-	0	0	0	0.09	-
免煮飯	168	59.3	3.2	0.3	0.1	37	0.4	16	8	3	2	34	0.1	0.4	0.01	0.01	1.09	0	-	25	0	0	0.01	-
白飯	183	55.6	3.1	0.3	0.1	41	0.6	2	40	1	7	39	0.1	0.7	0.02	0.01	0.53	0.06	-	9	0.9	0	0.04	-
高粱	372	11.3	11	3	1.1	73.6	5.2	3	231	7	97	151	2.2	1.4	0.26	0.05	1.65	0.12	-	44.9	0.1	0	0.46	-
糯高粱	362	12.1	10.7	1	0.5	75.7	2.5	0	129	8	26	75	1.3	0.5	0.11	0.03	1.1	0.07	-	12.5	0	0	0.06	-

食物名稱	熱量 (kcal)	水分 (g)	粗蛋白 (g)	粗脂肪 (g)	灰分 (g)	碳水化合物 (g)	膳食纖維 (g)	鈉 (mg)	鉀 (mg)	鈣 (mg)	鎂 (mg)	磷 (mg)	鐵 (mg)	鋅 (mg)	維生素B₁ (mg)	維生素B₂ (mg)	菸鹼素 (mg)	維生素B₆ (mg)	維生素B₁₂ (μg)	葉酸 (ug)	維生素C (mg)	維效生素A力 (RE)(ug)	維效生素E力 (α-TE)(mg)	膽固醇 (mg)
黑麥片	359	12.5	7.8	1.2	1.2	77.3	10.8	1	357	16	89	203	4	1.5	0.26	0.07	3.5	0.39	-	171	0	0	0.67	-
燕麥	406	10	10.9	10.2	1.5	67.4	8.5	4	293	25	108	292	3.8	2	0.5	0.07	0.83	0.09	-	61.1	11.9	0	1.55	-
即食燕麥片	406	9.1	11.9	9.6	1.5	67.9	10.5	3	332	30	124	359	4.4	2.5	0.27	0.07	1.22	0.14	-	76	0.5	0	0.44	-
燕麥片	393	10.1	12.3	9.7	3.8	64.1	4.7	3	329	40	116	116	2.3	1.8	0.24	0.12	2.9	0.03	-	89			0.4	-
蕎麥	361	13.2	11	2.9	1.6	71.3	3.5	2	394	13	181	299	2.9	1.8	0.53	0.11	4.49	0.42	-	69.1	5	1.3	1.05	-
蕎麥麵（濕）	155	63.1	6.3	1.5	0.5	28.6	2.6	136	24	11	30	86	0.8	0.5	0.11	0.02	0.96	0.03	-	10.8	0	0	0.15	-
蕎麥麵（乾）	355	12.2	12.7	1.7	2.8	70.6	4.1	733	205	27	74	189	2.2	1.1	0.29	0.07	2.34	0.15	-	30.8	0	0	0.23	-
薏仁	378	11.5	14.1	6	2.1	66.2	1.8	2	251	19	159	301	2.7	3	0.41	0.08	1.34	0.05	-	101.2	1	0	0.55	-
小薏仁	359	12.7	8.7	0.9	0.6	77.1	5.7	3	155	22	20	142	1.2	1.1	0.06	0.02	2.36	0.18	-	52.4	0	0	0.04	-
紅薏仁	386	11	13.9	7.2	2	65.8	2.7	1	453	10	248	486	3.7	4.5	0.43	0.12	4.52	0.25	-	43.9	0	0	0.33	-
糙薏仁	388	11	13.2	7.7	2	66.1	6	0	455	11	199	495	5.9	5.3	0.43	0.13	5.86	0.16	-	98.8	0	0	0.4	-
小薏仁粉	389	5.7	7.1	1.3	0.9	85	7.2	10	307	25	50	166	1.1	1.3	0.09	0.03	2.85	0.23	-	44.7	0	0	0.08	-
薏仁粉	392	4.7	10.9	3.5	1	80	3	11	185	14	62	211	2.5	2.2	0.06	0.05	1.14	0.12	-	42	0	0.4	0.22	-
五穀米	358	14.3	8.7	2.9	1.3	72.9	4.9	2	261	19	117	347	1.6	1.8	0.48	0.06	6.6	0.2	-	28.2	0	0	0.89	-
淮山	363	11.2	5.3	0.3	0.8	82.4	5.4	11	291	37	31	93	2.5	0.5	0.01	0.03	0.81	0.01	-	8.5	0	0	0.58	-
山藥平均值	87	77.9	2.9	0.1	1	18.2	1.3	4	553	6	15	50	0.8	0.8	0.15	0.02	0.47	0.19	-	7.9	5.6	0	0.28	-
山藥（二刺）	89	77.4	2.7	0.1	0.9	18.9	1.6	2	552	3	13	45	0.7	0.6	0.11	0.01	0.38	0.19	-	8.9	6.9	0	0.18	-
山藥（大汕1號）	80	79.6	2.4	0.1	0.9	17	1	4	544	3	10	40	1	0.6	0.12	0.01	0.36	0.13	-	7	4.6	0	0.28	-
山藥（大汕3號）	73	81.3	2.6	0.1	1	15	1.3	2	580	1	11	45	0.9	0.7	0.15	0.01	0.48	0.15	-	7.4	5.5	0	0.27	-

食物名稱	熱量 (kcal)	水分 (g)	粗蛋白 (g)	粗脂肪 (g)	灰分 (g)	碳水化合物 (g)	膳食纖維 (g)	鈉 (mg)	鉀 (mg)	鈣 (mg)	鎂 (mg)	磷 (mg)	鐵 (mg)	鋅 (mg)	維生素B1 (mg)	維生素B2 (mg)	菸鹼素 (mg)	維生素B6 (mg)	維生素B12 (μg)	葉酸 (ug)	維生素C (mg)	維生素A力 (RE) (ug)	維生素E力 (α-TE) (mg)	膽固醇 (mg)
山藥（大籾）	85	78.3	3.5	0.1	1	17.1	1.2	8	573	8	18	95	1.1	1.3	0.18	0.01	0.67	0.19	-	6.6	5.6	0	0.22	-
山藥（中國長品）	74	81	2.5	0.1	1	15.5	0.4	1	588	3	15	39	0.8	0.8	0.16	0.01	0.56	0.23	-	6.8	4.3	0	0.27	-
山藥（台農1號）	93	76.5	2.6	0.1	0.8	19.9	1.2	1	427	5	12	43	0.7	0.7	0.17	0.01	0.37	0.24	-	8.7	4.9	0	0.6	-
山藥（台農2號）	95	75.6	3.2	0.1	1.2	19.9	0.6	14	609	12	19	48	1	1.5	0.17	0.02	0.28	0.21	-	6.1	5.9	0	0.27	-
山藥（白皮削）	75	80.8	2.5	0.1	1	15.7	1.4	2	592	1	12	46	0.8	0.7	0.17	0.02	0.69	0.24	-	7.4	4.2	0	0.28	-
山藥（尖石原生種）	65	83.3	3.1	0.1	1	12.4	1.3	3	591	2	17	48	0.6	0.8	0.15	0.02	0.66	0.19	-	5.5	4.4	0	0.2	-
山藥（宜蘭原生種）	140	64.8	4.8	0.2	1.1	29.1	2.3	4	585	19	28	58	0.7	0.9	0.26	0.03	0.43	0.17	-	7	4.5	0	0.26	-
山藥（花蓮3號）	93	76.5	1.7	0.1	0.8	20.9	1.4	6	437	16	17	46	1	0.9	0.08	0.03	0.25	0.19	-	11	7.9	0	0.23	-
紅薯（青森）	94	76.3	2.6	0.2	1	19.9	2.1	4	566	14	15	44	0.7	0.4	0.12	0.01	0.46	0.21	-	9.7	4.7	0	0.37	-
山藥（高田）	92	76.5	2.8	0.1	1	19.6	1.1	3	570	2	12	42	0.7	1.1	0.13	0.02	0.49	0.19	-	9.1	9.1	0	0.15	-
山藥（高田）	71	81.9	3.1	0.1	0.9	14	1.1	4	524	1	10	55	0.8	0.6	0.14	0.02	0.57	0.19	-	9	5.8	0	0.28	-
木薯粉	362	12.2	0.1	0.2	0.2	87.3	0.2	1	27	32	3	7	0.3	0	0.01	0	0.04	0.01	-	9.8	3	0	0	-
冰心地瓜	119	70	1.3	0.1	1.2	27.5	2.9	73	397	17	21	40	0.3	0	0.09	0.06	0.33	0.16	-	12.8	23.9	12.8	0.5	-
菱角牛奶地瓜	133	66.9	1.9	0.3	1	29.9	1.6	85	354	17	21	49	0.6	0.2	0.05	0.06	0.81	0.17	-	19.5	10.5	1.1	0.98	-
芋心甘薯	122	69.4	1.1	0.1	0.9	28.5	2.8	87	272	33	22	45	1.1	0.3	0.02	0.04	0.5	0.12	-	17.3	20.1	0	0.14	-

食物名稱	熱量 (kcal)	水分 (g)	粗蛋白 (g)	粗脂肪 (g)	灰分 (g)	碳水化合物 (g)	膳食纖維 (g)	鈉 (mg)	鉀 (mg)	鈣 (mg)	鎂 (mg)	磷 (mg)	鐵 (mg)	鋅 (mg)	維生素B₁ (mg)	維生素B₂ (mg)	菸鹼素 (mg)	維生素B₆ (mg)	維生素B₁₂ (μg)	葉酸 (ug)	維生素C (mg)	維生素A力 (RE)(ug)	維生素E效力 (α-TE)(mg)	膽固醇 (mg)
紅肉甘薯	114	71.7	1.8	0.2	0.8	25.4	2.4	42	300	25	23	52	0.5	0.2	0.09	0.04	0.6	0.12	-	15.1	30.3	1049.3	0.32	-
金時地瓜	138	65.7	1.6	0.4	1.1	31.3	2.2	45	331	39	24	52	0.5	0.2	0.05	0.05	0.63	0.16	-	12	19.5	0	0.53	-
黃肉甘薯	121	70	1.3	0.2	0.8	27.8	2.5	51	276	46	24	42	0.3	0.2	0.13	0.04	0.51	0.23	-	14.6	19.8	11.6	0.46	-
甘薯粉	358	12.9	1	0.2	0.5	85.5	0.5	19	44	49	3	9	1.4	0.1	0	0.01	0.34	0.01	-	7.2	0	0.1	0	-
芋頭平均值	121	70.3	2	0.8	1.1	25.8	2.6	4	484	26	27	79	0.9	2.2	0.09	0.03	0.88	0.06	-	16.3	6.7	4.4	0.63	-
芋頭	128	68.9	2.5	1.1	1.1	26.4	2.3	5	500	28	29	64	0.9	2.2	0.03	0.02	0.75	0.08	-	13.6	8.8	6.7	-	-
小芋頭（山芋）	113	72.5	2.3	1.2	1.2	22.8	2.9	5	567	22	28	102	1.1	1.9	0.11	0.04	1.13	0.09	-	11.5	4.8	6.7	0.58	-
檳榔心芋	121	69.5	1.3	0	1.1	28.1	2.7	2	385	28	24	71	0.6	2.5	0.14	0.02	0.76	0	-	23.9	6.6	0	0.68	-
芋頭粉	331	16.1	0.1	0	0.7	83.1	9.1	34	5	9	3	3	0.1	0.1	0.01	0	0	0.05	-	10.4	0	0	0.02	-
冷凍芋頭塊	147	65.3	2.2	4.3	3.3	24.9	5.7	15	490	38	33	68	1.6	2	0.13	0.01	0.6	0.07	-	15.6	2.5	5.7	-	-
豆薯	31	92.1	0.7	0.1	0.3	6.8	1.3	4	108	12	6	16	0.1	0.3	0.03	0.01	0.26	0.02	-	9.6	6.2	0	0	-
紅馬鈴薯（粉紅珍珠馬鈴薯）	66	83	1.6	0	1	14.4	1.3	2	492	7	21	50	0.5	0.5	0.06	0.02	1.84	0.2	-	18.2	5.7	0	0.08	-
黃皮馬鈴薯平均值	68	82.6	2.2	0.1	0.9	14.3	1.2	5	405	4	21	45	0.3	0.7	0.06	0.03	1.55	0.14	-	16.5	19.5	0	0.03	-
馬鈴薯	77	80.5	2.6	0.2	0.9	15.8	1.3	3	386	4	20	38	0.6	1.1	0.08	0.03	1.42	0.15	-	11.4	29.5	0	0.02	-
小馬鈴薯（珍珠馬鈴薯）	59	84.6	1.7	0	0.9	12.8	1.2	7	424	4	21	52	0	0.3	0.05	0.03	1.68	0.13	-	21.6	9.5	0	0.04	-
馬鈴薯粉	346	15.8	0.1	0.1	0.2	83.8	0.2	8	48	39	6	29	0.3	0.1	0.01	0	0.06	0	-	0	0	0	0	-
荸薺	67	82.6	1.7	0.1	1.1	14.5	2.1	21	461	3	10	53	0.5	0.4	0.01	0.02	0.77	0.14	-	7.8	6	2.3	0.39	-
芋薯粉	365	11.2	0.4	0.2	0.4	87.8	0.5	4	42	11	5	11	1.5	0.3	0.03	0	0.22	0.03	-	33.8	0	0	0	-

食物名稱	熱量 (kcal)	水分 (g)	粗蛋白 (g)	粗脂肪 (g)	灰分 (g)	碳水化合物 (g)	膳食纖維 (g)	鈉 (mg)	鉀 (mg)	鈣 (mg)	鎂 (mg)	磷 (mg)	鐵 (mg)	鋅 (mg)	維生素 B₁ (mg)	維生素 B₂ (mg)	菸鹼素 (mg)	維生素 B₆ (mg)	維生素 B₁₂ (μg)	葉酸 (ug)	維生素 C (mg)	維生效力 A力 (RE) (ug)	維生素效力 E力 (α-TE) (mg)	膽固醇 (mg)
蓮藕	65	83.4	2	0.2	0.9	13.5	3.3	16	327	24	14	64	0.5	0.3	0.1	0.02	0.24	0.06	-	6.9	33	0.6	0.79	-
熟蓮藕	50	87.3	1.1	0.1	0.5	11	1.4	29	183	13	8	29	0.4	0.5	0.05	0.02	0.06	0.1	-	6.8	34.7	0	0.55	-
熟蓮藕切片（水煮）	73	82	0.8	0	0.2	16.9	3.4	77	1	20	2	14	0.2	0	0.01	0.01	0.07	0	-	1.8	29.1	0	0.83	-
蓮藕粉	365	11.3	0.1	0.1	0.2	88.3	0.3	5	32	44	8	14	0.8	0.1	0.01	0.01	0.09	0	-	31	0	0	0	-
西谷米	371	9.8	0.1	0.1	0.2	89.7	0.3	14	17	11	5	8	0.9	0.1	0.01	0	0.09	0	-	15.1	5.1	0	0.03	-
蒟蒻粉	349	9.3	0.2	0.2	3.1	87.2	7.4	13	1807	291	7	83	0.6	0.3	0.01	0	0	0.04	-	23.7	0	0	0	-

2. 堅果種子類

食物名稱	熱量 (kcal)	水分 (g)	粗蛋白 (g)	粗脂肪 (g)	灰分 (g)	碳水化合物 (g)	膳食纖維 (g)	鈉 (mg)	鉀 (mg)	鈣 (mg)	鎂 (mg)	磷 (mg)	鐵 (mg)	鋅 (mg)	維生素B$_1$ (mg)	維生素B$_2$ (mg)	菸鹼素 (mg)	維生素B$_6$ (mg)	維生素B$_{12}$ (µg)	葉酸 (ug)	維生素C (mg)	維生素A效力 (RE) (ug)	維生素E效力 (α-TE) (mg)	膽固醇 (mg)
杏仁片（生）	564	5	27.3	47.8	3	17	6.5	20	626	273	294	481	3.1	3.4	0.14	0.91	3.06	0.14	-	49.8	0	0	19.73	-
杏仁片（熟）	618	3	23.4	56.9	1.8	14.8	14.4	73	61	262	195	415	3.6	5	0.01	0.18	0.24	0.01	-	16.9	0	8.5	1.56	-
原味杏仁果	588	1.9	21.9	49.8	3.1	23.2	9.8	1	728	253	275	467	3.6	3	0.11	0.9	2.7	0.18	-	78	0.4	0.9	23.39	-
蒜味杏仁果	603	1.5	23.3	53.6	3.5	18	9.3	203	583	287	276	511	3.7	3.5	0.06	1.13	3.29	0.29	-	86	0.5	0.2	17.45	-
杏仁粉	530	5.1	9.7	36.4	1.8	47.1	4.8	172	221	109	78	308	1.2	3.2	0.01	0.07	0	0.05	-	38.6	0	0	1.26	-
松子仁	678	1.9	16.6	69.5	2.6	9.4	4.2	4	641	15	270	611	5.3	6.6	0.57	0.12	3.58	0.17	-	72.7	2.4	0.7	13.43	-
原味松子仁	680	1	14.5	69	2.6	13	6	1	671	13	267	630	5.3	6.6	0.39	0.19	3.33	0.16	-	66	1.2	1.9	12.61	-
蜜汁松子仁	692	1.2	14.9	62.4	2.5	19	4	2	339	15	232	583	5.6	6.5	0.54	0.12	3.96	0.18	-	138	2.8	0.4	10.06	-
原味夏威夷豆	700	1.2	7.5	71.6	1.5	18.2	6.3	1	444	58	127	241	2	1.4	0.23	0.11	0.71	0.17	-	48.6	1	1.3	2.01	-
鹽酥夏威夷豆	720	0.9	9.4	76.3	1.4	12	5.4	80	342	53	98	188	2.7	1.7	0.29	0.07	0.96	0.14	-	48.2	0	0.2	0.12	0
生核桃	667	3.7	15.4	67.9	1.8	11.2	6.2	5	453	99	173	440	2.7	3	0.24	0.1	1.62	0.37	-	70.1	2.1	1.9	2.9	-
甜核桃	718	1.6	14.4	67.4	1.8	14.7	6.2	28	514	96	169	458	3.1	3.8	0.19	0.16	1.49	0.51	-	59.4	0.6	4.7	2.87	-
栗子（生）	264	34.3	4.6	1.4	1.7	57.9	10.4	1	758	39	60	114	1.2	1	0.23	0.13	1.28	0.61	-	59.9	14.7	2.5	1.88	-
糖炒栗子	210	47.6	4.2	0.8	1.1	46.3	5.7	2	534	30	60	118	1.1	0.9	0.23	0.14	1.24	0.6	-	58	25.9	7	0.66	-
栗子仁（生）	176	55.9	3.7	0.7	1	38.7	8.7	2	463	25	60	90	1.1	0.7	0.24	0.14	1.09	0.38	-	7.1	28.5	16.7	0.66	-
黑花生果	365	11.4	3.6	4.3	2.9	77.8	13.3	10	898	363	96	67	4.5	0.8	0.13	0.07	0.79	0.94	-	83	5.2	1.1	1.92	-
菱角（生）	75	81	1.9	0.3	0.7	16.1	1.9	21	250	19	34	83	5.9	0.5	0.13	0.03	1.5	0.07	-		12	0		-
菱角（熟）	143	63.4	4.2	0.3	1.2	31	3	16	426	11	33	179	1.3	1.3	0.22	0.05	3.64	0.24	-	16.1	18.2	0.4	2.05	-
菱角仁（生）	115	69.8	4.1	0.3	1.7	24.1	2.2	15	396	23	52	133	1.1	0.8	0.17	0.04	3.81	0.21	-	19.7	5.5	0	4.72	-

食物名稱	熱量 (kcal)	水分 (g)	粗蛋白 (g)	粗脂肪 (g)	灰分 (g)	碳水化合物 (g)	膳食纖維 (g)	鈉 (mg)	鉀 (mg)	鈣 (mg)	鎂 (mg)	磷 (mg)	鐵 (mg)	鋅 (mg)	維生素 B₁ (mg)	維生素 B₂ (mg)	菸鹼素 (mg)	維生素 B₆ (mg)	維生素 B₁₂ (μg)	葉酸 (ug)	維生素 C (mg)	維生素 A 效力 (RE) (ug)	維生素 E 效力 (α-TE) (mg)	膽固醇 (mg)
開心果	601	1.1	22.4	52.7	3.7	20.1	13.6	462	988	107	110	422	3.3	2.7	0.55	0.16	1.54	1.2	-	59.5	0.3	13.3	2.04	0
腰果（生）	568	3.3	18.3	45.5	2.5	30.3	3.6	11	647	45	253	552	6.6	5.9	0.64	0.13	1.29	0.39	-	81	0	0.3	0.82	-
原味腰果	566	2.2	16.4	43.7	2.5	35.2	5	10	733	40	290	516	5.7	5.6	0.47	0.19	0.93	0.19	-	87.9	0	0.8	1.04	-
蜜汁腰果	595	2.2	17.6	43.6	2.4	34.3	2	12	618	46	221	508	5.7	5.2	0.29	0.14	1.03	0.5	-	73	0	0.4	0.83	0
原味榛果	672	1.1	13	66.5	2.2	17.2	8	1	638	182	181	379	3.8	2.3	0.19	0.15	0.91	0.64	-	77.6	0	2.6	25.27	-
玉桂西瓜子	492	5.3	31.1	34.4	5.5	23.8	16.3	854	779	47	418	902	8	5.3	0.06	0.13	1.24	0.74	-	54	0	0	4.05	-
醬油西瓜子	509	5.1	29.5	37.7	5.2	22.5	10.9	685	788	87	474	1013	7.5	5.8	0.04	0.09	1.11	0.34	-	138	0	0	2.4	-
亞麻仁籽	524	7.6	20.8	40.3	3.1	28.1	23.1	46	629	253	313	503	6.7	4.1	0.47	0.13	2.09	0.6	-	67	0	42.3	1.46	-
亞麻仁籽粉	582	0.6	21.4	47.4	3.4	27.3	26.2	123	8	8	4	18	0.3	0.3	0.01	0.18	3.28	0.28	-	47.5	0.3	3.9	1.37	-
白芝麻（生）	598	4.7	22.3	54.9	3.1	15	10.5	39	461	64	378	723	6.8	3.7	0.9	0.17	5.24	0.7	-	78.9	0.6	0	2.73	-
黑芝麻（生）	551	6	22.2	48.1	6.1	17.6	15.5	2	470	1354	299	546	22.3	3.8	0.91	0.27	5.32	0.71	-	94.2	0.6	0	2.24	-
白芝麻（熟）	626	1.9	20.3	58.7	3.4	15.7	10.7	24	506	76	415	762	6.3	7.3	0.36	0.12	5.52	0.61	-	101.4	0	0.2	1.75	-
黑芝麻（熟）	599	1.5	17.3	54.4	6.1	20.6	14	2	526	1479	386	665	10.3	5.4	0.21	0.36	5.34	0.49	-	113.3	0	0.5	2.42	-
黑芝麻粉	601	2.2	15.7	55.2	6.1	20.8	12.3	3	471	1449	357	627	8.6	5.7	0.24	0.21	6.06	0.56	-	94.8	0	0	2.55	-
帶殼花生（生鮮）	331	43.7	15.3	27.2	1.6	12.2	8.1	1	473	43	130	246	2	2.4	0.94	0.1	2.69	0.37	-	66	7.6	0	3.36	-
冷凍帶殼花生（生）	344	40	17.2	27.4	2.1	13.3	15.9	363	247	52	175	288	1.4	2.4	0.03	0.11	7.89	0.99	-	48	0	1.3	4.87	-
紅土花生（熟）	546	1.8	30.9	42.2	4.1	21.1	7.7	632	550	91	249	379	22.2	3.9	0.59	0.07	9.36	0.83	-	66.2	0	0.4	4.7	-
鹽酥花生（熟）	531	2.3	28.2	38.1	3.2	28.1	9	319	681	78	251	423	2.7	3.5	0.58	0.15	15.43	0.35	-	120.9	0	0	2.06	-

食物名稱	熱量 (kcal)	水分 (g)	粗蛋白 (g)	粗脂肪 (g)	灰分 (g)	碳水化合物 (g)	膳食纖維 (g)	鈉 (mg)	鉀 (mg)	鈣 (mg)	鎂 (mg)	磷 (mg)	鐵 (mg)	鋅 (mg)	維生素B1 (mg)	維生素B2 (mg)	菸鹼素 (mg)	維生素B6 (mg)	維生素B12 (μg)	葉酸 (ug)	維生素C (mg)	維生素A效力 (RE)(ug)	維生素E效力 (α-TE)(mg)	膽固醇 (mg)
去膜花生仁（生）	558	4.2	28.8	45.4	2.5	19.1	6.6	2	660	50	216	461	2.2	3.9	0.37	0.08	15.87	0.5	-	135.9	0	0	8.02	-
帶膜花生仁（生）	516	7.5	23.6	38.1	2.4	28.4	7.9	13	671	91	217	437	3.5	4.7	1.07	0.06	14.1	0.45	-	226.9	0.8	0	9.05	-
生鮮花生仁	506	9.9	28.8	38.5	2.3	20.6	13.5	32	933	36	221	522	3.5	3.4	1.26	0.09	3.52	0.23	-	62.2	1.3	0.3	5.56	-
醃漬花生仁	286	58.2	10.6	26	2.3	2.9	8.5	37	107	43	130	214	1.3	1.9	0.06	0.06	0.06	0.02	-	18.3	0	0	-	-
糖漬花生仁	379	32.8	14.2	23.3	0.9	28.8	4.1	430	535	73	246	445	1.6	4.2	0.01	0.4	2.13	0.15	-	95	0.1	0	3.25	-
油炸花生仁	619	1.8	28.9	48.4	3	18	7	45	464	56	153	348	0.5	3	0.23	0.09	13.81	0.68	-	85	2	0.2	4.71	-
蛋酥花生仁	602	1.3	21.1	43.8	2	31.8	7.3	454	774	76	251	498	5.7	4	0.28	0.07	10.72	0.75	-	47.1	3.9	0.3	4.01	0
鹽酥花生仁	553	2.1	28.8	35.9	3.6	29.6	9.9	11	940	115	254	497	6.8	4	0.46	0.13	18.18	0.44	-	22.5	0	0	8.29	-
花生粉	537	1.4	34	39.4	3.3	21.9	33.2	-	-	-	-	-	-	-	0.54	0.03	12.32	1.56	-	-	-	-	-	-
芡實	343	14.1	9.9	0.1	0.4	75.4	3.1	0	80	7	11	91	1.2	0.8	0.03	0.1	0.99	0.18	-	42.6	0	0	52.72	-
調味南瓜子（去殼）	561	2.8	30.4	47.9	5.4	13.5	8.3	183	920	53	633	1335	8.5	9.4	0.23	0.19	4.73	0.2	-	213	0	6.8	3.85	-
調味南瓜子（帶殼）	564	2.6	25.9	47.2	4.8	19.5	6.1	395	639	49	516	1113	10.5	8	0.15	0.12	4.89	0.28	-	102.8	0	1.3	2.17	-
原味葵瓜子（去殼）	586	4	22	51.9	3.5	18.7	8.3	1	821	90	396	814	6	6.2	1.71	0.26	10.84	1.5	-	272.5	0	2.3	41.18	-
甘草葵瓜子（帶殼）	527	3.1	26.8	39.3	5	25.8	19.7	637	536	45	445	726	8.6	7.4	0.92	0.22	7.08	1.26	-	126	1.2	0	34.4	-
鹽酥葵瓜子（帶殼）	575	2.5	25.9	49.3	4.5	17.8	8.1	668	619	140	464	883	7.4	7.1	1.55	0.2	7.76	0.29	-	140	0	4	32.3	-
白果	142	65	4.1	1.2	0.8	28.9	3.2	14	246	11	24	83	0.5	0.3	0.01	0.04	0.33	0.26	-	15.4	0.1	13.1	1.19	-

食物名稱	熱量 (kcal)	水分 (g)	粗蛋白 (g)	粗脂肪 (g)	灰分 (g)	碳水化合物 (g)	膳食纖維 (g)	鈉 (mg)	鉀 (mg)	鈣 (mg)	鎂 (mg)	磷 (mg)	鐵 (mg)	鋅 (mg)	維生素 B₁ (mg)	維生素 B₂ (mg)	菸鹼素 (mg)	維生素 B₆ (mg)	維生素 B₁₂ (µg)	葉酸 (ug)	維生素 C (mg)	維生效力 A 力 (RE) (ug)	維生效力 E 力 (α-TE) (mg)	膽固醇 (mg)
生蓮子	334	12	21.8	1.2	4.1	60.9	13.1	305	714	129	203	666	2.2	2.4	0.14	0.07	2.05	0.36	-	62.5	0	0	0.53	-
生鮮蓮子	141	63.2	9.3	0.5	1.4	25.6	8	119	305	69	99	290	5.1	1.2	0.05	0.02	0.4	0.07	-	24.6	2.3	0	0.21	-
糖漬蓮子	228	41.9	5.7	0.1	0.9	51.4	3.3	11	155	54	72	200	1.1	1	0.01	0.11	0.47	0.11	-	33.3	0.4	0	0.36	-
山粉圓	400	8.7	16.3	12.8	4.2	58	57.9	5	528	1073	119	485	10.1	2.8	0.1	0.12	0.99	0.41	-	65.2	13	1.2	1.03	-
咖啡豆（曼特寧）	437	2.1	13.9	14.9	4.1	65.1	48.4	2	1095	106	209	198	4.3	1	0	0.39	36.59	1.08	-	25		0	9	-
雪蓮子（大粒，埃及豆）	364	11	19.4	5.8	2.8	61	12.4	8	1096	95	117	346	5	2	0.38	0.12	1.87	0.55	-	742.1	0	2.1	2.25	-
雪蓮子（小粒）	354	11	4.7	0.5	1.8	82.1	75.8	58	586	118	78	73	9.1	0.7	0.03	0.05	1.75	0.27	-	135.8	0	0	0.11	-
愛玉子	407	7.8	12.2	12.5	3.8	63.7	51.6	6	729	714	208	279	8.2	2.7	0.12	0.12	1.01	2.82	-	51	0	4.6	8.34	-

3. 水果類

食物名稱	熱量 (kcal)	水分 (g)	粗蛋白 (g)	粗脂肪 (g)	灰分 (g)	碳水化合物 (g)	膳食纖維 (g)	鈉 (mg)	鉀 (mg)	鈣 (mg)	鎂 (mg)	磷 (mg)	鐵 (mg)	鋅 (mg)	維生素B1 (mg)	維生素B2 (mg)	菸鹼素 (mg)	維生素B6 (mg)	維生素B12 (μg)	葉酸 (ug)	維生素C (mg)	維生素A效力 (RE) (ug)	維生素E效力 (α-TE) (mg)	膽固醇 (mg)
木瓜平均值	38	89.1	0.6	0.1	0.4	9.9	1.4	3	186	23	15	11	0.3	0.2	0.03	0.03	0.45	0.09	-	47.3	58.3	66.5	0.14	-
木瓜（11月取樣）	44	87.5	0.4	0.1	0.3	11.8	1.1	5	146	13	15	13	0.5	0.2	0.04	0.33	1.16	0.03	-	-	61.9	39.1	0.1	-
木瓜（2月取樣）	31	91	0.7	0.1	0.4	7.7	1.6	2	204	16	16	8	0.4	0.2	0.03	0.03	0.18	0.03	-	47.3	43.8	12	0.13	-
木瓜（5月取樣）	44	87.4	0.7	0.1	0.5	11.3	1.5	4	209	39	16	11	0.1	0.1	0.03	0.04	0	0.08	-	-	79.1	188.3	0.14	-
木瓜（8月取樣）	33	90.3	0.5	0	0.4	8.8	1.4	3	186	22	14	12	0.1	0.3	0.03	0.03	0.47	0.24	-	-	48.2	26.6	0.18	-
青木瓜	29	91.7	0.6	0.1	0.5	7.2	2.4	5	139	31	19	13	0.2	0.1	0.02	0.03	0.43	0.04	-	21.2	25.3	0.8	0.08	-
可可椰子汁平均值	18	94.5	0.1	0.1	0.6	4.9	0	10	214	18	8	10	0	0.1	0	0.01	0.06	0.01	-	5.5	1	0	0	-
可可椰子汁（屏東）	17	94.7	0.1	0	0.4	4.7	0	4	187	19	4	8	0	0.2	0	0.01	0.05	0	-	-	1.1	0	0	-
可可椰子汁（進口）	19	94.2	0.2	0	0.6	5	0	16	241	16	12	11	0	0.1	0.01	0.01	0.06	0.01	-	5.5	0.8	0	0	-
紅甘蔗汁	63	82.8	0.5	0.5	0.3	15.9	0.2	0	22	23	17	11	0.6	0.5	0.02	0.01	0	0.13	-	8	1.3	2.4	0.07	-
百香果	66	84	2.2	2.4	0.7	10.7	5.3	2	200	5	27	50	0.7	0.7	0	0.1	0.9		-	-	32	161.7		-
百香果汁	73	79.6	0.9	0.4	0.6	18.6	0.2	1	239	5	16	27	0.6	0.6	0	0.11	0.16	0.31	-	-	18.5	34.3	0.33	-
華寶大西瓜（花蓮）	33	90.6	0.7	0.1	0.2	8.4	0.7	1	116	17	10	11	0.3	0.5	0.05	0.03	0.19	0.04	-	-	7.9	37.9	0.05	-
西瓜平均值（紅肉小瓜）	33	90.8	0.8	0.1	0.3	8	0.3	1	121	7	11	12	0.2	0.2	0.04	0.05	0.24	0.14	-	5.1	6.8	68.7	0.05	-

食物名稱	熱量 (kcal)	水分 (g)	粗蛋白 (g)	粗脂肪 (g)	灰分 (g)	碳水化合物 (g)	膳食纖維 (g)	鈉 (mg)	鉀 (mg)	鈣 (mg)	鎂 (mg)	磷 (mg)	鐵 (mg)	鋅 (mg)	維生素 B_1 (mg)	維生素 B_2 (mg)	菸鹼素 (mg)	維生素 B_6 (mg)	維生素 B_{12} (µg)	葉酸 (ug)	維生素 C (mg)	維生效素 A 力 (RE) (ug)	維生效素 E 力 (α-TE) (mg)	膽固醇 (mg)
皇宮西瓜	32	90.9	0.7	0.1	0.2	8.1	0.3	1	115	7	11	13	0.2	0.4	0.04	0.03	0.1	0.2	-	-	6.6	43.3	0.03	-
紅鈴西瓜	34	90.4	0.8	0.1	0.2	8.5	0.3	2	97	6	10	8	0.2	0.2	0.04	0.05	0.24	0.15	-	6.2	7	68	0.04	-
黑美人大西瓜	36	89.7	0.9	0.1	0.2	9.1	0.3	2	111	11	13	15	0.2	0.2	0.05	0.02	0.54	0.13	-	-	6.5	28.1	0.04	-
鳳光西瓜	27	92.3	0.7	0.2	0.3	6.5	0.5	1	162	4	12	11	0.2	0	0.05	0.08	0.08	0.09	-	4	7.1	135.3	0.06	-
魚子西瓜	33	90.5	0.9	0	0.4	8.2	0.6	1	150	15	16	23	0.3	0.4	0.05	0.03	0.24	0.04	-	-	7.9	61.2	0.03	-
西瓜平均值（黃肉小瓜）	29	91.7	0.7	0.1	0.3	7.3	0.3	2	99	9	11	10	0.3	0.3	0.03	0.03	0.12	0.06	-	-	5.4	0.1	0.1	-
小玉西瓜	35	90.2	0.8	0.1	0.3	8.6	0.3	2	94	5	12	9	0.3	0.2	0.02	0.03	0.05	0.04	-	-	6.7	0.2	0.03	-
金蘭西瓜	24	93.2	0.6	0	0.2	6	0.2	1	103	14	11	11	0.2	0.3	0.04	0.02	0.19	0.08	-	-	4.1	0	0.16	-
嘉寶瓜	40	88.7	0.8	0.2	0.3	10	0.4	9	80	3	7	18	0.5	0.2	0.03	0.03	0.07		-	-	6.9	396.9		-
李子平均值（青皮黃李）	48	86.9	0.7	0.4	0.4	11.7	1.5	0	152	4	7	36	0.2	0.3	0.02	0.02	0.25	0.17	-	-	1.9	8.5	0.54	-
加州青李	47	86.8	0.6	0.2	0.4	12	1.8	0	163	4	8	56	0	0.5	0.02	0.02	0.42	0.3	-	-	1.1	6.9	0.65	-
翡翠	48	87	0.7	0.5	0.4	11.4	1.3	0	140	4	7	16	0.4	0.2	0.02	0.02	0.07	0.04	-	-	2.8	10.1	0.43	-
李子平均值（紅皮紅肉）	39	89	0.6	0.3	0.4	9.6	1.7	0	148	5	6	12	0.5	0.4	0.02	0.03	0.08	0.02	-	-	2.4	54.7	0.79	-
紅肉李（大）	41	88.9	0.5	0.3	0.3	10	1.5	0	140	5	6	10	0.2	0.4	0.01	0.03	0.15	0.04	-	-	2.1	67.9	0.77	-
紅肉李（小）	38	89.2	0.7	0.3	0.5	9.2	1.8	0	156	5	6	13	0.9	0.5	0.02	0.02	0	0.01	-	-	2.7	41.6	0.81	-
李子平均值（紅皮黃肉）	48	86.7	0.7	0.3	0.4	11.9	1.5	1	155	6	7	15	0.2	0.3	0.02	0.02	0.18	0.04	-	-	4.1	32.8	0.37	-
加州紅李（台灣）	45	88.2	0.3	0.6	0.3	10.6	1.7	0	105	6	6	8	0.3	0.2	0.02	0.02	0	0.03	-	-	3.8	11.6	0.13	-

食物名稱	熱量 (kcal)	水分 (g)	粗蛋白 (g)	粗脂肪 (g)	灰分 (g)	碳水化合物 (g)	膳食纖維 (g)	鈉 (mg)	鉀 (mg)	鈣 (mg)	鎂 (mg)	磷 (mg)	鐵 (mg)	鋅 (mg)	維生素B₁ (mg)	維生素B₂ (mg)	菸鹼素 (mg)	維生素B₆ (mg)	維生素B₁₂ (μg)	葉酸 (ug)	維生素C (mg)	維生素A效力 (RE)(ug)	維生素E效力 (α-TE)(mg)	膽固醇 (mg)
加州紅李（進口）	60	83	0.8	0.3	0.6	15.3	1.5	4	168	5	8	20	0.1	0.3	0.02	0.05	0.39	0.05	-	-	10.8	42	0.48	-
加州蜜李（進口）	66	81.1	1.3	0.1	0.5	17.1	2.1	0	209	8	9	25	0	0.7	0.04	0.02	0.42	0.07	-	-	3.8	47.9	0.62	-
香水李	36	89.9	0.7	0.3	0.4	8.8	0.6	0	148	4	7	16	0.7	0.4	0.02	0.02	0	0.01	-	-	2.8	15	0.2	-
桃接李（大）	38	89.6	0.6	0.3	0.3	9.2	1.2	1	122	5	6	10	0.2	0.2	0.02	0.02	0.23	0.04	-	-	1.3	43.7	0.42	-
桃接李（小）	36	90.1	0.7	0.4	0.3	8.5	1.9	0	158	7	7	12	0.1	0.4	0.02	0.03	0	0.05	-	-	3	69	0.48	-
蜜李（進口）	53	85.2	0.6	0.2	0.4	13.6	1.4	0	174	6	6	13	0.2	0.1	0.02	0	0.22	0.07	-	-	3.1	0	0.24	-
黃肉李	35	90.1	0.4	0.2	0.3	8.9	0.9	0	128	4	5	14	0.7	0.4	0.02	0.01	0	0.01	-	-	2.4	11.2	0.3	-
黑李	57	83.9	0.7	0.2	0.5	14.7	1.4	0	146	5	7	15	0.1	0.3	0.02	0.02	0.52	0.04	-	2.4	3.2	18.5	0.64	-
土芒果	54	84.9	0.6	0.3	0.4	13.8	1	2	140	8	10	12	0.4	0.2	0.05	0.06	0.85	0.09	-	17.7	14.3	95.5	0.97	-
芒果平均值（西洋種）	50	86	0.6	0.2	0.2	13	1.2	5	119	8	9	12	0.3	0.2	0.05	0.05	0.5	0.11	-	27.1	22.7	186.5	1.18	-
青皮芒果	49	86.3	0.5	0.2	0.3	12.7	1.2	17	140	6	11	12	0.2	0.3	0.11	0.04	0.5	0.17	-	-	17.5	56.8	0.98	-
海頓芒果	60	83.3	0.4	0.2	0.3	15.7	1.7	4	120	6	10	15	0.1	0.2	0.01	0.04	0.7		-	-	16	533.4		-
凱特芒果	50	86	1.1	0.2	0.3	12.5	1	1	115	9	9	15	1	0.4	0.05	0.05	0.46	0.08	-	-	17.3	68	1.01	-
愛文芒果	42	88.2	0.4	0.2	0.2	11	0.9	1	106	6	7	12	0.1	0.1	0.03	0.04	0.26	0.08	-	27.1	23.5	192.1	1.2	-
聖心芒果	50	86.3	0.5	0.2	0.2	12.9	1.3	0	112	12	7	8	0	0	0.04	0.07	0.57	0.11	-	-	38.9	82.3	1.54	-
黑香芒果	66	81.6	0.8	0.3	0.5	16.9	1.3	0	165	12	16	22	0.3	0.3	0.06	0.07	0.87	0.35	-	-	5	223.9	1.07	-
芒果平均值（新興種）	56	84.5	0.6	0.2	0.3	14.4	1.1	1	147	10	12	14	0.2	0.3	0.05	0.04	0.84	0.2	-	25.1	13.9	96.6	1.42	-
四季芒果	60	83.2	0.6	0.2	0.4	15.6	1.8	0	145	8	12	17	0.2	0.4	0.07	0.05	0.72	0.15	-	25.1	15.6	123.7	1.07	-

食物名稱	熱量 (kcal)	水分 (g)	粗蛋白 (g)	粗脂肪 (g)	灰分 (g)	碳水化合物 (g)	膳食纖維 (g)	鈉 (mg)	鉀 (mg)	鈣 (mg)	鎂 (mg)	磷 (mg)	鐵 (mg)	鋅 (mg)	維生素B₁ (mg)	維生素B₂ (mg)	菸鹼素 (mg)	維生素B₆ (mg)	維生素B₁₂ (μg)	葉酸 (ug)	維生素C (mg)	維生素A效力 (RE)(ug)	維生素E效力 (α-TE)(mg)	膽固醇 (mg)
玉文芒果	62	82.9	0.5	0.3	0.2	16.1	0.7	0	121	8	10	14	0.6	0.3	0.05	0.03	0.01	0.03	-	-	26	30.3	1.79	-
金煌芒果	52	85.6	0.8	0.2	0.3	13	1.4	8	104	6	9	10	0.1	0.1	0.03	0.04	0.2	0.17	-	-	8.4	130.9	1.51	-
金蜜芒果	64	82.3	0.6	0.4	0.4	16.3	1.1	1	296	20	26	13	0.3	0.4	0.04	0.05	0.47	0.23	-	-	24	21.3	1.19	-
金興芒果	41	88.5	0.6	0.1	0.3	10.6	0.6	0	124	7	12	16	0	0.2	0.07	0	1.8	0.3	-	-	2.3	158.2	1.03	-
香水芒果	65	81.8	0.6	0.2	0.3	17.1	1.4	0	143	10	9	11	0.1	0.2	0.06	0.05	0.63	0.18	-	-	15.5	145.9	2.3	-
蓮花芒果	47	86.8	0.4	0.2	0.3	12.2	0.8	0	95	9	9	15	0	0.4	0.03	0.04	2.03	0.35	-	-	5.9	65.8	1.03	-
金黃芒果	59	83.3	0.8	0.3	0.6	15	1.4	2	252	22	11	23	0.2	0.2	0.02	0.04	0.28	0.28	-	-	90.1	6.7	2.21	-
奇異果	56	84	1.1	0.3	0.7	14	2.7	3	291	28	12	30	0.3	0.2	0.01	0.03	0.18	0.14	-	30.5	73	11	1.37	-
枇杷	38	89.1	0.3	0.2	0.6	9.8	0.9	4	173	12	8	31	0.2	2.5	0.03	0.04	0.59	0.09	7.24	12.4	3.9	134.7	0.27	-
筆柿	69	80.6	0.6	0.1	0.3	18.3	4	2	156	7	5	15	0.3	0.1	0.04	0.01	0.34	0	-	-	18.6	81.5	0.42	-
甜柿平均值	57	84	0.5	0.1	0.3	15.2	1.2	3	131	8	5	13	0.4	0.2	0.02	0.02	0.37	0.05	-	-	44.8	63.9	0.09	-
富有甜柿（大雪山）	57	84.2	0.4	0.1	0.2	15.1	1.1	0	124	8	5	11	0.2	0.3	0.02	0.02	0.36	0.06	-	-	13.6	13.3	0.1	-
甜柿（進口）	57	83.7	0.6	0.1	0.3	15.3	1.4	5	138	7	6	15	0.7	0.1	0.02	0.02	0.38	0.04	-	-	75.9	110.5	0.07	-
牛心柿	62	82.6	0.5	0.2	0.3	16.5	4	3	159	9	8	14	0.2	0.2	0.03	0	0.24	0.06	-	-	33.7	51	0.15	-
四周柿	66	81.4	0.5	0.1	0.4	17.6	4.4	0	197	10	9	15	0.3	0	0.04	0.01	0.5	0	-	-	10.6	116.8	0.7	-
柿餅	196	44.5	1.7	0.2	1.3	52.2	12.6	4	611	23	24	57	0.8	0.2	0.04	0.01	0.86	0.11	-	18.8	2.9	28	0.68	0
萊姆	38	90.5	0.5	1	0.3	7.7	1.9	1	108	23	7	15	0.3	0.2	0.03	0.03	0.09	0.04	-	17.9	28.1	1.8	0.54	-
萊姆汁	34	90.9	0.3	0.5	0.2	8.1	0.3	0	108	11	8	13	0.1	0.2	0.02	0.01	0.14	0.03	-	13.2	15	0.2	0.16	-
檸檬	33	91	0.7	0.5	0.4	7.3	1.2	4	150	26	10	22	0.2	0.1	0.07	0.01	0.11	0.03	-	-	34	0	0.51	-
檸檬汁平均值	31	91.7	0.5	0.4	0.3	7	0.2	1	123	11	9	12	0.1	0.1	0.03	0.02	0.42	0.05	-	-	40.8	0	0.32	-

食物名稱	熱量 (kcal)	水分 (g)	粗蛋白 (g)	粗脂肪 (g)	灰分 (g)	碳水化合物 (g)	膳食纖維 (g)	鈉 (mg)	鉀 (mg)	鈣 (mg)	鎂 (mg)	磷 (mg)	鐵 (mg)	鋅 (mg)	維生素B₁ (mg)	維生素B₂ (mg)	菸鹼素 (mg)	維生素B₆ (mg)	維生素B₁₂ (µg)	葉酸 (ug)	維生素C (mg)	維生素A效力 (RE) (ug)	維生素E效力 (α-TE) (mg)	膽固醇 (mg)
檸檬汁（黃皮）	30	91.7	0.5	0.3	0.4	7.2	0.1	1	102	11	7	10	0	0.1	0.03	0.03	0.73	0.05	-	-	42.3	0	0.38	-
檸檬汁（綠皮）	31	91.8	0.4	0.6	0.3	6.9	0.3	1	144	12	11	14	0.1	0.2	0.04	0.31	0.11	0.04	-	-	39.3	0	0.25	-
文旦	33	90.5	0.7	0.1	0.3	8.4	1.3	1	132	9	6	16	0.2	0.1	0.03	0.33	0.29	0.06	-	-	51.1	0	0.33	-
白柚	38	89.4	0.6	0.2	0.3	9.6	1.2	7	151	12	6	17	0.2	0.1	0.01	0.03	0.25	0.03	-	-	54.5	0	0.16	-
西施蜜柚	40	88.6	0.8	0.2	0.3	10.1	1.3	0	175	7	5	16	0	0.1	0.03	0.03	0.18	0.03	-	-	57.8	0	0.31	-
甜橙平均值（當令系）	46	87.2	0.8	0.2	0.4	11.4	2	3	149	35	12	22	0.1	0.2	0.08	0.04	0.3	0.04	-	6.3	56.8	2.1	0.24	-
柳橙	43	87.6	0.8	0.1	0.4	11	2.1	5	145	28	12	21	0.1	0.1	0.07	0.04	0.29	0.02	-	-	41.2	0	0.13	-
香吉士（進口）	47	87	0.7	0.5	0.4	11.4	2.2	1	144	41	9	20	0.1	0.1	0.07	0.04	0.36	0.04	-	6.3	74.8	3.3	0.27	-
澳洲甜橙（進口）	46	87	0.9	0.1	0.3	11.6	1.7	3	156	36	13	24	0.1	0.4	0.09	0.04	0.25	0.07	-	-	54.6	2.9	0.32	-
青皮葡萄柚	33	90.6	0.8	0.1	0.3	8.3	1.2	1	141	15	8	14	0	0	0.02	0.05	0.29	0.02	-	-	28.5	0	0.38	-
紅寶石葡萄柚（古坑）	37	89.9	0.7	0.3	0.2	8.9	1.1	0	184	16	10	20	0.2	0.2	0.08	0.03	0.3	0.04	-	-	39.7	42.4	0.12	-
黃皮葡萄柚（進口）	38	89.3	0.7	0.1	0.2	9.7	1.1	1	178	16	8	16	0.4	0.3	0.04	0.02	0.44	0.17	-	-	33	21.1	0.14	-
黃皮葡萄柚	37	89.6	0.7	0.2	0.3	9.2	1.1	4	90	20	10	17	0.1	0.1	0.03	0.02	0.22	0.22	-	-	36.5	24.6	0.19	-
椪柑	40	88.7	0.8	0.2	0.3	10	1.5	2	74	21	8	14	0.3	0.3	0.08	0.06	0.27	0.05	-	8.2	25.5	57.1	0.13	-
紅柑	42	88.2	0.8	0.1	0.3	10.6	1	1	148	18	10	14	0.4	0.4	0.04	0.03	0.05	0.06	-	12	19.4	7.6	0.66	-
茂谷柑	44	87.4	0.6	0.1	0.4	11.5	1.3	1	143	24	9	16	0.1	0.1	0.04	0.04	0.21	0.06	-	18.8	26.4	64.3	0.46	-
海梨桶柑	44	87.6	0.9	0.1	0.3	11	2	6	107	18	14	18	0.3	0.1	0.05	0.04	0.29	0.13	-	-	33	46.6	0.44	-
高牆桶柑	45	87.1	0.8	0	0.3	11.8	1.4	1	122	17	14	13	0.2	0.1	0.06	0.05	0.34	0.06	-	-	27.9	74.9	0.4	-

食物名稱	熱量 (kcal)	水分 (g)	粗蛋白 (g)	粗脂肪 (g)	灰分 (g)	碳水化合物 (g)	膳食纖維 (g)	鈉 (mg)	鉀 (mg)	鈣 (mg)	鎂 (mg)	磷 (mg)	鐵 (mg)	鋅 (mg)	維生素 B₁ (mg)	維生素 B₂ (mg)	菸鹼素 (mg)	維生素 B₆ (mg)	維生素 B₁₂ (μg)	葉酸 (ug)	維生素 C (mg)	維效生素 A力 (RE) (ug)	維效生素 E力 (α-TE) (mg)	膽固醇 (mg)
檸檬柑	48	86.1	1.1	0.1	0.5	12.2	1.9	1	161	34	10	24	0	0.1	0.07	0.03	1.02	0.11	-	-	36.8	0	0.38	-
長果金柑	56	84.4	1	0.2	0.4	14.1	3.2	5	138	38	12	13	0.4	0.1	0.09	0.06	0.38	0.08	-	31.1	35.7	36.5	2.39	-
圓果金柑	32	91	0.7	0.2	0.5	7.6	2.2	4	110	7	1	15	0.3	0.1	0.01	0.04	0.4	0.01	-	-	38	21.7	-	-
圓果金柑汁（綠皮）	33	90.6	0.9	0.1	0.5	7.9	1.4	1	165	37	17	20	0.6	0.4	0.05	0.02	0.34	0.11	-	-	44.9	0	0.82	-
紅龍果（白肉）	51	85.7	0.9	0.4	0.5	12.4	1.7	0	226	4	28	22	0.4	0.4	0.02	0.04	0.13	0.05	-	15.5	5.3	0.1	0.22	-
紅龍果（紅肉）	50	85.8	1.1	0.2	0.5	12.3	1.3	0	219	9	24	28	0.8	0.5	0.03	0.04	0.11	0.02	-	12.3	6.3	0	0.26	-
北蕉平均值	85	75.7	1.5	0.1	0.7	22.1	1.6	0	368	5	24	23	0.6	0.5	0.05	0.05	0.24	0.44	-	15.7	10.7	0.3	0.28	-
北蕉（11月取樣）	90	74.2	1.6	0.1	0.7	23.4	1.5	0	463	3	27	31	0.6	0.3	0.06	0.05	0.22	0.52	-	-	17.3	0	0.33	-
北蕉（2月取樣）	93	73.4	1.3	0	0.6	24.6	2	0	357	3	18	17	0.5	0.8	0.05	0.04	0	0.44	-	-	10.5	0	0.26	-
北蕉（5月取樣）	92	73.9	1.6	0.2	0.7	23.7	1.8	0	346	3	26	26	0.2	0.1	0.05	0.06	0.2	0.4	-	21	6.7	1.3	0.27	-
北蕉（9月取樣）	65	81.4	1.3	0	0.6	16.6	1.2	0	304	10	23	20	0.2	0.6	0.06	0.05	0.53	0.39	-	10.5	8.1	0	0.26	-
北蕉（0天，綠皮）	90	74.4	1.3	0.3	0.8	23.3	2	0	363	4	28	23	0.4	0.3	0.06	0.03	0.27	0.45	-	-	11.5	4.4	0.32	-
北蕉（1天）	87	75.4	1.4	0.3	0.7	22.2	1.7	0	349	4	29	21	0.4	0.2	0.06	0.04	0.35	0.54	-	-	6.4	4.6	0.33	-
北蕉（3天）	84	76.4	1.4	0.3	0.7	21.3	1.7	0	321	4	27	20	0.3	2.7	0.05	0.04	0.35	0.56	-	-	4.8	0	0.53	-
北蕉（7天）	68	80.7	1.3	0.2	0.7	17.1	1.6	0	303	5	25	20	0.3	2.2	0.05	0.04	0.25	0.54	-	-	4.3	0	0.56	-
李林蕉	102	71	1.4	0.3	1	26.3	2.6	0	395	21	35	20	0.3	0.9	0.04	0.05	0.37	0.42	-	-	12	0	0.17	-
南華蕉	124	64.8	1.1	0.1	0.8	33.2	2.9	3	305	7	37	37	0.1	0.3	0.04	0.02	1.52	0.21	-	-	24.5	0.3	0.13	-

食物名稱	熱量 (kcal)	水分 (g)	粗蛋白 (g)	粗脂肪 (g)	灰分 (g)	碳水化合物 (g)	膳食纖維 (g)	鈉 (mg)	鉀 (mg)	鈣 (mg)	鎂 (mg)	磷 (mg)	鐵 (mg)	鋅 (mg)	維生素B1 (mg)	維生素B2 (mg)	菸鹼素 (mg)	維生素B6 (mg)	維生素B12 (μg)	葉酸 (ug)	維生素C (mg)	維效生素A力 (RE) (ug)	維效生素E力 (α-TE) (mg)	膽固醇 (mg)
紅皮蕉	98	72.1	1.3	0.2	0.9	25.5	2.7	1	371	10	45	21	0.4	0.1	0.04	0.03	0.32	0.35	-	30.6	10.3	33.4	0.14	-
美人蕉	111	68.3	1.5	0.1	1	29.2	3.3	1	386	17	58	33	0.4	0.3	0.05	0.06	0.67	0.27	-	25.2	8.3	7.8	0.29	-
蘋果蕉	93	73.4	1.3	0.3	1.1	24	2.1	0	376	8	34	19	0	0.4	0.06	0.05	1.37	0.62	-	-	6.6	0	0.22	-
桑葚	32	91	1.1	0.4	0.5	7	1.3	1	180	41	11	24	0.4	0.2	0.03	0.08	0.85	0.04	-	-	9.2	5.4	0.54	-
桑葚汁	25	92.7	0.8	0.2	0.4	5.9	0.4	0	141	27	10	16	0	0.3	0.02	0.05	0.94	0.03	-	-	8.6	5	0.42	-
水蜜桃平均值	39	88.8	0.9	0.2	0.4	9.7	1.7	2	205	5	8	21	0.2	0.3	0.01	0.03	0.47	0.03	-	5.7	6.6	13.1	0.73	-
水蜜桃	40	88.6	0.9	0.2	0.5	9.9	1.3	3	187	5	9	22	0.3	0.4	0.01	0.03	0.77	0.03	-	-	6.6	24.4	0.72	-
甜蜜桃	39	88.9	0.9	0.2	0.4	9.6	2	2	224	5	8	20	0.3	0.2	0.01	0.04	0.16	0.03	-	5.7	6.6	1.7	0.73	-
脆桃平均值	44	87.3	0.9	0.1	0.5	11.1	2.5	2	217	7	9	20	0.4	0.3	0.01	0.02	0.54	0.04	-	-	6.1	10.8	0.83	-
白油桃	37	89.6	0.6	0.1	0.3	9.3	2.6	1	182	5	7	20	0.3	0.4	0.03	0.01	0.38	0.09	-	-	2.7	0	0.28	-
玫瑰桃	51	85.3	1.2	0.1	0.6	12.8	1.7	7	200	7	10	25	0.2	0.1	0	0.03	0.8	-	-	-	6	43.3	-	-
福壽桃	47	86.4	0.9	0.2	0.6	11.9	3.1	0	238	9	10	18	0.3	0.5	0.01	0.03	0.86	0.02	-	-	8.5	0	1.08	-
壽桃	42	87.9	1	0.2	0.5	10.5	2.7	0	249	6	8	23	0.6	0.5	0.01	0.03	0.11	0.02	-	-	7.4	0	1.12	-
蟠桃	45	87.3	0.9	0.2	0.4	11.3	1.7	0	185	13	9	23	0.3	0.4	0.01	0.04	0.65	0.03	-	-	6.8	0	0.78	-
荔枝平均值	65	81.8	1	0.2	0.4	16.5	0.8	1	185	4	14	25	0.1	0.3	0.03	0.06	0.42	0.09	-	14.9	52.3	0	0.11	-
玉荷苞荔枝	68	80.9	1.2	0.2	0.4	17.3	0.8	0	190	2	14	27	0.1	0.2	0.03	0.06	0.47	0.1	-	14.9	60.4	0.1	0.15	-
黑葉仔荔枝	62	82.7	0.9	0.2	0.4	15.8	0.9	2	180	6	15	23	0.2	0.5	0.02	0.05	0.37	0.07	-	-	44.3	0	0.08	-
冷凍荔枝	28	91.9	0.4	0.1	0.4	7.2	0.6	9	130	4	12	27	0.2	0.2	0	0.04	0.38	0.02	-	-	39.9	0	-	-
草莓	39	89	1	0.2	0.5	9.3	1.8	7	199	16	14	23	0.3	0.1	0.02	0.04	0.78	0.06	-	82.8	69.2	2.5	0.35	-
胭脂梅	35	90	0.5	0.1	0.5	8.8	2	1	245	8	8	14	0.2	0.1	0.03	0.03	0.52	0.09	-	-	4.9	28.9	1.07	-

食物名稱	熱量 (kcal)	水分 (g)	粗蛋白 (g)	粗脂肪 (g)	灰分 (g)	碳水化合物 (g)	膳食纖維 (g)	鈉 (mg)	鉀 (mg)	鈣 (mg)	鎂 (mg)	磷 (mg)	鐵 (mg)	鋅 (mg)	維生素 B₁ (mg)	維生素 B₂ (mg)	菸鹼素 (mg)	維生素 B₆ (mg)	維生素 B₁₂ (μg)	葉酸 (ug)	維生素 C (mg)	維效生素 A力 (RE) (ug)	維效生素 E力 (α-TE) (mg)	膽固醇 (mg)
西洋梨平均值	53	85.3	0.3	0.2	0.3	14.1	2.1	0	112	9	6	11	0.2	0.1	0.01	0.02	0.17	0.02	-	4.4	4.6	0.9	0.11	-
西洋梨（青皮）	62	82.8	0.3	0.2	0.3	16.5	2.6	0	119	8	7	13	0.1	0.1	0.01	0.02	0.27	0	-	-	6.6	2.7	0.2	-
西洋梨（紅皮）	53	85.3	0.3	0.2	0.3	13.9	1.8	1	122	8	5	11	0.1	0.1	0.01	0.02	0	0.03	-	4.4	4.7	0.1	0.09	-
西洋梨（黃皮）	44	87.7	0.2	0.1	0.2	11.8	1.9	0	96	11	7	9	0.3	0.2	0.02	0.02	0.24	0.04	-	-	2.5	0	0.05	-
本水梨	34	90.4	0.4	0	0.1	9	1.2	0	107	5	6	9	0	0	0.03	0.02	0.03	0.01	-	-	2.9	0	0	-
大雪梨	42	88.1	0.3	0.1	0.4	11.1	1.1	0	147	3	6	13	0.2	0.1	0.03	0.01	0.41	0.03	-	3	4.7	0	0.13	-
新世紀梨	42	88.3	0.4	0.2	0.4	10.7	1.8	6	115	3	5	11	0.1	0.2	0.02	0.02	0.31	0.01	-	-	4.2	0	0.19	-
新興梨	44	87.5	0.2	0.1	0.4	11.9	1.4	0	145	2	6	13	0	0.4	0.03	0.02	0.18	0.08	-	-	2.9	0	0.01	-
橫山梨	47	86.8	0.4	0.1	0.3	12.4	1.9	5	131	2	6	11	0.1	0.3	0.02	0.06	0.17	0.05	-	-	3.1	0	0.07	-
豐水梨	36	89.7	0.5	0.1	0.4	9.4	1	0	157	2	6	15	0.1	0.2	0.04	0.02	0.2	0.01	-	6.6	4.5	0	0.11	-
將軍蜜梨	50	86	0.4	0.1	0.2	13.3	0.9	0	114	12	7	9	0.7	0.4	0.04	0.02	0.47	0.04	-	2.7	1.9	0	0.05	-
梨山蜜梨	47	86.6	0.3	0.1	0.4	12.6	1.6	0	123	1	4	12	0	0.1	0.03	0.03	0.48	0	-	-	2.9	0	0.05	-
甜瓜平均值（光皮）	30	91.4	0.9	0.1	0.4	7.2	0.6	13	225	9	9	10	0.3	0.3	0.02	0.02	0.32	0.08	-	5.6	10.8	11.2	0.1	-
太陽洋香瓜	32	90.5	1.2	0	0.5	7.8	0.1	3	281	3	7	11	0.4	0.3	0.02	0.02	0.41	0.1	-	-	6.8	0	0.11	-
狀元瓜	27	92	0.7	0.1	0.5	6.6	0.8	18	219	13	12	9	0.2	0.2	0.01	0.01	0.34	0.05	-	5.6	12.2	24.2	0.08	-
蜜世界洋香瓜	29	91.6	0.7	0.1	0.4	7.1	0.9	19	176	10	7	10	0.4	0.5	0.03	0.01	0.19	0.1	-	-	13.4	9.4	0.1	-
甜瓜平均值（東洋脆瓜）	37	89.3	1	0.2	0.7	8.9	0.5	9	330	8	11	21	0.3	0.3	0.04	0.03	0.72	0.09	-	14.3	19.8	7.6	0.07	-
美濃瓜	37	89.3	1.1	0.2	0.7	8.8	0.5	8	338	10	12	19	0.3	0.3	0.04	0.03	0.7	0.08	-	14.3	22.9	2.7	0.08	-
黃香瓜	30	91	0.6	0.2	0.7	7.5	0.6	16	240	7	7	16	0.2	0.2	0.01	0.04	0.5	0.05	-	-	18	20		-

食物名稱	熱量 (kcal)	水分 (g)	粗蛋白 (g)	粗脂肪 (g)	灰分 (g)	碳水化合物 (g)	膳食纖維 (g)	鈉 (mg)	鉀 (mg)	鈣 (mg)	鎂 (mg)	磷 (mg)	鐵 (mg)	鋅 (mg)	維生素B_1 (mg)	維生素B_2 (mg)	菸鹼素 (mg)	維生素B_6 (mg)	維生素B_{12} (μg)	葉酸 (ug)	維生素C (mg)	維生素A效力 (RE)(ug)	維生素E效力 (α-TE)(mg)	膽固醇 (mg)
嘉玉甜瓜	43	87.6	1.3	0.1	0.6	10.4	0.6	4	413	6	13	27	0.3	0.3	0.05	0.02	0.95	0.14	-	-	18.7	0	0.06	-
新世紀哈密瓜	39	88.7	0.7	0	0.5	10.1	0.5	9	259	10	12	14	0.2	0.1	0.02	0.02	0.27	0.14	-	-	24.7	60.7	0.06	-
新疆哈密瓜	28	91.8	0.7	0.1	0.6	6.9	0.7	29	190	15	14	13	0.3	0.3	0.01	0.01	0.35	0.02	-	-	25.5	342.6		-
甜瓜平均值（網紋）	37	89.3	0.9	0	0.5	9.3	0.6	13	270	8	14	15	0.5	0.4	0.04	0.03	0.25	0.12	-	14.6	15.2	108	0.12	-
七股香洋香瓜	40	88.4	0.6	0.1	0.5	10.5	0.6	9	323	5	14	22	0.7	0.5	0.06	0.02	0.31	0.13	-	19.4	16.3	144	0.11	-
天香洋香瓜	44	87.1	0.8	0	0.5	11.6	0.5	9	241	8	15	14	0.4	0.4	0.04	0.03	0.38	0.15	-	-	13.8	0	0.05	-
秋香洋香瓜	34	90	1	0	0.5	8.4	0.5	16	232	10	16	13	0.3	0.3	0.04	0.03	0.32	0.11	-	-	14.6	75.1	0.03	-
紅寶石洋香瓜	39	88.6	1.2	0	0.6	9.6	0.6	14	260	11	15	22	0.5	0.4	0.06	0.02	0.4	0.07	-	-	12.6	224.2	0.08	-
香華洋香瓜	30	91.2	0.7	0	0.3	7.7	0.4	20	184	5	10	7	0.6	0.3	0.02	0.02	0.11	0.06	-	9.8	15.5	2.9	0.08	-
藍寶石洋香瓜	34	90.2	1.1	0	0.4	8.2	1	12	378	12	14	11	0.5	0.4	0.04	0.02	0	0.2	-	-	18.7	201.9	0.4	-
奇異果	106	70.3	1.4	0.3	0.6	27.3	6.1	3	289	20	11	20	0.6	0.8	0.06	0.04	1.44	0.32	-	6.6	35.2	47.5	3.62	-
印度棗平均值（大）	43	87.7	1.1	0.1	0.4	10.7	1.6	2	191	7	5	17	0.3	0.2	0.02	0.03	1.15	0.04	-	-	36.5	8	0.12	-
印度棗（長形）	43	87.8	1.2	0.2	0.4	10.4	1.7	4	208	6	6	18	0.2	0.2	0.02	0.03	1.83	0.03	-	-	35.8	6.8	0.07	-
蜜棗（圓形）	44	87.6	0.9	0.1	0.4	11	1.6	1	174	8	5	15	0.3	0.2	0.03	0.03	0.47	0.04	-	6.6	37.2	7.5	0.17	-
珍珠蜜棗	46	86.7	1.1	0	0.5	11.7	2.2	1	248	8	7	16	0.4	0.3	0.03	0.04	0.43	0.05	-	-	25.8	7.1	0.18	-
台灣土棗	88	75.1	0.9	0.3	0.7	23	3.9	1	324	30	16	33	0.3	0.7	0.11	0.1	0.89	0.25	-	-	92.7	0.3	0.12	-
紅棗	227	35.8	3.2	0.3	1.2	59.5	7.7	10	597	50	35	70	1.7	0.4	0.09	0.12	1.95	0.12	-	-	1	0	0.25	-
黑棗	230	34.8	2.7	0.2	1.3	60.9	10.8	3	600	67	34	53	2.4	0.4	0.06	0.15	1.56	0.15	-	-	1	0	0	-

食物名稱	熱量 (kcal)	水分 (g)	粗蛋白 (g)	粗脂肪 (g)	灰分 (g)	碳水化合物 (g)	膳食纖維 (g)	鈉 (mg)	鉀 (mg)	鈣 (mg)	鎂 (mg)	磷 (mg)	鐵 (mg)	鋅 (mg)	維生素 B_1 (mg)	維生素 B_2 (mg)	菸鹼素 (mg)	維生素 B_6 (mg)	維生素 B_{12} (μg)	葉酸 (ug)	維生素 C (mg)	維生素 A 效力 (RE) (ug)	維生素 E 效力 (α-TE) (mg)	膽固醇 (mg)
芭樂平均值（白肉）	38	89.1	0.7	0.1	0.5	9.6	3.6	2	142	7	5	13	0.2	0.8	0.03	0.02	0.66	0.08	-	55.6	120.9	6.9	0.21	-
土芭樂	39	88.8	0.7	0.1	0.4	10	5	5	150	4	6	15	0.1	0.2	0.03	0.01	0.5	0.03	-	-	80.7	15.5		-
牛乳芭樂	33	89.8	0.5	0.1	1	8.5	3.3	0	98	6	3	11	0.3	0.5	0.03	0.03	0.64	0.07	-	-	145.5	0	0.21	-
世紀芭樂	40	88.7	0.7	0.1	0.4	10.3	3.4	0	160	15	6	13	0.2	0.3	0.03	0.04	0.99	0.25	-	-	131.2	2.6	0.23	-
珍珠芭樂	42	88.1	0.7	0.2	0.4	10.6	3.7	0	176	7	6	14	0.1	0.2	0.03	0.04	0.81	0.07	-	55.6	193.7	2.8	0.29	-
泰國芭樂	38	89	0.8	0.1	0.4	9.7	3	5	150	4	6	15	0.1	0.2	0.03	0.01	0.5	0.03	-	-	81	15		-
魚子芭樂	33	90.4	0.7	0	0.3	8.6	2.9	0	115	4	5	12	0	3.5	0.03	0.02	0.52	0.05	-	-	93.1	5.7	0.12	-
紅心芭樂	42	88	0.8	0.1	0.4	10.7	3.9	1	166	5	6	15	0.2	0.2	0.04	0.04	1	0.14	-	-	214.4	61.9	0.38	-
大番茄平均值（紅色系）	18	94.5	0.8	0.1	0.5	4.1	1	2	217	10	9	24	0.3	0.3	0.04	0.02	0.37	0.11	-	-	14	169.2	0.51	-
牛番茄	18	94.7	0.7	0.1	0.5	4	1	2	227	7	10	28	0.5	0.3	0.04	0.01	0.29	0.1	-	-	12.3	132	0.36	-
紅番茄	19	94.1	0.9	0	0.6	4.4	0.8	2	247	10	10	27	0.3	0.3	0.05	0.02	0.44	0.1	-	-	14.8	65.8	0.54	-
桃太郎番茄	17	94.8	0.7	0	0.5	4	1.2	3	178	14	7	19	0.2	0.2	0.04	0.03	0.38	0.13	-	-	14.9	309.9	0.64	-
黃番茄	22	93.2	0.9	0.1	0.6	5.3	0.5	3	230	10	15	25	0	0.2	0.05	0.1	1.77	0.04	-	-	25.1	29.9	0.77	-
大番茄平均值（綠色系）	21	93.8	0.7	0.1	0.4	5	1	3	195	10	10	19	0.4	0.3	0.05	0.02	0.36	0.11	-	14.7	15.6	125.3	0.61	-
粉柿番茄	17	94.8	0.8	0	0.4	4	0.8	2	184	8	8	19	0.4	0.4	0.05	0.01	0	0.07	-	-	13.7	26.1	0.17	-
黑柿番茄	22	93.6	0.4	0.1	0.4	5.6	1	1	189	10	7	19	0.4	0.2	0.06	0.02	0.57	0.14	-	14.7	13.7	99	1.05	-
橙番茄	24	93.1	0.9	0.1	0.5	5.4	1.1	6	210	11	13	21	0.4	0.2	0.05	0.03	0.52	0.11	-	-	19.4	242.6	0.62	-
小番茄平均值（紅色系）	31	90.9	0.9	0.2	0.6	7.3	1.7	6	269	14	11	24	0.8	0.2	0.07	0.05	0.6	0.2	-	-	43.5	1162.8	0.63	-

食物名稱	熱量 (kcal)	水分 (g)	粗蛋白 (g)	粗脂肪 (g)	灰分 (g)	碳水化合物 (g)	膳食纖維 (g)	鈉 (mg)	鉀 (mg)	鈣 (mg)	鎂 (mg)	磷 (mg)	鐵 (mg)	鋅 (mg)	維生素B₁ (mg)	維生素B₂ (mg)	菸鹼素 (mg)	維生素B₆ (mg)	維生素B₁₂ (μg)	葉酸 (ug)	維生素C (mg)	維生素A效力 (RE) (ug)	維生素E效力 (α-TE) (mg)	膽固醇 (mg)
聖女小番茄	33	91	1.1	0.7	0.5	6.7	1.5	10	200	16	10	26	0.5	0.2	0.04	0.04	0.59	0.14	-	-	49.9	609.8	0.83	-
試交二號小番茄	28	91.5	0.7	0	0.6	7.2	1.9	3	271	13	11	24	0.5	0.2	0.08	0.05	0.46	0.18	-	-	30.5	456.3	0.81	-
櫻桃小番茄	33	90.4	0.9	0.1	0.6	8.1	1.6	6	336	12	12	22	1.4	0.2	0.08	0.05	0.74	0.28	-	-	50.3	2422.3	0.24	-
黃金小番茄	29	91.5	0.8	0.2	0.7	6.8	1.2	3	390	11	12	25	0.3	0	0.09	0.06	0.64	0.14	-	14	37.3	23.9	1.41	-
小番茄平均值（橙色系）	30	91.1	1.1	0.2	0.8	6.9	1.3	4	247	12	11	18	0.3	0.4	0.08	0.04	0.94	0.2	-	13	39.7	280	1.68	-
金女小番茄	29	90.8	1.1	0.1	1.4	6.6	1.2	3	283	14	12	18	0	0.2	0.07	0.03	1.35	0.19	-	-	31.9	0	1.57	-
黃金聖女小番茄	30	91.4	1	0.1	0.5	7	1.6	3	252	11	12	21	0.4	0.9	0.09	0.05	0.89	0.22	-	13	37.8	252.5	2.26	-
橙番茄	31	91	1.2	0.2	0.5	7	1.2	0	208	11	10	14	0.4	0	0.07	0.05	0.57	0.2	-	6.1	49.3	587.6	1.23	-
楊桃平均值	32	90.8	0.5	0.1	0.3	8.2	1.3	0	152	2	6	9	0.2	0.4	0.03	0.03	0.3	0.06	-	-	44.3	3.6	0.19	-
楊桃（11月取樣）	31	91.2	0.4	0	0.3	8	1	0	151	1	6	8	0.3	0.3	0.03	0.03	0.28	0.02	-	-	32.3	9.3	0.06	-
楊桃（2月取樣）	29	91.6	0.4	0.1	0.3	7.6	1.5	0	136	2	4	9	0.2	0.5	0.02	0.03	0.53	0.03	-	-	43	0	0.14	-
楊桃（4月取樣）	32	90.7	0.7	0.1	0.5	8.1	1.5	0	168	3	8	10	0.1	0.1	0.02	0.03	0.31	0.04	-	6.1	57.8	5.2	0.33	-
楊桃（5月取樣）	34	90.2	0.6	0.1	0.3	8.7	0.9	0	171	2	6	10	0	0.2	0.03	0.03	0.09	0.07	-	-	36.5	0	0.1	-
楊桃（9月取樣）	33	90.5	0.5	0	0.2	8.8	1.4	0	133	1	6	9	0.2	0.7	0.04	0.03	0.29	0.11	-	-	52.1	3.4	0.3	-
美國紅葡萄	69	81.1	0.4	0.4	0.4	17.7	0.5	8	166	5	6	25	0.2	0	0.03	0.01	0.1	0.05	-	-	2.6	3.2	0.08	-

食物名稱	熱量 (kcal)	水分 (g)	粗蛋白 (g)	粗脂肪 (g)	灰分 (g)	碳水化合物 (g)	膳食纖維 (g)	鈉 (mg)	鉀 (mg)	鈣 (mg)	鎂 (mg)	磷 (mg)	鐵 (mg)	鋅 (mg)	維生素 B_1 (mg)	維生素 B_2 (mg)	菸鹼素 (mg)	維生素 B_6 (mg)	維生素 B_{12} (µg)	葉酸 (ug)	維生素 C (mg)	維生素 A效力 (RE) (ug)	維生素 E力 (α-TE) (mg)	膽固醇 (mg)
巨峰葡萄	64	82.4	0.5	0.3	0.3	16.6	0.2	1	122	5	4	14	0.1	0.1	0.03	0.01	0.15	0.06	-	3.7	2.2	0.5	0.07	-
綠葡萄平均值	58	83.7	0.5	0.2	0.3	15.3	0.4	4	150	3	4	20	0.2	0.2	0.05	0.01	0.03	0.06	-	-	3.2	50.7	0.12	-
美國綠葡萄	64	82	0.5	0.2	0.5	16.8	0.4	7	164	4	6	23	0.3	0.2	0.06	0.01	0.05	0.04	-	-	4.5	92.5	0.17	-
意大利葡萄	52	85.5	0.5	0.1	0.2	13.7	0.4	0	136	2	3	16	0.2	0.2	0.04	0.01	0	0.07	-	-	1.9	7.1	0.07	-
美國紅葡萄（含皮）	61	82.7	0.4	0.1	0.4	16.3	0.8	1	214	7	6	19	0.7	0.3	0.04	0.02	0.1	0.11	-	-	1.6	0	0.1	-
美國紫葡萄（含皮）	80	77.3	0.4	0	0.4	21.9	0.7	1	228	7	7	21	0.8	0.3	0.05	0.03	0	0.07	-	-	3.8	2.4	0.29	-
美國黑葡萄（含皮）	63	82.4	0.6	0.2	0.4	16.4	0.8	0	213	9	6	25	0.6	0.3	0.07	0.02	0.1	0.11	-	-	2.6	1.5	0.31	-
美國綠葡萄（含皮）	87	75.5	0.6	0.4	0.8	22.7	0.8	1	264	10	8	23	0.3	0.2	0.06	0.02	0	0.09	-	-	5.3	0.9	0.34	-
無子紅葡萄（含皮）	72	79.9	0.5	0.1	0.3	19.2	0.6	3	194	12	8	20	0.3	0.4	0.04	0.02	0	0.06	-	-	4	8.9	0.26	-
黑美人葡萄（含皮）	66	81.6	0.5	0.1	0.4	17.4	0.5	0	187	8	7	24	0	0.6	0.05	0.01	0	0.05	-	-	1.8	36.8	0.16	-
金香葡萄（含皮）	60	83	0.6	0.1	0.3	16	0.5	0	205	7	6	26	0.4	0.1	0.05	0.02	0.13	0.09	-	-	4.1	0.6	0.17	-
酪梨平均值（綠皮）	73	85.5	1.5	4.8	0.6	7.5	3.8	1	271	5	19	30	0.2	0.6	0.05	0.14	1.3	0.31	-	-	15.1	32.9	1.09	-
酪梨（綠皮）	65	86.1	1.6	3.7	0.6	7.9	3.4	2	251	6	19	33	0.3	0.7	0.05	0.1	1.5	0.23	-	-	9.9	42.5	1.1	-
酪梨（室溫存放0天）	80	85	1.5	5.9	0.5	7.1	4.2	0	291	3	20	28		0.5	0.06	0.18	1.1	0.39	-	-	20.2	14.2	1.08	-

食物名稱	熱量 (kcal)	水分 (g)	粗蛋白 (g)	粗脂肪 (g)	灰分 (g)	碳水化合物 (g)	膳食纖維 (g)	鈉 (mg)	鉀 (mg)	鈣 (mg)	鎂 (mg)	磷 (mg)	鐵 (mg)	鋅 (mg)	維生素B$_1$ (mg)	維生素B$_2$ (mg)	菸鹼素 (mg)	維生素B$_6$ (mg)	維生素B$_{12}$ (μg)	葉酸 (ug)	維生素C (mg)	維生素A效力 (ug RE)	維生素E效力 (mg α-TE)	膽固醇 (mg)
酪梨（室溫存放3天）	84	84.8	1.4	6.8	0.6	6.3	2.9	0	361	3	19	34	0	0.5	0.06	0.22	1.78	0.46	-	-	12	10.1	1.44	-
酪梨（室溫存放6天）	92	83.2	1.5	7.6	1.1	6.6	5.7	1	385	4	24	38	0	0.6	0.06	0.17	2.31	0.4	-	-	5.1	7.9	1.49	-
突目1號鳳梨	56	84.4	0.6	0.2	0.3	14.5	1	0	191	4	7	8	0.3	0.4	0.1	0.03	0	0.13	-	-	10.9	0	0.06	-
鳳梨平均值（3品交種）	53	85.2	0.7	0.1	0.3	13.6	1.1	0	162	10	12	11	0.3	0.4	0.08	0.04	0.2	0.15	-	11.2	12	2.9	0.02	-
甘蔗鳳梨	57	83.8	0.7	0.1	0.3	15.1	1.4	0	122	9	14	10	0.4	0.4	0.06	0.04	0	0.12	-	3.8	11.7	0	0.01	-
甜蜜蜜鳳梨	42	87.9	1	0.1	0.4	10.6	0.9	2	225	17	13	15	0.4	0.9	0.12	0.04	0.36	0.24	-	-	6	10.2	0.02	-
金鑽鳳梨	50	85.8	0.5	0.1	0.3	13.2	1.1	1	133	5	12	8	0.1	0.2	0.07	0.03	0.03	0.1	-	18.6	23.5	1.5	0.02	-
牛奶鳳梨	60	83.2	0.8	0.3	0.3	15.4	0.7	2	170	11	10	10	0.4	0.3	0.07	0.06	0.42	0.14	-	-	6.9	0	0.02	-
蓮霧平均值（粉紅色種）	35	90.1	0.4	0.2	0.2	9	0.8	2	95	3	6	8	0.1	0.2	0.03	0.02	0.43	0.03	-	20.1	10	1	0.15	-
紅寶石蓮霧	33	91.1	0.5	0.3	0.2	8.1	0.7	2	83	2	5	8	0.1	0.3	0.04	0.01	0.03	0.08	-	-	7.6	1.6	0.18	-
黑金剛蓮霧	34	90.3	0.5	0.1	0.3	8.8	0.9	1	95	4	5	8	0	0.2	0.03	0.03	1.17	0	-	-	10.1	0	0.11	-
黑珍珠蓮霧	39	89	0.4	0.1	0.2	10.2	0.9	2	107	4	6	9	0.3	0	0.03	0.02	0.09	0.01	-	20.1	12.2	1.2	0.16	-
龍眼	73	79.7	1.1	0.5	0.7	17.9	1.8	3	282	5	9	29	0.4	0.3	0.01	0.14	0.61	0.11	-	-	95.4	0	0.01	-
龍眼乾	277	18.2	5.1	0.7	5.3	70.7	2.9	5	1235	49	48	145	1.3	0.7	0.03	0.42	2.78	0.35	-	-	0.2	0	0.02	-
帶核龍眼乾	278	19.7	4.6	0.1	2.8	72.9	3.1	0	1044	30	31	96	0.9	0.6	0.02	0.46	1.99	0.77	-	-	0	0	0.02	-
蘋果平均值（青皮）	49	86.3	0.3	0.2	0.3	13	1.5	4	113	4	4	11	0.1	0.2	0.05	0.01	0.1	0.04	-	-	3.1	91.9	0.05	-
青龍蘋果	52	85.4	0.3	0.2	0.3	13.8	1.3	5	124	4	5	13	0.1	0.2	0.01	0.01	0.05	0.04	-	-	2.9	178.4	0.04	-

食物名稱	熱量 (kcal)	水分 (g)	粗蛋白 (g)	粗脂肪 (g)	灰分 (g)	碳水化合物 (g)	膳食纖維 (g)	鈉 (mg)	鉀 (mg)	鈣 (mg)	鎂 (mg)	磷 (mg)	鐵 (mg)	鋅 (mg)	維生素B$_1$ (mg)	維生素B$_2$ (mg)	菸鹼素 (mg)	維生素B$_6$ (mg)	維生素B$_{12}$ (µg)	葉酸 (ug)	維生素C (mg)	維生素A效力 (RE) (ug)	維生素E效力 (α-TE) (mg)	膽固醇 (mg)
翠玉青蘋果	46	87.1	0.3	0.1	0.2	12.2	1.7	3	102	3	3	9	0.2	0.2	0.09	0.01	0.15	0.03	-	-	3.4	5.4	0.07	-
翠玉青蘋果(帶皮)	54	85	0.4	0.2	0.3	14.1	2.3	5	136	5	6	12	0.2	0	0.03	0.01	0.1	0.03	-	-	2.4	9.8	0.13	-
美國五爪蘋果	51	85.8	0.2	0.1	0.2	13.8	1.6	2	118	3	3	10	0.3	0.4	0.01	0.01	0.09	0.02	-	-	1.7	5.8	0.19	-
蘋果平均值(混色)	51	85.6	0.2	0.1	0.2	13.9	1.3	1	114	4	3	10	0.1	0.4	0.02	0.01	0.05	0.04	-	-	2.9	1.2	0.1	-
加拉蘋果	55	84.6	0.2	0.1	0.2	15	1.5	0	113	5	4	11	0	0.5	0.02	0.01	0	0.05	-	-	1.5	0	0.07	-
津輕蜜蘋果	56	84.2	0.2	0.2	0.3	15.1	1.4	1	135	3	2	8	0.3	0.2	0.03	0.02	0.1	0.04	-	-	3.7	0	0.12	-
秋香蘋果	45	87.2	0.3	0	0.2	12.3	1.2	0	95	2	3	10	0.2	0.4	0.02	0.01	0	0.03	-	-	3.6	1.5	0.09	-
富士蘋果	49	86.3	0.2	0.1	0.3	13.1	1.3	3	113	4	3	9	0.2	0.3	0.01	0.01	0.09	0.04	-	-	2.6	3.2	0.1	-
富士蘋果(帶皮)	45	87.6	0.2	0.1	0.1	11.9	1.7	3	94	6	4	7	0.1	0.1	0.02	0.01	0.02	0.05	-	-	4.9	0	0.17	-
金冠蘋果	49	86.3	0.4	0.1	0.3	13	1.5	0	128	3	4	11	0	0.3	0.03	0.01	0.06	0.05	-	-	4.4	0	0.06	-
釋迦	104	70	2.2	0.1	1.1	26.6	2.7	7	390	18	29	46	0.3	0.2	0.02	0.14	0.3	0.05	-	-	99	0	-	-
鳳梨釋迦	102	71.5	1.5	0.4	0.6	26	1.7	2	258	15	26	26	0.5	0.2	0.1	0.1	0.67	0.21	-	17.3	27.3	0	0.16	-
人心果	83	77.5	0.6	0.8	0.6	20.5	9	10	250	18	10	10	0.2	0.1	0	0.01	0.3	0.03	-	-	39	3.3	-	-
山竹	69	80.8	0.6	0.3	0.2	18.1	1.6	3	82	11	20	12	0.1	0.2	0.06	0.05	0.4	0.09	-	-	2.9	5.8	0.52	-
安石榴	67	80.7	1.7	0.1	0.7	16.8	4.6	8	200	15	15	40	0.4	0.4	0.01	0.04	0.2		-	-	15	1.3	-	-
紅毛丹	73	80	1	0.7	0.4	17.9	1.5	8	152	16	14	23	0.5	0.4	0.01	0.04	0.33	0.11	-	-	32.9	0.3	0	-
香瓜茄	24	93	0.4	0.1	0.2	6.2	0.7	3	131	7	5	9	0.2	0.2	0.02	0.03	0.19	0.05	-	10.9	27.8	8.1	0.04	-
榴槤	136	63.3	2.6	1.6	0.9	31.6	3.8	3	440	5	147	30	0.2	0.5	0.2	0.23	0.81	0.34	-	-	52.2	1.7	1.61	-

食物名稱	熱量 (kcal)	水分 (g)	粗蛋白 (g)	粗脂肪 (g)	灰分 (g)	碳水化合物 (g)	膳食纖維 (g)	鈉 (mg)	鉀 (mg)	鈣 (mg)	鎂 (mg)	磷 (mg)	鐵 (mg)	鋅 (mg)	維生素 B₁ (mg)	維生素 B₂ (mg)	菸鹼素 (mg)	維生素 B₆ (mg)	維生素 B₁₂ (μg)	葉酸 (ug)	維生素 C (mg)	維效生素A力 (RE) (ug)	維效生素E力 (α-TE) (mg)	膽固醇 (mg)
櫻桃	75	78.8	1.2	0.3	0.7	19.1	1.3	2	236	15	13	23	0.2	0.2	0.02	0.04	0.1	0.04	-	-	10.7	2	0.12	-
白櫻桃	69	80.4	0.7	0.1	0.5	18.4	1.1	1	224	18	12	18	0.6	0.4	0.03	0.02	0	0.09	-	-	4.5	0	0.13	-

4. 蔬菜類

食物名稱	熱量 (kcal)	水分 (g)	粗蛋白 (g)	粗脂肪 (g)	灰分 (g)	碳水化合物 (g)	膳食纖維 (g)	鈉 (mg)	鉀 (mg)	鈣 (mg)	鎂 (mg)	磷 (mg)	鐵 (mg)	鋅 (mg)	維生素B₁ (mg)	維生素B₂ (mg)	菸鹼素 (mg)	維生素B₆ (mg)	維生素B₁₂ (μg)	葉酸 (ug)	維生素C (mg)	維生素A力 (RE)(ug)	維生素E力 (α-TE)(mg)	膽固醇 (mg)
牛蒡	84	76.9	2.5	0.4	1.1	19.1	5.1	15	358	46	50	93	0.8	0.8	0.05	0.04	0.31	0.09	-	-	3.3	1.1	0.12	-
胡蘿蔔平均值	39	89.3	1.1	0.1	0.6	8.9	2.6	89	198	27	11	29	0.3	0.2	0.04	0.04	0.31	0.15	-	16.5	5.4	2072.2	0.39	-
胡蘿蔔	37	89.6	1	0.2	0.8	8.5	2.7	67	267	30	13	39	0.5	0.3	0.05	0.04	0.61	0.13	-	16.5	5.2	1120.1	0.56	-
向陽二號胡蘿蔔	44	88.1	0.6	0.1	0.5	10.6	2.5	92	102	24	9	21	0.2	0.3	0.04	0.03	0.16	0.07	-	-	6.6	1672.2	0.2	-
澳洲胡蘿蔔(細長型)	34	90.2	1.7	0.1	0.5	7.5	2.7	109	225	26	11	27	0.3	0.2	0.03	0.05	0.18	0.24	-	-	4.5	3231.4	0.41	-
黃胡蘿蔔	42	88.4	1.1	0.3	0.9	9.4	4.1	65	338	28	12	35	0.3	0	0.1	0.03	0.32	0.06	-	21.8	3.2	162.3	2.06	-
冷凍胡蘿蔔	13	96	0.5	0.1	0.5	3	2.2	65	120	36	13	25	0.5	0.2	0.03	0.03	0.17	0.01	-	-	2.4	3600.5	-	-
根莖菜根	34	89.9	1.3	0.1	0.9	7.8	2.3	146	294	14	14	20	0.2	0.2	0.02	0.02	0.42	0.08	-	-	3.4	0	0.04	-
白蘿蔔平均值	18	95.2	0.5	0.1	0.3	3.9	1.1	46	125	24	9	17	0.1	0.3	0.02	0.01	0.09	0.07	-	16.2	13.9	0	0	-
白蘿蔔	16	95.5	0.7	0.1	0.4	3.3	1.1	27	151	23	9	19	0.3	0.2	0.02	0.02	0.19	0.09	-	16.2	15.3	0	0	-
白蘿蔔(長形)	19	94.8	0.4	0.1	0.2	4.4	1.1	65	98	26	8	15	0	0.4	0.02	0.01	0	0.06	-	-	12.4	0	0	-
櫻桃蘿蔔	11	96.5	0.6	0	0.5	2.3	1	43	237	22	7	13	0.3	0.2	0.01	0.02	0.12	0.04	-	-	8.3	0	0	-
青蘿蔔	33	90.1	1.8	0.1	1	7	1.6	13	391	50	17	42	0.4	0.6	0.05	0.04	0.56	0.38	-	-	25	0	0	-
蘿蔔乾	58	75.8	2.2	1.2	10	10.8	7.2	3279	400	92	41	34	2.1	0.5	0.01	0.04	0.44	0.06	-	-	0.1	0	-	-
百合鱗片	137	62.4	3.8	0.1	1.4	32.3	2.7	4	570	11	24	66	0.8	0.8	0.11	0.13	1.6	0.02	-	-	8.8	0	0.1	-
乾百合鱗片	304	15.6	11.8	0.7	3.4	68.4	26	90	1240	31	43	216	5.2	2.2	0.03	0.01	0.98	0.05	-	-	0	0	0.33	-
芋莖	20	94.2	1.1	0.5	0.9	3.4	1.5	4	410	33	15	32	0.3	0.4	0.03	0.03	0.4		-	-	11	39.2	-	-
金針菜嫩莖	24	93.4	0.7	0.2	0.4	5.3	2.1	1	211	10	5	20	0.2	0.3	0.06	0.06	0.3	0.04	-	75.5	22.7	19.8	0.94	-

食物名稱	熱量 (kcal)	水分 (g)	粗蛋白 (g)	粗脂肪 (g)	灰分 (g)	碳水化合物 (g)	膳食纖維 (g)	鈉 (mg)	鉀 (mg)	鈣 (mg)	鎂 (mg)	磷 (mg)	鐵 (mg)	鋅 (mg)	維生素B₁ (mg)	維生素B₂ (mg)	菸鹼素 (mg)	維生素B₆ (mg)	維生素B₁₂ (μg)	葉酸 (ug)	維生素C (mg)	維生素A力效 (RE) (ug)	維生素E力效 (α-TE) (mg)	膽固醇 (mg)
草石蠶	75	79.3	1.7	0	0.9	18	2.4	0	471	27	22	74	1.1	0.6	0.07	0.08	0.32	0.12	-	-	4.1	0	0.02	-
球莖甘藍	20	94	1.6	0.2	0.6	3.6	0.9	18	260	23	10	38	0.2	0.3	0.03	0.01	0.29	0.14	-	30.2	52.7	0	0.04	-
孟宗竹筍	40	87.3	4	0.1	1.3	7.3	2.1	12	634	55	18	76	0.5	1.7	0.07	0.1	0.5	0.19	-	-	7.2	0	1.07	-
熟桂竹筍	21	93.7	2.1	0.2	0.5	3.5	1.7	68	93	22	4	46	0.2	0.3	0.01	0.04	0.33	0.02	-	20.3	2.2	0.9	0.52	-
桂竹筍片	17	93	1	0.2	2.5	3.3	2.4	815	49	11	1	11	0.3	0.1	0	0.02	0.18	0	-	-	0	0	0	-
烏殼綠竹筍	21	93.6	1.8	0.2	0.6	3.8	1.7	17	238	11	11	31	0.3	0.6	0.06	0.06	0.36	0.1	-	23.7	4.1	0.2	0.26	-
交白筍	20	94	1.3	0.2	0.5	4	2.1	5	219	3	7	38	0.4	0.2	0.05	0.05	0.46	0.09	-	62.7	5.2	0.5	0.16	-
麻竹筍	21	93.3	2.1	0.1	0.8	3.7	2	5	309	9	9	36	0.4	0.4	0.04	0.07	0.53	0.05	-	-	3	0.2	0.21	-
冷凍麻竹筍	17	95.1	0.8	0	0.2	3.8	1.7	22	40	12	7	15	0.1	0.2	0.01	0.02	0	0.08	-	-	0	0	-	-
麻竹筍干	177	46.8	15.8	1.2	4.2	32	17	50	1805	179	25	224	5.7	4.2	0	0.1	1.11	0.25	-	-	0	0	0.53	-
綠竹筍	25	92.6	1.7	0.2	0.7	4.7	1.7	0	303	10	11	42	0.8	0.9	0.07	0.06	0.22	0.08	-	7.4	5	0	0.39	-
帶殼熟綠竹筍	25	92.4	2	0.1	0.5	4.9	1.9	1	236	8	6	38	0.4	0.7	0.12	0.04	0.66	0.04	-	-	0	36.7	0.22	-
沙拉筍塊	24	93.1	1.6	0.1	0.4	4.8	1.7	8	162	9	6	28	0.6	0.5	0.01	0.03	0.3	0.01	-	10.2	0.5	0	0.32	-
箭竹筍	22	93	2.9	0.3	0.7	3.1	2	-	2	51	3	31	0.4	0.1	0	0.01	0.14	0	-	-	0.1	0	0.77	-
熟蘆筍	19	93.8	1.8	0.3	1.2	2.9	2.1	390	2	55	2	22	0.6	0.2	0	0	0.38	0	-	9.7	0.4	0	0.52	-
白蘆筍	25	92.6	1.8	0.2	0.5	4.9	1.8	4	204	10	9	35	0.7	0.5	0.09	0.06	0.73	0.1	-	-	16.7	27.2	0.06	-
綠蘆筍平均值	22	93.1	2.4	0.2	0.7	3.6	1.3	4	271	14	16	57	1.1	0.8	0.1	0.13	1.08	0.11	-	26.8	12.3	68.5	0.38	-
綠蘆筍	22	93.4	1.3	0.2	0.6	4.5	1.4	6	220	15	11	47	1	0.3	0.07	0.13	0.98	0.1	-	26.8	9.7	132.7	0.5	-
澳洲綠蘆筍（粗粒型）	20	93.4	2.5	0.2	0.8	3.1	1.2	3	261	14	15	55	1.2	0.7	0.08	0.09	1.08	0.06		-	7.7	0	0.52	-

食物名稱	熱量 (kcal)	水分 (g)	粗蛋白 (g)	粗脂肪 (g)	灰分 (g)	碳水化合物 (g)	膳食纖維 (g)	鈉 (mg)	鉀 (mg)	鈣 (mg)	鎂 (mg)	磷 (mg)	鐵 (mg)	鋅 (mg)	維生素B₁ (mg)	維生素B₂ (mg)	菸鹼素 (mg)	維生素B₆ (mg)	維生素B₁₂ (μg)	葉酸 (ug)	維生素C (mg)	維生素A效力 (RE) (ug)	維生素E效力 (α-TE) (mg)	膽固醇 (mg)
嫩蘆筍（細短型）	23	92.5	3.3	0.2	0.7	3.2	1.2	3	332	12	21	69	1.3	1.4	0.14	0.17	1.17	0.17	-	-	19.5	72.7	0.11	-
蘆筍花	21	93.1	2.9	0.3	1	2.7	1.8	2	332	9	16	69	2.5	1.1	0.13	0.2	1.56	0.1	-	-	18.4	146.3	0.75	-
嫩蘆筍莖	16	95	1	0.2	0.7	3.1	1.2	22	310	16	16	18	0.3	0.2	0.03	0.01	0.7		-	-	4	60	-	-
嫩莖	21	94.3	0	0.3	0.6	4.8	1.4	12	270	14	15	22	0.3	0.2	0	0.01	1.03		-	-	11	3.3	-	-
粉莖	28	92	1	0.3	0.7	6.1	2.7	7	297	17	22	23	0.7	0.3	0.02	0.02	0.47	0.06	-	39.5	3	0.2	0.86	-
老莖	53	85.8	1.1	0.5	0.9	11.7	3.2	4	304	21	33	17	2	0.5	0.02	0.03	0.49	0.1	-	45	2.9	5.1	1.16	-
檳榔嫩莖	31	90.9	2.2	0.4	0.8	5.6	2.6	10	346	35	36	60	0.3	2	0.03	0.08	0.6	0.12	-	-	19.8	0	0.28	-
大蒜	122	65.6	6.7	0.2	1.1	26.4	4.2	4	423	11	20	135	1.1	0.8	0.17	0.06	0.58	0.94	-	44.8	8.3	0	0.31	-
青蒜	33	90.5	2.1	0.3	0.7	6.4	3.2	3	279	64	12	48	1.1	0.3	0.06	0.07	0.5	0.22	-	37.2	28.2	133	0.45	-
蒜苗	54	85.1	2.2	0.1	0.5	12	3.3	9	198	20	9	52	0.5	0.4	0.11	0.07	0.41	0.6	-	-	27.5	0	0.18	-
蒜	10	90.6	0.5	0.2	6.8	1.9	1.8	2586	90	35	14	33	1.6	0.3	0	0.01	0.09	7.3	-	-	1.6	0	-	-
青蔥平均值	28	92	1.4	0.2	0.5	6	2.2	3	650	114	33	83	2.2	1.6	0.06	0.07	0.35	0.1	-	46.3	15.8	41.4	1.2	-
青蔥	22	93.5	1.5	0.3	0.5	4.2	2.5	3	174	54	15	25	0.9	0.2	0.06	0.07	0.36	0.16	-	46.5	11.2	103.7	0.23	-
山東大蔥	31	91.4	1.3	0.1	0.5	6.7	1.3	8	2067	316	91	263	7.1	5.6	0.05	0.05	0.21	0.09	-	-	29.7	0	0.06	-
日本甜蔥	33	90.7	1	0.1	0.6	7.6	2.7	1	247	37	14	28	0.4	0.5	0.08	0.06	0.2	0.07	-	46	10.2	62.1	0.27	-
宜蘭粉蔥	27	92.3	1.6	0.2	0.5	5.4	2.2	1	114	47	13	17	0.4	0	0.05	0.09	0.63	0.09	-	-	12	0	4.23	-
白洋蔥	42	88.6	1	0.1	0.4	10	1.3	3	145	25	10	30	0.4	0.3	0.03	0.01	0.06	0.09	-	4	5.6	0	0.02	-
紫洋蔥	32	91.3	0.9	0.1	0.4	7.3	1.5	4	122	21	8	24	0.2	0.2	0.04	0.02	0.46	0.16	-	5.6	4.5	0	0.02	-
黃洋蔥	42	88.9	1	0.2	0.4	9.5	1.4	2	157	20	9	28	0.4	0.3	0.03	0.01	0.22	0.09	-	6.9	4.7	0.1	0.02	-
紅蔥頭	75	79.1	3.4	0.3	0.8	16.4	2.5	16	298	21	19	66	0.7	0.5	0.08	0.04	0.48	0.17	-	-	4.3	0.1	0.34	-

食物名稱	熱量 (kcal)	水分 (g)	粗蛋白 (g)	粗脂肪 (g)	灰分 (g)	碳水化合物 (g)	膳食纖維 (g)	鈉 (mg)	鉀 (mg)	鈣 (mg)	鎂 (mg)	磷 (mg)	鐵 (mg)	鋅 (mg)	維生素B₁ (mg)	維生素B₂ (mg)	菸鹼素 (mg)	維生素B₆ (mg)	維生素B₁₂ (µg)	葉酸 (ug)	維生素C (mg)	維生素A效力 (RE)(ug)	維生素E效力 (α-TE)(mg)	膽固醇 (mg)
韭菜花	24	92.8	1.8	0.2	0.6	4.6	1.8	4	196	17	12	36	0.6	0.3	0.04	0.08	0.63	0.18	-	79.2	15.5	251.6	0.31	-
韭菜	23	93	1.9	0.4	0.8	3.9	2.4	2	312	56	18	30	1.4	0.4	0.05	0.1	0.39	0.12	-	158.3	18.7	476.1	0.95	-
韭菜黃	16	95.1	1.5	0.1	0.4	2.9	1.7	3	158	19	10	26	0.6	0.2	0.05	0.04	0.49	0.12	-	-	6.3	66.7	0.11	-
九層塔	18	93.5	2.9	0.4	1.4	1.9	3.4	2	347	191	42	53	4.7	0.6	0.07	0.23	0.84	0.32	-	-	13.8	1605.4	0.01	-
小麥苗	34	89.6	3.3	0.5	1.1	5.5	3.9	3	446	58	23	122	1.6	0.9	0.14	0.23	0.6	0.18	-	-	21.9	730.9	0.51	-
水菜（日本種）	11	95.7	1.2	0.2	1.4	1.6	1.4	2	288	125	25	21	1	0.7	0.04	0.08	0.63	0.08	-	-	24.4	161.9	0.6	-
甘藍平均值	23	93.2	1.3	0.1	0.5	4.8	1.1	11	187	47	12	30	0.4	0.3	0.03	0.02	0.24	0.17	-	19.9	37.2	5.2	0.13	-
梨山甘藍（尖球形）	24	92.9	1.4	0.1	0.5	5.1	1	8	205	36	12	36	0.7	0.5	0.04	0.02	0.16	0.27	-	-	41.1	0	0.06	-
甘藍（扁圓形）	21	93.9	1.1	0.2	0.6	4.3	0.9	12	173	58	11	25	0.3	0.2	0.03	0.02	0.25	0.08	-	19.9	29.9	3.6	0.13	-
甘藍（圓球形）	24	92.9	1.4	0.2	0.6	4.9	1.3	11	183	49	11	30	0.4	0.3	0.03	0.03	0.29	0.17	-	-	40.4	12.1	0.19	-
紫色甘藍	28	91.7	1.5	0.2	0.8	5.9	2.1	13	250	51	15	35	0.4	0.3	0.04	0.05	0.43	0.14	-	-	44.7	2.3	0	-
甘藍芽	33	90.5	2.7	0.6	0.9	5.4	2.1	12	312	75	17	41	1.1	0.6	0.06	0.08	0.31	0.08	-	-	70.4	48.6	0.19	-
冷凍甘藍	20	93.9	1.3	0.1	0.5	4.2	2.3	21	120	49	14	22	0.3	0.2	0.03	0.02	0.05	0.05	-	-	38	0	-	-
脫水甘藍	341	4.7	6.9	0.1	5.7	82.6	17	1351	635	285	72	147	2.3	1	0.13	0.07	1.33	1.72	-	-	96.7	0	0.34	-
酸甘藍菜	22	92.1	1.3	0.2	2	4.2	3.4	497	111	38	8	17	0.8	0.2	0.02	0.02	0.06	0.08	-	32.1	15.6	2.3	0.14	-
甘藍乾	180	39	7.2	1.1	13.9	38.9	3	3854	870	254	67	143	5.2	0.8	0	0	1.07	0.01	-	-	0.6	0	-	-
甘藷葉	28	90.9	3.2	0.3	1.2	4.4	3.3	39	401	105	35	44	2.5	0.5	0.08	0.18	0.66	0.2	-	69.9	26.8	596.1	0.91	-
不結球白菜平均值	14	95.2	1.5	0.2	1	2.2	1.3	55	276	95	107	35	0.8	0.8	0.03	0.08	0.58	0.08	-	33.8	31.2	553.4	0.78	-

食物名稱	熱量 (kcal)	水分 (g)	粗蛋白 (g)	粗脂肪 (g)	灰分 (g)	碳水化合物 (g)	膳食纖維 (g)	鈉 (mg)	鉀 (mg)	鈣 (mg)	鎂 (mg)	磷 (mg)	鐵 (mg)	鋅 (mg)	維生素B₁ (mg)	維生素B₂ (mg)	菸鹼素 (mg)	維生素B₆ (mg)	維生素B₁₂ (μg)	葉酸 (ug)	維生素C (mg)	維生效力A力 (RE) (ug)	維生素效力E力 (α-TE) (mg)	膽固醇 (mg)
蚵仔白菜	13	96	1.6	0.5	0.8	1.1	1.4	25	340	28	13	35	1.5	0.2	0.02	0.03	0.3	0.03	-	-	6	295.7	-	-
荷葉白菜	14	94.8	1.4	0.1	1.2	2.5	1.2	91	245	131	155	35	0.7	0.7	0.05	0.1	0.33	0.1	-	33.8	40.5	308.8	0.93	-
蔡綃白菜	14	95.1	1.6	0.1	0.9	2.4	1.4	47	236	119	141	37	0.4	1.4	0.03	0.08	0.71	0.1	-	-	45.7	304	0.66	-
黑葉白菜（短梗）	15	94.7	1.3	0	1	2.9	1.3	57	283	101	119	34	0.7	0.9	0.04	0.1	1	0.07	-	-	32.6	567.7	0.76	-
千寶菜	20	93.3	1.7	0.2	1.1	3.6	2.2	46	290	126	27	31	2.5	0.7	0.08	0.11	0.2	0.12	-	-	44	133.1	1.36	-
小白菜平均值	12	95.8	1.2	0.2	0.9	1.9	1.3	48	249	103	20	30	1.3	0.3	0.04	0.07	0.64	0.1	-	96.8	20.8	96.1	0.83	-
土植小白菜（10月取樣）	11	96.4	1.1	0.2	0.6	1.7	1.1	71	140	109	17	26	2	0.3	0.03	0.06	0.67	0.08	-	-	17.3	30	0.9	-
土植小白菜（1月取樣）	10	96.4	1.1	0.2	0.7	1.5	1.3	110	109	99	16	24	1.9	0.3	0.03	0.04	0.52	0.06	-	-	14.8	136.2	0.53	-
土植小白菜（3月取樣）	12	95.8	1.6	0.1	0.7	1.9	1.9	32	223	78	15	37	1.2	0.2	0.05	0.09	0.37	0.13	-	96.8	25.6	75.3	0.89	-
土植小白菜（4月取樣）	13	95.8	1.1	0.2	0.7	2.2	1.2	125	139	73	16	32	1.1	0.4	0.04	0.05	0.8	0.09	-	-	23.7	61.1	0.63	-
土植小白菜（7月取樣）	10	96.3	1	0.1	0.8	1.8	1	119	144	99	13	24	0.8	0.2	0.04	0.07	0.61	0.16	-	-	21.1	35.2	0.94	-
水植小白菜（10月取樣）	12	95.9	1.1	0.3	1	1.8	1.2	6	292	86	26	29	1.7	0.4	0.03	0.07	0.65	0.12	-	-	26.5	51.3	0.74	-
水植小白菜（1月取樣）	13	95.3	1.5	0.1	1.1	2.1	1.5	9	359	67	35	31	2.2	0.3	0.04	0.07	0.56	0.02	-	-	19.2	110	0.45	-
水植小白菜（4月取樣）	13	95.6	1	0.2	0.8	2.4	1.4	11	324	66	34	26	0.9	0.2	0.03	0.06	0.8	0.09	-	-	23	37	0.75	-

食物名稱	熱量 (kcal)	水分 (g)	粗蛋白 (g)	粗脂肪 (g)	灰分 (g)	碳水化合物 (g)	膳食纖維 (g)	鈉 (mg)	鉀 (mg)	鈣 (mg)	鎂 (mg)	磷 (mg)	鐵 (mg)	鋅 (mg)	維生素B₁ (mg)	維生素B₂ (mg)	菸鹼素 (mg)	維生素B₆ (mg)	維生素B₁₂ (µg)	葉酸 (ug)	維生素C (mg)	維生素A效力 (RE) (ug)	維生素E效力 (α-TE) (mg)	膽固醇 (mg)
水植小白菜（7月取樣）	12	95.7	0.9	0.1	1	2.4	1.2	9	270	91	18	30	0.8	0.2	0.04	0.07	0.57	0.17	-	-	17	21.1	0.68	-
有機小白菜（10月取樣）	13	95.7	1.3	0.2	0.8	1.9	1.1	23	294	145	17	27	1.8	0.5	0.04	0.09	0.68	0.1	-	-	31.2	283	2.01	-
有機小白菜（1月取樣）	9	96.2	1.8	0.2	1.1	0.8	1.5	79	218	133	18	30	1.2	0.6	0.05	0.07	0.66	0.07	-	-	20	119.3	0.52	-
有機小白菜（4月取樣）	14	95	1.3	0.2	1.1	2.4	1.2	40	320	136	23	37	1.2	0.3	0.03	0.1	0.71	0.1	-	-	21.7	189.4	0.78	-
有機小白菜（7月取樣）	11	96	1.3	0.1	0.9	1.7	1.3	33	260	127	12	22	0.7	0.2	0.04	0.07	0.65	0.19	-	-	19.4	24.9	0.9	-
珍珠小白菜	11	95.6	1.5	0.1	1.2	1.7	1.7	4	393	138	24	47	0.8	0.4	0.05	0.07	0.71	0.09	-	-	11.1	172.1	0.88	-
油菜心	31	91.1	3.2	0.8	0.9	4	2.3	21	240	92	23	57	1.8	0.5	0.04	0.33	0.8	0.01	-	-	93	1422	-	-
油菜	12	95.8	1.4	0.2	0.9	1.6	1.6	73	220	88	16	32	1	0.6	0.04	0.08	0.55	0.07	-	39.4	25	308.6	0.69	-
青江菜平均值	13	95.6	1.3	0.1	0.8	2.1	1.4	47	225	102	22	32	1	0.4	0.04	0.07	0.61	0.13	-	72.5	28.5	132.2	0.31	-
土植青江菜（10月取樣）	12	95.9	1.4	0.2	0.8	1.6	1.9	117	86	122	20	27	0.6	0.4	0.05	0.09	0.58	0.07	-	-	42.4	47.6	0.54	-
土植青江菜（1月取樣）	10	96.4	1.3	0	0.7	1.6	1.1	73	114	72	13	33	1	0.4	0.04	0.04	0.6	0.04	-	-	16.2	121.2	0.25	-
土植青江菜（3月取樣）	11	96.4	0.4	0.2	0.9	2.3	2.1	63	222	81	17	38	0.8	0.3	0.04	0.08	0.41	0.1	-	64.9	24.2	166.8	0.41	-
土植青江菜（4月取樣）	11	96.4	1	0.1	0.7	1.8	1	110	86	91	23	32	1.1	0.3	0.03	0.06	0.38	0.12	-	-	17.3	66.3	0.12	-
土植青江菜（7月取樣）	15	95.1	1.5	0.1	0.7	2.5	1.3	92	108	95	13	31	0.8	0.3	0.04	0.06	0.55	0.22	-	-	24.7	156	0.18	-

食物名稱	熱量 (kcal)	水分 (g)	粗蛋白 (g)	粗脂肪 (g)	灰分 (g)	碳水化合物 (g)	膳食纖維 (g)	鈉 (mg)	鉀 (mg)	鈣 (mg)	鎂 (mg)	磷 (mg)	鐵 (mg)	鋅 (mg)	維生素 B$_1$ (mg)	維生素 B$_2$ (mg)	菸鹼素 (mg)	維生素 B$_6$ (mg)	維生素 B$_12$ (μg)	葉酸 (ug)	維生素 C (mg)	維效生素 A 力 (RE)(ug)	維效生素 E 力 (α-TE)(mg)	膽固醇 (mg)
水植青江菜（10月取樣）	11	96	1.4	0.2	1	1.4	1.9	14	308	104	36	33	1.3	0.5	0.05	0.1	0.6	0.08	-	-	35	55.9	0.57	-
水植青江菜（1月取樣）	12	95.7	1.2	0	0.7	2.4	1.4	6	200	67	25	31	1.7	0.2	0.03	0.04	0.62	0.07	-	-	19.7	107	0.33	-
水植青江菜（4月取樣）	14	95	1.4	0.2	1	2.4	1.3	12	376	92	39	35	0.8	0.1	0.05	0.07	0.68	0.12	-	-	37.8	245	0.23	-
水植青江菜（7月取樣）	14	94.8	1.7	0.1	1.2	2.2	1.1	13	377	92	32	35	0.7	0.2	0.05	0.07	0.6	0.22	-	-	27.7	136.4	0.34	-
有機青江菜（10月取樣）	9	96.5	1.3	0.2	0.9	1.1	1.2	11	225	116	13	32	0.7	0.8	0.04	0.08	0.57	0.07	-	-	18.2	14.5	0.34	-
有機青江菜（1月取樣）	10	96.1	1.5	0	0.9	1.5	1.3	38	180	104	14	26	1.6	0.5	0.04	0.04	0.8	0.1	-	-	17.7	141.8	0.25	-
有機青江菜（4月取樣）	15	94.9	1.4	0.2	1.1	2.5	1.2	40	279	143	22	33	0.8	0.3	0.04	0.1	0.69	0.17	-	66.7	35	197.3	0.17	-
有機青江菜（7月取樣）	21	93.1	1.9	0.2	1.2	3.5	1.9	22	360	142	20	30	1	0.3	0.07	0.15	0.85	0.31	-	85.9	54.3	262.7	0.33	-
塔菇菜	11	95.5	2.7	0.2	1.1	0.5	1.8	27	383	125	32	54	1.1	0.4	0.06	0.09	0.61	0.11	-	53.6	5.9	278.9	1.43	-
廣島野菜	8	96.6	2	0.1	1	0.3	2.1	91	154	128	37	47	0.6	0.4	0.05	0.07	0.66	0.12	-	42	15.4	170.5	1.14	-
結球白菜平均值	17	95.1	1.2	0.3	0.5	2.9	0.9	24	167	40	10	33	0.4	0.2	0.03	0.03	0.4	0.09	-	43	16.5	3.4	0.12	-
煙台白菜	14	95.8	1.3	0.3	0.4	2.2	1.2	30	119	34	8	28	0.3	0.3	0.02	0.03	0.39	0.07	-	-	18	9.2	0.09	-
迷你竹蔔白菜	19	94.2	1.3	0.1	0.6	3.8	0.4	4	220	34	9	32	0.2	0.1	0.02	0.04	0.33	0.13	-	43	13.5	1.3	0.11	-
翠玉白菜	19	94.9	1	0.7	0.5	2.8	1.2	48	158	42	12	36	0.5	0.2	0.04	0.01	0.41	0.05	-	-	17.1	1.3	0.14	-
包心白菜	14	95.5	1.2	0.2	0.6	2.6	1	14	171	51	11	35	0.5	0.3	0.03	0.03	0.46	0.11	-	-	17.3	1.7	0.14	-

食物名稱	熱量 (kcal)	水分 (g)	粗蛋白 (g)	粗脂肪 (g)	灰分 (g)	碳水化合物 (g)	膳食纖維 (g)	鈉 (mg)	鉀 (mg)	鈣 (mg)	鎂 (mg)	磷 (mg)	鐵 (mg)	鋅 (mg)	維生素 B₁ (mg)	維生素 B₂ (mg)	菸鹼素 (mg)	維生素 B₆ (mg)	維生素 B₁₂ (µg)	葉酸 (ug)	維生素 C (mg)	維生素 A 力 (RE) (ug)	維生素 E 力 (α-TE) (mg)	膽固醇 (mg)
白菜芽	54	85	2.6	0.3	0.7	11.5	1.7	24	263	45	16	45	0.4	0.4	0.07	0.06	1.07	0.12	-	12.3	22.2	3.6	0.55	-
白鳳菜	27	91.5	2	0.4	1.3	4.8	3.3	28	380	82	41	42	1.3	0.4	0.06	0.85	0.76	0.03	-	-	24.5	573.4	-	-
紅鳳菜	22	92.7	2.1	0.4	1.3	3.5	2.6	13	312	122	48	29	6	0.5	0.03	0.12	0.36	0.05	-	-	9.5	1013.1	0.76	-
豆瓣菜	21	93.1	2.2	0.3	1.3	3.2	2	45	340	98	20	56	2.3	0.6	0.08	0.11	0.16	0.05	-	-	43.7	688.5	-	-
明日葉	57	84.5	1.4	0.8	1.4	11.9	6.1	4	583	242	22	54	1.5	0.5	0.37	0.18	0.95	0.11	-	-	39.2	208.3	0.85	-
山芹菜	27	92.6	2.8	2.2	2	0.4	1.7	26	400	222	70	61	7.8	1	0.01	0.02	0.39	0.01	-	-	17.6	726.8	-	-
芹菜平均值	15	95	0.8	0.1	0.9	3.1	1.4	65	314	83	12	25	0.6	0.3	0.01	0.04	0.41	0.05	-	-	6.6	66.4	0.13	-
芹菜（青梗）	12	95.7	0.8	0.1	1	2.4	1.1	46	321	86	12	28	0.1	0.4	0.02	0.04	0.39	0.04	-	-	7.9	96.9	0.21	-
芹菜（黃梗）	18	94.3	0.8	0.2	0.9	3.8	1.6	85	306	81	11	23	1.1	0.2	0.01	0.04	0.44	0.06	-	-	5.3	35.8	0.04	-
西洋芹菜	11	96.3	0.4	0.2	0.9	2.2	1.6	87	240	52	12	20	0.7	0.2	0.02	0.02	0.15	0.1	-	13.5	4.9	13	0.18	-
大心芥菜	35	95.7	1	5.1	0.8	0	1	12	371	15	8	30	0.2	0.4	0.04	0.01	0.2	0.06	-	-	16.1	0	0.05	-
大芥菜	19	94.6	0.8	0.5	0.8	3.4	1.6	35	180	98	12	25	1.4	0.3	0.01	0.05	0.5	0.01	-	-	34	66.7	-	-
包心芥菜	17	95.2	1	0.5	0.6	2.7	1.4	15	245	60	12	23	0.3	0.3	0.02	0.02	0.24	0.1	-	-	24.2	11.2	0.08	-
芥菜平均值	19	93.8	1.5	0.2	1	3.5	1.6	9	330	80	14	32	1.2	0.6	0.04	0.08	0.34	0.11	-	-	41	123.4	0.59	-
芥菜	18	94.1	1.6	0.1	0.9	3.2	1.5	3	338	72	13	38	1.2	0.4	0.05	0.08	0.27	0.16	-	-	41.2	45.7	0.54	-
雪裡蕻	20	93.5	1.5	0.2	0.8	3.8	1.7	14	322	88	16	27	1.3	0.9	0.03	0.07	0.4	0.06	-	-	40.8	201.1	0.64	-
梅乾菜	105	41.1	5.5	1.1	31.4	20.8	12.8	11555	820	381	59	70	35.6	1.7	0.03	0.15	0.88	0.24	-	-	0	717	3.72	-
榨菜	25	86.5	1.3	0.4	7.2	4.6	2.9	2790	90	47	9	20	2	0.4	0.01	0.03	0.05	0.07	-	-	0	18.7	0.18	-
酸菜	17	91	0.8	0.3	4.6	3.2	2.3	1447	150	50	11	20	1.1	0.3	0.02	0.03	0.31	0.09	-	-	7.3	7.8	0.39	-
芥藍菜	20	93.6	1.7	0.3	1.1	3.2	1.9	27	292	181	31	37	1.4	0.4	0.03	0.08	0.43	0.11	-	58.2	51.9	738	0.96	-

食物名稱	熱量 (kcal)	水分 (g)	粗蛋白 (g)	粗脂肪 (g)	灰分 (g)	碳水化合物 (g)	膳食纖維 (g)	鈉 (mg)	鉀 (mg)	鈣 (mg)	鎂 (mg)	磷 (mg)	鐵 (mg)	鋅 (mg)	維生素B₁ (mg)	維生素B₂ (mg)	菸鹼素 (mg)	維生素B₆ (mg)	維生素B₁₂ (μg)	葉酸 (μg)	維生素C (mg)	維生素A效力 (RE)(ug)	維生素E效力 (α-TE)(mg)	膽固醇 (mg)
芥藍芽	26	92.1	2.2	0.3	0.9	4.5	1.9	7	209	46	17	37	0.8	0.5	0.05	0.08	0.81	0.12	-	-	8.8	129.5	0.15	-
芫荽	26	91.5	2.3	0.3	1.5	4.5	3.2	17	303	61	17	38	2.4	2.2	0.06	0.17	0.99	0.13	-	-	71.9	1208.8	0.41	-
紅梗珍珠菜	37	88.8	2.6	1	2	5.6	6.4	12	550	127	54	74	4.5	0.6	0.06	0.06	0.75	0.44	-	-	16.4	804.3	-	-
食茱萸	127	60.2	11.9	0.3	3.8	23.8	16.8	5	640	721	58	77	23.9	1.3	0.41	0.1	1.26	0.02	-	-	116.8	2410.5	-	-
香椿	99	72.1	4.3	1.5	2.7	19.4	5.9	17	400	514	67	126	3.7	1.2	0.12	0.04	2.71	0.02	-	-	255	1222.7	-	-
茼蒿	24	92.1	2.2	0.2	1.3	4.1	2.8	50	437	133	25	39	1.4	0.6	0.08	0.18	0.77	0.12	-	101.3	25.8	261.8	0.71	-
馬齒莧	14	95.6	1.2	0.4	0.9	1.9	0.4	94	170	54	62	23	1.3	0.4	0.02	0	0.14	0.08	-	-	6.8	426.8	-	-
茼蒿	16	94.7	1.7	0.3	1	2.2	1.6	69	362	46	16	22	1.5	0.4	0.05	0.08	0.41	0.16	-	95	10.5	439	0.4	-
日本茼蒿	15	94.2	2.6	0.2	1.3	1.8	2.3	274	225	78	32	37	2.3	0.4	0.1	0.14	0.8	0.14	-	83.7	12.3	628.6	0.84	-
昭和草	26	91.9	2.2	0.7	1.4	3.8		9	520	83	20	37	4.2	0.3	0.04	0	0.51	0.01	-	-	2.6	1905.4	-	-
隼人瓜苗	24	92.2	3.3	0.2	0.9	3.5	2.3	3	220	43	22	70	1.4	0.7	0.06	0.14	0.81	0.13	-	-	11.2	166.8	0.28	-
白莧菜	17	93.9	1.9	0.3	1.4	2.6	2.4	20	507	146	46	45	4.6	0.6	0.02	0.08	0.36	0.01	-	-	12.5	282.9	0.09	-
紅莧菜	20	92.3	2.9	0.2	1.9	2.6	2.7	11	445	218	74	53	11.8	0.6	0.01	0.15	0.63	0.12	-	-	16	1105.3	0.48	-
野莧菜	41	85.9	6.3	0.6	2.3	4.9	4.3	20	400	336	186	91	4.8	1	0	0	0.02	0.06	-	-	11	928.5	-	-
紫蘇	71	79.4	5.5	1.2	2.1	11.9	8.8	1	502	401	94	69	7.4	1.3	0.15	0.47	2.32	0.25	-	72.9	41.1	549.8	2.69	-
菠菜	18	93.7	2.2	0.3	1.4	2.4	1.9	43	510	81	62	44	2.9	0.7	0.06	0.12	0.41	0.06	-	-	12.1	616.5	1.32	-
菠菜（葉）	24	91.5	3.9	0.4	1.6	2.5	3.2	74	363	192	141	69	3.7	0.8	0.13	0.27	0.46	0.23	-	232.7	28.8	763.5	3.52	-
冷凍菠菜	17	94.1	2.1	0	0.8	2.9	2.1	46	180	78	38	32	0.8	0.4	0.02	0.06	0.07	0.02	-	-	8.5	923.5	-	-
荼菜	21	92.9	2	0.1	1.2	3.7	2	108	364	45	48	41	1.4	0.5	0.06	0.1	0.3	0.09	-	40.3	3	287.7	0.64	-
黃金蔡菜	18	93.4	2.4	0.2	1.3	2.6	2.4	77	445	45	56	45	0.8	0.6	0.07	0.14	0.3	0.13	-	54.7	5.1	223	0.72	-

食物名稱	熱量 (kcal)	水分 (g)	粗蛋白 (g)	粗脂肪 (g)	灰分 (g)	碳水化合物 (g)	膳食纖維 (g)	鈉 (mg)	鉀 (mg)	鈣 (mg)	鎂 (mg)	磷 (mg)	鐵 (mg)	鋅 (mg)	維生素B₁ (mg)	維生素B₂ (mg)	菸鹼素 (mg)	維生素B₆ (mg)	維生素B₁₂ (μg)	葉酸 (ug)	維生素C (mg)	維效生素A力 (RE) (ug)	維效生素E力 (α-TE) (mg)	膽固醇 (mg)
落葵	33	90.1	2.7	0.3	0.9	6	2.3	49	243	122	125	36	1.8	0.8	0.04	0.17	0.5	0.16	-	-	54.8	912.1	0.51	-
藤三七	21	93.6	1.6	0.5	1	3.2	1.2	25	452	92	79	36	2.3	0.7	0.05	0.07	0.35	0.1	-	-	11	362.9	0.85	-
不結球萵苣平均值	16	95	1.1	0.3	0.8	2.8	1.6	8	283	52	16	33	0.8	0.4	0.05	0.07	0.32	0.07	-	51	4.5	140.6	0.29	-
奶油萵苣（日本種）	16	95.2	1.1	0.3	0.9	2.6	1.4	1	321	51	14	30	0.5	0.3	0.04	0.08	0.08	0.03	-	-	2.4	193.4	0.17	-
紅葉萵苣（荷蘭種）	16	95	1.4	0.3	0.9	2.5	2	1	313	52	18	32	1.1	0.6	0.05	0.38	0.61	0.09	-	-	6.5	120.3	0.14	-
廣東萵苣	20	94.1	1	0.2	0.8	4	1.7	11	248	56	16	50	0.7	0.3	0.05	0.35	0.26	0.07	-	-	5.2	45.5	0.3	-
蘿美萵苣	13	95.8	1	0.2	0.6	2.3	1.4	20	248	48	16	22	1	0.2	0.04	0.38	0.32	0.07	-	51	3.8	194.3	0.54	-
本島萵苣平均值	16	95	1.2	0.2	0.8	2.7	1.5	24	332	39	21	32	1.6	0.3	0.06	0.1	0.41	0.08	-	86	6.7	203.5	0.29	-
土植本島萵苣（10月取樣）	14	95.7	1.1	0.2	0.6	2.2	1.1	7	278	39	18	38	0.8	0.3	0.04	0.1	0.43	0.05	-	-	7.1	24.1	0.17	-
土植本島萵苣（1月取樣）	17	95	1.6	0.4	0.6	2.5	1.5	65	158	29	28	29	5.8	0.5	0.06	0.1	0.39	0.07	-	-	9.1	383.7	0.42	-
土植本島萵苣（3月取樣）	18	94.7	0.3	0.3	1	3.8	2.1	9	423	32	14	35	1.8	0.3	0.07	0.13	0.25	0.08	-	108	10.8	264.7	0.55	-
土植本島萵苣（4月取樣）	17	95.1	0.9	0.2	0.5	3.3	1.4	46	172	32	23	30	1	0.4	0.08	0.09	0.62	0.07	-	-	5.1	66	0.22	-
土植本島萵苣（7月取樣）	23	93.2	1.4	0.3	0.7	4.4	1.7	90	166	52	26	26	1.2	0.2	0.07	0.1	0.36	0.18	-	64.1	10.3	271.1	0.22	-
水植本島萵苣（10月取樣）	12	96	1.1	0.3	1	1.6	1.1	3	406	32	18	34	0.8	0.2	0.03	0.08	0.33	0.04	-	-	3.3	57	0.29	-

食物名稱	熱量 (kcal)	水分 (g)	粗蛋白 (g)	粗脂肪 (g)	灰分 (g)	碳水化合物 (g)	膳食纖維 (g)	鈉 (mg)	鉀 (mg)	鈣 (mg)	鎂 (mg)	磷 (mg)	鐵 (mg)	鋅 (mg)	維生素 B_1 (mg)	維生素 B_2 (mg)	菸鹼素 (mg)	維生素 B_6 (mg)	維生素 B_{12} (μg)	葉酸 (ug)	維生素 C (mg)	維生素 A 效力 (RE)(ug)	維生素 E 效力 (α-TE)(mg)	膽固醇 (mg)
水植本鳥苣（1月取樣）	14	95.2	1.6	0.2	0.9	2.1	1.5	3	415	27	17	34	1.4	0.2	0.05	0.08	0.45	0.04	-	-	8.7	314.9	0.43	-
水植本鳥苣（4月取樣）	15	95.3	1	0.2	0.8	2.7	1.4	2	404	31	19	47	1	0.2	0.06	0.09	0.46	0.05	-	-	3.2	62.7	0.12	-
水植本鳥苣（7月取樣）	13	95.6	1.4	0.2	0.9	1.9	1.4	3	420	41	15	36	1	0.2	0.05	0.1	0.29	0.13	-	-	3	166.6	0.11	-
有機本鳥苣（10月取樣）	15	95.4	1.3	0.3	0.8	2.3	1.7	9	301	43	18	25	0.6	0.3	0.05	0.11	0.43	0.06	-	-	6.5	32.9	0.37	-
有機本鳥苣（1月取樣）	15	94.7	1.8	0	0.9	2.6	2	47	412	48	36	33	3	0.5	0.06	0.11	0.56	0.02	-	-	10.9	290.8	0.43	-
有機本鳥苣（4月取樣）	19	94.3	1.1	0.3	0.9	3.5	1.6	13	522	41	23	23	1.2	0.3	0.07	0.1	0.41	0.06	-	-	5.7	319.6	0.3	-
有機本鳥苣（7月取樣）	17	94.8	1.5	0.3	0.7	2.7	1.4	17	235	54	19	28	0.9	0.4	0.07	0.08	0.37	0.18	-	-	2.5	388.2	0.19	-
水植波士頓萵苣	8	97.4	1.2	0.2	0.6	0.7	1.1	9	289	49	14	35	0.4	0.3	0.04	0.06	0.42	0.08	-	-	4.4	745.3	0.35	-
結球萵苣	13	96.1	0.7	0.1	0.4	2.8	0.9	7	145	18	9	19	0.4	0.2	0.03	0.03	0.13	0.05	-	19.9	2.8	10.6	0.08	-
豌豆苗	31	90.3	3.7	0.5	1	4.4	2.3	4	363	36	26	77	1.8	0.6	0.16	0.26	0.77	0.23	-	50.8	64.5	166	2.69	-
龍葵	26	91	3.8	0.3	1.5	3.4	2.5	32	340	238	60	41	6.7	0.4	0.09	0.17	0.6	0.07	-	-	35	792.6	0.58	-
蔬菜平均值	21	93	2	0.3	1.2	3.5	2.5	66	397	70	29	41	2.1	0.3	0.05	0.15	0.79	0.1	-	88	12.7	230.9	0.58	-
土植蕹菜（10月取樣）	17	94.3	1.8	0.3	1	2.6	1.9	122	247	58	24	22	3.9	0.2	0.05	0.14	0.76	0.08	-	-	9.9	357.8	0.6	-
土植蕹菜（1月取樣）	22	93.3	2	0.3	0.9	3.5	2.9	166	84	85	33	24	3.1	0.2	0.04	0.14	0.87	0.06	-	81.6	21.3	131.9	0.5	-

食物名稱	熱量 (kcal)	水分 (g)	粗蛋白 (g)	粗脂肪 (g)	灰分 (g)	碳水化合物 (g)	膳食纖維 (g)	鈉 (mg)	鉀 (mg)	鈣 (mg)	鎂 (mg)	磷 (mg)	鐵 (mg)	鋅 (mg)	維生素 B₁ (mg)	維生素 B₂ (mg)	菸鹼素 (mg)	維生素 B₆ (mg)	維生素 B₁₂ (μg)	葉酸 (ug)	維生素 C (mg)	維生素 A 力 (RE) (ug)	維效生素 E 力 (α-TE) (mg)	膽固醇 (mg)
土植蘿菜（4月取樣）	20	93.5	1.7	0.2	1	3.5	2.9	113	288	70	29	23	1.9	0.1	0.04	0.6	0.57	0.07	-	76.3	11.4	298.8	0.55	-
土植蘿菜（7月取樣）	17	94.4	1.9	0.1	0.8	2.8	1.8	97	181	50	10	34	1.6	0.2	0.05	0.11	0.72	0.17	-	-	4.9	118.2	0.3	-
水植蘿菜（10月取樣）	23	92.5	2.2	0.3	1.2	3.8	2.8	29	440	94	49	51	1	0.3	0.05	0.17	0.94	0.12	-	129.9	10.7	330	0.87	-
水蘿菜	24	92.8	2.6	0.5	0.8	3.3	2.4	41	309	48	19	34	1	0	0.04	0.2	0.64	0.11	-	-	19.1	336.7	0.8	-
有機蘿菜（10月取樣）	19	93.7	1.7	0.4	1.2	3	2.3	33	428	105	23	39	2.1	0.5	0.04	0.13	0.79	0.08	-	-	10.8	333.2	0.58	-
有機蘿菜（4月取樣）	26	91.7	1.9	0.3	1.4	4.7	2.8	62	533	87	43	34	2.2	0.2	0.05	0.17	0.62	0.08	-	90.5	18.3	313.4	0.48	-
蘿蔔葉	14	95.1	1.7	0.2	1.1	2	1.9	214	144	158	26	29	1.5	0.6	0.05	0.08	0.41	0.14	-	-	13.2	141	0.31	-
花椰菜	23	93	1.8	0.1	0.6	4.5	2	14	266	21	12	40	0.6	0.3	0.04	0.05	0.42	0.21	-	61.5	62.2	0.9	0.09	-
冷凍花椰菜	21	93.8	1.3	0.1	0.4	4.5	3.2	33	120	21	10	29	0.4	0.3	0.02	0.01	0	0.03	-	-	47	0.7	-	-
花椰菜乾	291	13.7	16	0.6	7.2	62.5	27.7	177	2582	254	98	331	13.6	2.4	0.2	0.04	4.07	1	-	-	0	0	0.33	-
青花菜	28	90.8	3.7	0.2	0.9	4.4	3.1	15	339	44	22	71	0.8	0.5	0.08	0.13	0.43	0.13	-	55.8	75.3	59.9	0.53	-
青花菜筍	32	90.4	3	0.5	0.9	5.1	3	6	314	41	21	52	0.6	0.2	0.09	0.21	0.33	0.24	-	59.7	87.8	72.8	0.54	-
冷凍青花菜	25	92.3	2.5	0.2	0.6	4.4	3.3	11	196	38	17	41	0.6	0.5	0.09	0.08	0.14	0.1	-	-	43.3	99	0.39	-
紫色花椰菜	40	87.8	3.1	0.3	1.2	7.6	3.9	20	484	70	32	80	2.6	0.5	0.07	0.11	1.94	0.93	-	-	96.1	0	0.16	-
金針菜	40	89.1	2.4	0.5	0.6	7.4	2.9	2	269	23	16	50	0.6	0.8	0.15	0.16	0.56	0.07	-	71	29.2	275.7	5.7	-
金針菜乾	307	11	14.3	1.8	7.6	65.4	19.8	1485	1307	134	119	309	7.6	3.7	0.02	0.57	5.35	2.33		-	0	584.9	35.69	-
綠孤花	31	90	3.9	0.3	1	4.8	3.1	6	320	65	37	86	0.9	0.6	1.49	0.16	0.2		-	-	35	315	-	-

食物名稱	熱量 (kcal)	水分 (g)	粗蛋白 (g)	粗脂肪 (g)	灰分 (g)	碳水化合物 (g)	膳食纖維 (g)	鈉 (mg)	鉀 (mg)	鈣 (mg)	鎂 (mg)	磷 (mg)	鐵 (mg)	鋅 (mg)	維生素 B_1 (mg)	維生素 B_2 (mg)	菸鹼素 (mg)	維生素 B_6 (mg)	維生素 B_{12} (μg)	葉酸 (ug)	維生素 C (mg)	維效生素 A力 (RE) (ug)	維效生素 E力 (α-TE) (mg)	膽固醇 (mg)
玉米筍	31	91.1	2.2	0.3	0.6	5.8	2.6	2	222	15	25	52	1.3	0.6	0.06	0.26	0.7	0.12	-	20	9.2	2.4	0.1	-
冬瓜平均值	11	96.9	0.4	0.1	0.3	2.4	1.1	2	165	11	5	16	0.3	0.1	0.01	0.01	0.23	0.02	-	-	16.1	0	0.04	-
冬瓜	13	96.5	0.4	0.1	0.3	2.7	1.1	3	122	7	7	16	0.2	0.1	0.01	0.01	0.3	0.01	-	-	14.9	0	0.04	-
香茅冬瓜	9	97.2	0.4	0	0.4	2	1.1	1	208	15	4	16	0.5	0.2	0.01	0.01	0.16	0.03	-	-	17.3	0	0.04	-
醃漬冬瓜	24	83.6	2.5	0.2	9.7	4.1	1.9	3690	150	51	23	57	1.3	0.3	0	0	0.12	0.01	-	-	1.6	0	-	-
南瓜平均值	74	79.8	1.9	0.2	0.9	17.3	2.5	3	426	14	17	46	0.5	0.3	0.07	0.07	1.21	0.29	-	59.5	15	368.1	1.06	-
日本南瓜	86	77.4	0.6	0.4	0.8	20.8	3.1	3	417	16	20	55	0.5	0.2	0.06	0.08	1.21	0.22	-	-	24	608	0.51	-
台灣南瓜	49	86.4	1.7	0.2	0.7	11.1	1.4	1	347	8	10	30	0.5	0.3	0.08	0.03	0.82	0.09	-	-	3.4	490.7	0.37	-
栗子南瓜	86	76.9	1.4	0.2	0.9	20.7	3.3	1	400	12	12	39	0.4	0.2	0.04	0.07	1.16	0.12	-	59.5	13.7	182.7	2.07	-
菊花南瓜	76	78.3	3.8	0.1	1	16.8	2.2	1	539	18	26	60	0.6	0.5	0.08	0.1	1.64	0.74	-	-	18.8	153.2	1.3	-
胡瓜	14	96	0.7	0.1	0.3	2.9	0.5	3	116	15	8	15	1.3	0.2	0.01	0.02	0.17	0.02	-	4.6	7.3	11.2	0.02	-
花胡瓜	13	96.1	0.9	0.2	0.4	2.4	1.3	3	154	22	12	25	0.2	0.1	0.02	0.04	0.21	0.07	-	8.2	11.2	25.7	0.08	-
醃漬花胡瓜	83	74	3	0.5	4.4	18.1	2	1603	110	28	20	51	1.1	0.3	0	0.02	0.4	0.02	-	-	0	0	-	-
苦瓜平均值	20	94.3	0.9	0.1	0.5	4.2	3.2	2	202	19	14	28	0.3	0.2	0.04	0.03	0.33	0.07	-	65.2	47.3	0.7	0.52	-
苦瓜 (白皮)	19	94.4	0.9	0.1	0.5	4.1	2.8	3	207	20	14	31	0.3	0.1	0.04	0.02	0.31	0.09	-	65.5	41.5	0.6	0.72	-
苦瓜 (青皮)	20	94.3	0.9	0.1	0.5	4.2	3.6	1	198	19	15	25	0.2	0.2	0.05	0.03	0.34	0.06	-	65	53	0.8	0.33	-
珍珠苦瓜	19	94.6	0.7	0.1	0.5	4.2	1.9	0	204	22	16	19	0.5	0.4	0.05	0.04	0.23	0.11	-	-	58.1	0	0.11	-
野苦瓜	30	91.5	1.7	0.6	1	5.3	4.1	6	362	43	33	36	0.7	0.4	0.04	0.03	0.26	0.2	-	-	77	61.1	0.21	-
隼人瓜	23	93.7	0.7	0.1	0.3	5.2	1.6	6	110	21	9	17	0.2	0.2	0.01	0.02	0.16	0.05	-	29	4.2	0.9	0.03	-

食物名稱	熱量 (kcal)	水分 (g)	粗蛋白 (g)	粗脂肪 (g)	灰分 (g)	碳水化合物 (g)	膳食纖維 (g)	鈉 (mg)	鉀 (mg)	鈣 (mg)	鎂 (mg)	磷 (mg)	鐵 (mg)	鋅 (mg)	維生素B₁ (mg)	維生素B₂ (mg)	菸鹼素 (mg)	維生素B₆ (mg)	維生素B₁₂ (μg)	葉酸 (ug)	維生素C (mg)	維生素A力 (RE)(ug)	維生素E力 (α-TE)(mg)	膽固醇 (mg)
絲瓜	19	94.6	1.1	0.1	0.3	3.9	1	0	117	10	10	22	0.2	0.1	0.02	0.02	0.22	0.08	-	39.3	6.5	0.6	0.03	-
稜角絲瓜	20	94.4	0.9	0.2	0.4	4.1	1.2	5	138	13	12	32	1.9	0.4	0.03	0.11	0.23	0.08	-	-	2.8	5.3	0.01	-
越瓜	18	94.8	0.6	0.1	0.4	4.1	1	2	122	19	21	18	0	0.2	0.03	0.02	0	0.04	-	-	16.8	18.3	0.04	-
醃漬越瓜	16	93	1.1	0.1	2.7	3	1.3	873	170	28	13	20	0.3	0.2	0.03	0.01	0.1	0.03	-	-	18	5	-	-
蒲瓜平均值	18	95.1	0.5	0.1	0.3	4	1.3	1	103	17	7	13	0.1	0.2	0.02	0.02	0.24	0.02	-	11.6	12.4	2.9	0.01	-
蒲瓜（長形）	19	94.9	0.5	0.1	0.3	4.2	1.3	2	111	17	7	14	0.2	0.2	0.03	0.02	0.28	0.01	-	-	10.7	6.7	0.01	-
蒲瓜（圓形）	18	94.9	0.6	0.1	0.3	4	1.3	0	119	13	7	12	0.1	0.1	0.04	0.02	0.26	0.03	-	11.6	9.7	1	0.01	-
花蒲瓜（圓形）	15	95.9	0.3	0	0.2	3.5	1.2	0	91	23	5	9	0.1	0.3	0.03	0.01	0.21	0.02	-	-	7	1.1	0.01	-
蒴蘆瓜	20	94.8	0.5	0.3	0.3	4.1	1.3	0	90	16	7	16	0.1	0.2	0.01	0.04	0.2	0.02	-	9.5	22	2.6	-	-
黃櫛瓜	15	95	1.5	0.1	0.7	2.7	0.9	0	365	25	18	41	0.6	0.4	0.04	0.05	0.33	0.08	-	-	16.3	0	0.16	-
綠櫛瓜	13	95	2.2	0	1	1.8	0.9	0	417	19	18	56	0.8	0.6	0.06	0.06	0.37	0.11	-	-	25.3	79.8	0.74	-
茄子平均值	23	93.4	1.1	0.1	0.5	4.9	2.2	2	225	14	14	28	0.4	0.6	0.05	0.04	0.71	0.08	-	21.6	3.4	0.5	0.19	-
長茄子	25	92.8	1.2	0.2	0.5	5.3	2.7	2	221	16	15	29	0.4	0.3	0.05	0.04	0.69	0.09	-	21.6	5.2	1	0.29	-
圓茄子	21	93.9	1	0	0.5	4.5	1.6	2	229	12	14	27	0.3	0.8	0.05	0.05	0.72	0.07	-	-	1.7	0	0.09	-
蛇瓜平均值	25	93	1.7	0.5	0.5	4.4	2.1	16	180	148	15	31	0.7	0.3	0.05	0	0.18	0.03	-	-	9.5	14.5	-	-
白皮蛇瓜	19	94.5	1.4	0.3	0.6	3.2	1.2	22	200	25	15	31	0.9	0.3	0.06	0	0.15	0.04	-	-	8.5	20	-	-
綠皮蛇瓜	32	91.4	1.9	0.6	0.5	5.6	2.9	10	160	270	15	31	0.5	0.3	0.05	0	0.21	0.01	-	-	10.5	9	-	-
甜椒平均值（青皮）	29	92.2	1	0.4	0.4	5.9	3	2	196	12	15	25	0.4	0.4	0.05	0.05	0.97	0.37	-	27.6	107.5	45.6	0.57	-
甜椒（青皮）	23	93.7	0.8	0.3	0.3	4.9	2.1	4	144	10	10	19	0.5	0.2	0.03	0.03	0.62	0.18	-	27.6	94.9	26.2	0.65	-
小甜椒（青皮）	35	90.8	1.4	0.5	0.4	6.8	3.2	0	211	13	15	25	0.6	0.6	0.07	0.05	1.18	0.53	-	-	127.8	67.3	0.44	-

食物名稱	熱量 (kcal)	水分 (g)	粗蛋白 (g)	粗脂肪 (g)	灰分 (g)	碳水化合物 (g)	膳食纖維 (g)	鈉 (mg)	鉀 (mg)	鈣 (mg)	鎂 (mg)	磷 (mg)	鐵 (mg)	鋅 (mg)	維生素B₁ (mg)	維生素B₂ (mg)	菸鹼素 (mg)	維生素B₆ (mg)	維生素B₁₂ (µg)	葉酸 (ug)	維生素C (mg)	維效生素A力 (RE) (ug)	維效生素E力 (α-TE) (mg)	膽固醇 (mg)
高山甜椒（青皮）	30	92.1	0.9	0.6	0.4	6	3.6	2	234	14	18	29	0	0.2	0.04	0.08	1.1	0.4	-	-	99.9	41.8	0.62	-
甜椒（紅皮）	33	91.2	0.8	0.5	0.4	7.1	1.6	1	189	6	10	22	0.4	0.2	0.04	0.08	0.87	0.18	-	-	137.7	178.7	1.87	-
甜椒（黃皮）	28	92.2	0.8	0.3	0.6	6	1.9	1	192	7	10	20	0.2	0.3	0.05	0.04	0.91	0.08	-	-	127.5	12.3	1.33	-
甜椒（橙皮）	35	90.7	0.9	0.3	0.4	7.7	1.3	2	215	6	12	27	0.7	0.4	0.06	0.04	0.88	0.25	-	-	100.8	291.9	3.21	-
青辣椒平均值	33	90.9	1.3	0.3	0.6	6.9	3.3	2	223	13	14	27	0.3	0.8	0.07	0.06	1.17	0.4	-	-	178.2	57	0.51	-
角椒	22	93.6	0.9	0.2	0.6	4.7	2.5	2	184	10	11	18	0.2	0.1	0.05	0.03	0.57	0.51	-	-	130.9	105.2	0.29	-
長辣椒（青皮）	49	86.6	1.9	0.4	0.7	10.3	4.1	3	277	14	18	32	0.5	0.3	0.09	0.1	1.82	0.37	-	-	153.2	32.3	1.02	-
糯米椒	28	92.3	1.2	0.3	0.5	5.6	3.2	1	207	13	13	31	0.2	2	0.08	0.05	1.11	0.31	-	-	250.5	33.4	0.22	-
紅辣椒平均值	80	78	3.6	0.9	1.2	16.4	11.4	6	517	21	36	76	1.7	0.5	0.16	0.23	3.42	1.39	-	33	153.4	886.5	6.08	-
長辣椒（紅皮）	48	86.8	2.4	0.7	0.8	9.3	6.9	14	361	16	26	55	3.1	0.3	0.14	0.16	2.08	1.02	-	34.4	154.4	511.3	5.58	-
朝天椒（長果）	90	76	3.4	1.3	1.3	17.9	13.9	3	564	15	44	89	1	0.7	0.15	0.28	3.66	0.93	-	31.5	171.5	1540.2	4.47	-
朝天椒（圓果）	103	71.3	4.9	0.5	1.3	21.9	13.4	2	627	33	38	84	1.2	0.6	0.21	0.24	4.51	2.21	-	-	134.4	603.9	8.18	-
乾長辣椒（紅皮）	382	13.3	19.9	17.2	1.9	47.6	41.4	40	2017	100	185	298	5.5	1.3	0.19	1.15	16.04	2.12	-	-	0	178.5	28.75	-
黃秋葵	36	89.8	2.1	0.1	0.5	7.5	3.7	9	203	94	50	53	0.7	0.7	0.02	0.1	1.01	0.05	-	-	11.3	225.8	0.3	-
青花菜芽	25	93.1	2.4	0.6	0.4	3.6	3.2	1	52	44	28	69	0.9	0.5	0.08	0.13	0.98	0.24	-	42.4	30.6	97.3	1.57	-
苜宿芽	20	93.6	3.2	0.2	0.4	2.5	1.8	65	249	41	45	48	0.7	0.3	0.07	0.1	0.35	0.14	-	27.4	6.6	10.6	1.54	-
紫高麗芽	32	92	0.2	0.7	0.4	6.6	2.9	2	64	52	29	75	1.3	0.6	0.11	0.11	1.22	0.22	-	44	27.3	24.3	1.92	-
黃豆芽	34	90.2	5.4	1.2	0.7	2.5	2.7	7	296	52	27	61	0.8	0.5	0.06	0.07	0.41	0.23	-	111.2	7.3	92.8	0.4	-
黑豆芽	69	81.3	7.4	2	0.9	8.3	4.9	2	308	166	14	120	0.3	0.3	0.17	0.13	0.79	0.72	-	-	10.1	0.8	0.3	-

食物名稱	熱量 (kcal)	水分 (g)	粗蛋白 (g)	粗脂肪 (g)	灰分 (g)	碳水化合物 (g)	膳食纖維 (g)	鈉 (mg)	鉀 (mg)	鈣 (mg)	鎂 (mg)	磷 (mg)	鐵 (mg)	鋅 (mg)	維生素 B₁ (mg)	維生素 B₂ (mg)	菸鹼素 (mg)	維生素 B₆ (mg)	維生素 B₁₂ (µg)	葉酸 (ug)	維生素 C (mg)	維生素效力 A力 (RE) (ug)	維生素效力 E力 (α-TE) (mg)	膽固醇 (mg)
菜花芽	26	92	2.5	0.4	0.8	4.3	2.4	1	121	22	45	60	0.8	0.8	0.02	0.13	0.89	0.16	-	-	8	36.3	1.94	-
綠豆芽	24	93.1	2.3	0.2	0.3	4.1	1.3	16	128	56	14	32	0.8	0.3	0.04	0.11	0.31	0.09	-	27.6	65.9	0.7	0.07	-
豌豆芽	25	91.8	4.8	0.3	0.6	2.5	2.5	2	163	12	17	61	0.8	0.5	0.2	0.17	0.72	0.38	-	55.8	14.2	31.9	0.54	-
蕎麥芽	20	94.1	1.9	0.2	0.4	3.4	2.1	4	79	30	39		0.2	0.5	0.05	0.1	0.79	0.15	-	-	15.1	42.3	1.33	-
蘿蔔芽	24	93	2.1	0.4	0.6	3.9	1.2	7	102	39	37	64	1.3	0.6	0.05	0.11	0.94	0.2	-	-	38.5	27.1	2.47	-
山蘇菜	26	91.5	3	0.2	0.9	4.4	3.3	5	350	47	34	51	0.2	0.8	0.01	0.15	2.3	0.15	-	80	42.7	102.5	1.06	-
火炭母草	12	93.6	1.6	0.4	3.2	1.2	1.7	26	540	115	83	22	3.1	0.6	0.01	0.13	0.3	0.06	-	-	29	3341.4	-	-
石蓮花	11	96.7	0.4	0.1	0.6	2.2	0.6	40	74	231	30	12	0.7	0.1	0.02	0.03	0.47	0.1	-	-	6.1	42	0.88	-
青精	50	86.5	2.5	1.6	1.7	7.7	3.3	44	360	192	102	50	2.2	0.6	0.03	0.02	0.62	0.1	-	-	9.2	1176.9	-	-
美國空心菜	22	93.1	2.2	0.3	0.9	3.5	2.1	20	300	68	55	37	1.1	0.3	0	0.24	0.4		-	-	78	2353.8	-	-
香芫荽	23	93	2.4	0.2	0.5	3.9	2.2	74	230	91	22	47	2.9	0.7	0.01	0.1	0.7	0.04	-	-	54	441.6	-	-
假人蔘	32	92.6	1.6	2.2	1.3	2.2	1	17	330	62	84	28	4.2	0.3	0.01	0.01	0.2	0.01	-	-	8.7	577.6	-	-
荷蘭豆菜心	30	90.9	3.9	0.6	0.8	3.9	2.8	9	320	33	23	84	1.1	0.6	0.02	0.25	0.5		-	-	92	3471.5	-	-
野苦瓜嫩梢	77	77.7	5.7	1.7	2.7	12.2	8.8	16	650	459	99	89	8.5	0.9	0.02	0.04	0.72	0.22	-	-	86.2	951.8	-	-
厥子	23	93	2.3	0.2	0.6	3.9	5.7	3	320	11	20	65	0.9	1.4	0	0.1	2.4	0.03	-	-	2	207.5	-	-
義大利萵萵	15	95.3	1.6	0.4	0.9	1.9	1.6	1	295	72	22	38	1.4	0.3	0.05	0.11	0.33	0.04	-	-	2.5	409.4	0.39	-
過溝菜蕨	27	91.9	3.1	0.8	1	3.2	2.9	6	347	17	29	70	1.4	0.9	0	0.05	2.1	0.07	-	-	0.1	175.3	0.38	-
麥蘗	330	10.9	7	1.8	4.2	76.2	16	32	244	325	78	96	39.4	2.6	0.01	0.07	1.53	0.33	-	-	0	0	1.15	-
龍延草	79	77.7	3.9	2.3	3.4	12.7	0.7	22	780	424	140	123	7.5	1.9	0.05	0.26	0.84	0.03	-	-	30.1	929.7	-	-
龍骨瓣莕菜	17	94.7	1.1	0.3	0.8	3.1	1.9	111	229	26	10	21	3.7	0.6	0	0.21	0.53	0.05	-	-	7.1	35	0.22	-

食物名稱	熱量 (kcal)	水分 (g)	粗蛋白 (g)	粗脂肪 (g)	灰分 (g)	碳水化合物 (g)	膳食纖維 (g)	鈉 (mg)	鉀 (mg)	鈣 (mg)	鎂 (mg)	磷 (mg)	鐵 (mg)	鋅 (mg)	維生素 B_1 (mg)	維生素 B_2 (mg)	菸鹼素 (mg)	維生素 B_6 (mg)	維生素 B_{12} (μg)	葉酸 (ug)	維生素 C (mg)	維效生素A力 (RE) (ug)	維效生素E力 (α-TE) (mg)	膽固醇 (mg)
薄荷	55	83.4	3	0.6	2.1	10.9	7.5	14	520	188	68	46	11	0.5	0.01	0.13	0.59	0.01	-	-	63.9	2267.1	-	-
莧菜	46	86.2	3.2	0.9	2.1	7.7	1.9	23	500	79	66	48	8.4	0.7	0.01	0.01	0.86	0.07	-	-	41.5	459.9	-	-
蘆薈	4	99.1	0.1	0.4	0.2	0.2	1.4	18	30	36	7	2	0.1	0	0	0	0.07	0.03	-	-	1.5	0	-	-

5. 藻類

食物名稱	熱量 (kcal)	水分 (g)	粗蛋白 (g)	粗脂肪 (g)	灰分 (g)	碳水化合物 (g)	膳食纖維 (g)	鈉 (mg)	鉀 (mg)	鈣 (mg)	鎂 (mg)	磷 (mg)	鐵 (mg)	鋅 (mg)	維生素B₁ (mg)	維生素B₂ (mg)	菸鹼素 (mg)	維生素B₆ (mg)	維生素B₁₂ (μg)	葉酸 (ug)	維生素C (mg)	維生效力A (RE) (ug)	維生素效力E力 (α-TE) (mg)	膽固醇 (mg)
紅毛苔	265	7	39.9	1.9	14.2	36.9	26.6	209	4160	278	297	829	62	4.7	0.41	2.64	9.51	0.23	73.93	241.1	0	5.4	0.55	-
紫菜	268	12.3	28.1	0.9	10.9	47.9	29	968	2754	342	363	478	56.2	3.7	0.32	2.17	5.3	0.56	65.26	281.2	0	29.5	2.14	0
熟紫菜	294	10.4	18.1	0.4	8.7	62.4	37.3	517	1606	352	424	332	37.9	1.8	0.28	1.6	4.02	0.63	59.05	409.9	0.1	719.9	1.69	-
髮菜	302	15.7	10.3	0.5	4	69.5	14.6	107	89	1187	132	73	40.7	1.8	0.1	0.61	1.9	0.88	0.09	24	0	0	0.87	0
麒麟菜	41	87.5	0.9	0	1.6	9.9	4.5	16	62	26	18	42	0.9	0.5	0.01	0	0.16	0.08	0.21	18.9	0	0	0.04	-
乾麒麟菜	189	6.2	1.2	0.5	45.4	46.7	12.2	14908	567	252	73	6	3.2	0.3	0.01	0.04	0.11	0	0	4.6	0	0	0.21	-
礁膜	16	94.8	0.3	0.1	1.1	3.7	3.5	77	19	92	86	2	3.3	0.2	0.01	0.01	0.16	0	0	110.6	0.1	54.3	0.03	-
乾海帶芽芯	254	15.1	8.4	0.2	17.2	59.1	40	4196	1673	904	899	302	3.3	1	0.08	0.29	4.66	1.7	0.3	46.5	0.1	0	0.22	-
海帶芽平均值	20	93.8	0.8	0.1	1	4.3	2.8	248	7	87	24	14	1	0.1	0.01	0.01	0.13	0.5	0.21	37.2	0.1	26.2	0.08	-
海帶卷	14	95.5	0.7	0.2	0.8	2.8	2.7	367	6	64	13	8	0.4	0.1	0.01	0	0.24	0.05	0	13	0.2	25	0.22	-
海帶耳	29	91	1.1	0	1.4	6.5	1.9	208	7	162	51	18	1.1	0.2	0.01	0.03	0.13	2.15	-	10.7	0	105.8	0.13	-
海帶梗	17	94.2	0.8	0.1	1.2	3.7	4.4	285	8	80	22	28	1.2	0.1	0.01	0.02	0.16	0	0.84	47.4	0	0	0.01	-
海帶結	17	94.7	0.8	0.1	0.8	3.6	2.4	230	7	78	22	11	1.3	0.1	0.01	0.01	0.06	0.29	0	91.8	0.1	0	0.03	-
海帶絲	22	93.6	0.7	0.1	0.6	5	2.8	151	4	53	12	8	0.8	0.1	0.01	0.01	0.06	0	0	23.2	0	0	0.01	-
乾海帶	220	15.5	10	1.1	26	47.3	26.6	3153	7489	791	652	424	4.4	2.2	0.18	0.65	3.73	0.24	-	34.2	0	3080.2	0.63	0
裙帶菜	36	72.8	3	0.6	17.7	5.9	6.1	5491	225	199	89	58	5.4	0.5	0.03	0.01	0.68	0.01	0.81	13.6	0	88.5	0.31	-
乾裙帶菜	225	9.5	22.9	0.7	26.1	40.8	34.1	8085	340	950	527	355	28.6	5.7	0.17	0.11	1.65	1.74	5.07	29.4	0	388.1	0.87	-
乾裙帶菜根	201	9.3	6.2	0.6	37.8	46.1	39.6	10170	861	816	245	208	14.5	1.6	0.03	0.01	1.35	0.82	4.96	26.9	0	0	0.07	-
鳳尾藻	224	17.1	17.9	2	21.9	41.2	43.1	2597	3667	991	671	256	70.3	1.4	0.13	0.69	2.45	0.26	-	17.5	0.6	0	0.39	-

食物名稱	熱量 (kcal)	水分 (g)	粗蛋白 (g)	粗脂肪 (g)	灰分 (g)	碳水化合物 (g)	膳食纖維 (g)	鈉 (mg)	鉀 (mg)	鈣 (mg)	鎂 (mg)	磷 (mg)	鐵 (mg)	鋅 (mg)	維生素 B₁ (mg)	維生素 B₂ (mg)	菸鹼素 (mg)	維生素 B₆ (mg)	維生素 B₁₂ (μg)	葉酸 (ug)	維生素 C (mg)	維效生素A力 (RE) (ug)	維效生素E力 (α-TE) (mg)	膽固醇 (mg)
洋菜	306	19.4	0.3	0	2	78.3	73.6	67	11	248	73	4	19	59.8	0.02	0.04	0	0	-	0	2	0	0	-
壽司海苔片	278	8.6	46.5	3.7	9.1	32.1	26.5	387	2675	298	336	863	14.1	3.2	0.91	3.2	10.25	1.01	105.08	922.5	0	3289.7	2.59	-
寒天脆藻	10	96.6	0	0	0.8	2.5	1.1	12	2	35	0	0	0.2	0	0.01	0	0.49	0	0	3.1	0	0	0	-

6. 菇類

食物名稱	熱量 (kcal)	水分 (g)	粗蛋白 (g)	粗脂肪 (g)	灰分 (g)	碳水化合物 (g)	膳食纖維 (g)	鈉 (mg)	鉀 (mg)	鈣 (mg)	鎂 (mg)	磷 (mg)	鐵 (mg)	鋅 (mg)	維生素 B_1 (mg)	維生素 B_2 (mg)	菸鹼素 (mg)	維生素 B_6 (mg)	維生素 B_{12} (μg)	葉酸 (ug)	維生素C (mg)	維生素A效力 (RE) (ug)	維生素E效力 (α-TE) (mg)	膽固醇 (mg)
木耳	38	89.9	0.9	0.1	0.3	8.8	7.4	12	56	27	17	23	0.8	0.3	0.01	0.09	0.31	0.03	0.13	9.4	0	0	0	-
冷凍木耳	51	86.5	0.9	0.1	0.2	12.4	12.3	35	0	51	21	3	0.9	0	0	0.13	0.14	0.01	-	-	0.1	0	-	-
乾木耳平均值	333	7.3	13.8	0.7	3.5	74.7	57.7	28	1470	113	143	443	2.8	4.9	0.08	0.9	4.24	0.69	0.23	47.5	0.1	0	0	-
乾木耳（紅耳仔）	329	12.2	6.1	0.2	1.7	79.8	77.2	44	458	184	144	98	2.6	0.7	0.13	0.34	2.04	0.16	0.23	19	0.2	0	0	-
乾木耳（黑耳仔）	338	2.4	21.4	1.2	5.4	69.6	38.1	12	2481	43	141	788	3	9.2	0.04	1.45	6.43	1.22	-	76.1	0	0	0	-
銀耳	22	94	0.5	0.2	0.5	4.8	5.1	5	147	16	7	27	0	0.3	0.04	0.08	0.43	0.05	0.03	15.6	0.3	6.9	0	-
雪珍耳	45	87.9	1.2	0.1	0.3	10.6	7.2	2	109	10	14	22	0.3	0.2	0.01	0.11	0.37	0.01	0.12	5.7	0	0	0	-
乾銀耳	313	12.8	10.1	1.1	5	71	67.7	27	2465	149	102	338	3.7	3	0.25	0.62	4.14	0.22	0.38	226.5	0.5	2	0	-
銀耳罐頭	48	87.8	0.1	0.1	0.1	12	1.4	7	10	11	4	6	0.5	0.1	0	0	0.11	0	-	-	0.1	0	-	-
草菇	36	88.9	3.8	0.3	1.1	5.9	2.1	3	411	4	12	103	1.6	0.9	0.09	0.38	4.49	0.2	0.07	58.2	0.1	0	0	-
草菇罐頭	31	90.4	3.3	0.1	0.8	5.4	3.2	306	4	6	7	44	1.2	0.5	0	0.02	0.08	0.03	0.09	6.2	11.8	0	0	-
雞腿菇	36	89.3	2.1	0.1	1	7.5	2.1	11	449	2	13	98	0.7	0.5	0.07	0.25	5.06	0.13	0.15	15.2	0.2	0	0	-
雞腿菇罐頭	298	10.6	20.1	1.4	8.1	59.8	20.4	73	3716	20	98	872	7	4.3	0.41	0.85	30.93	0.56	-	151.4	0.4	0	0	-
松耳	36	89.8	3.1	0.5	0.6	5.9	1.4	1	201	1	12	62	0.7	0.5	0.11	0.38	5.38	0.16	0.07	35.7	0.1	0	0	-
白精靈菇	36	90	2.1	0.4	0.7	6.9	2.5	1	285	1	10	86	0.5	0.5	0.13	0.18	5.13	0.09	0.09	14.9	0.1	4.8	0.01	-
柳松菇	36	89.2	3.7	0.3	0.8	6	1.5	0	334	1	14	112	0.4	0.9	0.23	0.58	7.11	0.15	0.34	47.3	0.1	0	0	-
乾柳松菇	286	14	23.5	1.9	7.2	53.5	27.3	6	3035	44	126	1000	8.2	6.7	0.33	2.17	47.73	0.39	-	58.2	0	0	0.02	-
香菇平均值	39	88.6	3	0.1	0.7	7.6	3.8	1	277	3	16	84	0.6	1.2	0.01	0.23	3.06	0.18	0.09	46.3	0.3	0	0	-

食物名稱	熱量 (kcal)	水分 (g)	粗蛋白 (g)	粗脂肪 (g)	灰分 (g)	碳水化合物 (g)	膳食纖維 (g)	鈉 (mg)	鉀 (mg)	鈣 (mg)	鎂 (mg)	磷 (mg)	鐵 (mg)	鋅 (mg)	維生素 B₁ (mg)	維生素 B₂ (mg)	菸鹼素 (mg)	維生素 B₆ (mg)	維生素 B₁₂ (μg)	葉酸 (ug)	維生素 C (mg)	維生素 A 效力 (RE) (ug)	維生素 E 效力 (α-TE) (mg)	膽固醇 (mg)
香菇（大）	37	89	3	0.2	0.6	7.1	3.5	2	243	3	14	75	0.3	1	0.01	0.24	3.05	0.17	-	45.4	0.4	0	0	-
香菇（小）	26	92.1	2.4	0.1	0.5	4.9	2.5	1	229	2	13	64	0.2	0.9	0.01	0.22	2.18	0.2	0.09	53.3	0.1	0	0	-
花菇	52	84.7	3.6	0.1	0.9	10.7	5.4	2	358	5	22	113	1.2	1.8	0.01	0.23	3.97	0.18	-	40.2	0.4	0	0	-
乾香菇平均值	321	8.2	20.9	1.6	4.5	64.9	37.1	9	2016	31	118	556	3.6	6.7	0.61	2.07	21.52	0.94	0.28	289.7	2.5	0.2	0.01	-
乾香菇	333	4	23.3	1.4	4.6	66.6	38.5	15	1843	84	143	555	4.2	6.3	0.96	2.85	26.03	1.41	0.94	333.9	6.7	0	0.03	-
乾花菇	317	10.3	17	1.1	4.1	67.4	33.5	4	1855	16	98	407	2.6	4.4	0.49	1.26	18.39	0.74	0	207.7	0	0	0	-
乾白花菇	310	11.1	18.7	1.1	4.5	64.5	40.4	5	2379	11	126	647	3.3	7.5	0.35	1.15	18.33	0.56	0.04	177.2	0	0	0	-
乾鈕釦菇	325	7.3	24.6	2.7	4.5	60.9	36.1	10	1985	15	104	617	4.1	8.5	0.64	3.02	23.32	1.03	0.14	440	3.1	0.7	0.01	-
醃漬香菇	50	84.2	3	0.1	2	10.6	4.5	723	41	12	9	32	1.2	0.7	0	0.05	0.32	0.02	-	-	0.3	0	-	-
姬松茸	40	87.8	4	0.4	0.9	6.9	2.3	1	272	18	9	87	2.2	1.2	0.08	0.43	5.02	0.24	0.29	20.5	0.3	0	0.01	-
乾姬松茸	294	10.3	34	2.7	6.3	46.7	18.5	23	2535	25	73	781	10.4	8.9	0.21	2.88	31.91	0.64	-	153.7	0	0	0	-
酒杯菇	50	85.3	4.6	0.3	0.7	9	4	1	293	2	13	89	1.4	0.7	0.12	0.39	7.31	0.12	0.2	24.6	0.3	0	0	-
秀珍菇	28	91.3	3.3	0.1	0.6	4.6	1.3	1	248	1	13	81	0.6	0.8	0.07	0.34	3.54	0.14	0.12	22.3	0.2	0	0	-
天喜菇	26	91.6	4.5	0.5	0.8	2.5	2.2	1	281	1	21	170	1.1	1	0.28	0.36	8.14	0.13	0.06	50.5	0	0	0	-
白靈菇	33	90.5	2.2	0.3	0.7	6.4	3.1	1	219	1	15	98	1.2	1	0.07	0.29	5.34	0.09	0.17	38.2	1.1	0	0	-
玫瑰菇	35	88.8	4.5	0.1	0.9	5.6	4.5	1	327	4	23	161	2.5	2.4	0.07	0.37	6.79	0.15	0.21	14.4	0	0	0	-
秀珍菇罐頭	27	92.4	1.7	0.5	0.7	4.7	5.6	245	32	14	4	21	1.4	0.5	0	0.01	0.17	0.02		8.4	12	0	0	-
杏香菇	26	92	2.7	0.1	0.5	4.6	1.4	2	228	0	12	71	0.4	0.9	0.17	0.25	7.27	0.13	0.04	25.3	0.3	0	0	-
杏鮑菇平均值	41	88.1	2.7	0.2	0.6	8.3	3.1	3	272	1	12	84	0.3	0.7	0.18	0.26	5.83	0.23	0.06	42.4	0.2	0.3	0.05	-
杏鮑菇（大）	37	89.4	2.4	0.1	0.5	7.5	3.7	3	247	1	11	71	0.3	0.6	0.25	0.23	3.85	0.46	0.04	30.7	0.1	0.9	0.12	-

食物名稱	熱量 (kcal)	水分 (g)	粗蛋白 (g)	粗脂肪 (g)	灰分 (g)	碳水化合物 (g)	膳食纖維 (g)	鈉 (mg)	鉀 (mg)	鈣 (mg)	鎂 (mg)	磷 (mg)	鐵 (mg)	鋅 (mg)	維生素B$_1$ (mg)	維生素B$_2$ (mg)	菸鹼素 (mg)	維生素B$_6$ (mg)	維生素B$_{12}$ (µg)	葉酸 (ug)	維生素C (mg)	維生素A效力 (RE) (ug)	維生素E效力 (α-TE) (mg)	膽固醇 (mg)
杏鮑菇（中）	40	88.4	2.5	0.2	0.7	8.2	2.9	2	275	1	12	85	0.1	1.1	0.11	0.21	6.78	0.14	0.09	30.7	0.2	0	0	-
杏鮑菇（小）	47	86.6	3.2	0.3	0.7	9.2	2.8	3	293	1	13	94	0.5	0.5	0.16	0.34	6.85	0.08	0.05	65.8	0.3	0	0.03	-
珊瑚菇	33	89.7	4	0.2	0.9	5.2	1.7	0	328	3	22	133	1.4	1.5	0.13	0.44	5.97	0.2	0.2	137.7	0	0	0	-
鮑魚菇平均值	24	92.9	1.9	0.2	0.6	4.4	1.9	6	338	1	13	45	0.8	0.7	0.05	0.17	2.26	0.15	0.07	16.1	0.2	0	0	-
嫁菇	26	92.2	2.1	0.3	0.7	4.8	3.1	10	334	2	14	73	0.9	0.8	0.04	0.18	2.02	0.23		18.8	0.4	0	0	-
鮑魚菇	22	93.5	1.7	0.2	0.6	4	0.7	2	341	1	13	16	0.7	0.6	0.06	0.16	2.5	0.06	0.07	13.5	0.1	0	0	-
金針菇	37	89.1	2.6	0.3	0.8	7.2	2.3	2	385	1	13	90	0.9	0.6	0.17	0.23	6.49	0.1	0.02	29.4	0	0	0.01	-
羊肚菜	29	91.5	2.5	0.2	0.7	5.1	2.2	1	341	1	15	84	0.8	0.6	0.19	0.34	4.86	0.13	0.02	83.8	1	0	0.08	-
金針菇罐頭	24	92.9	1.7	0.2	0.6	4.5	3.8	959	189	8	12	77	0.9	0.5	0.1	0.05	1.39	0.02		15	6.5	0	0	-
滑菇	27	91.9	2.6	0.2	0.6	4.7	1.4	2	272	2	10	68	0.9	0.7	0.13	0.27	7.91	0.1	0.17	30.4	0.1	0	0	-
舞菇	28	92.2	1.4	0.1	0.4	5.8	0.3	1	229	0	8	38	0.2	0.5	0.06	0.27	2.94	0.06	0.06	18.7	0	0	0	-
鴻喜菇	30	90.8	2.9	0.1	0.8	5.3	2.2	2	339	2	10	85	0.5	0.7	0.16	0.27	5.07	0.1	0.06	29.6	0.2	0	0	-
美白菇	27	91.8	2.4	0.3	0.8	4.8	1.5	2	394	3	12	91	0.4	0.7	0.1	0.26	5.33	0.22	0.08	27.1	0.1	0	0	-
洋菇	25	92.1	3	0.2	0.8	3.8	1.3	19	262	4	9	80	0.9	0.7	0.06	0.47	3.56	0.12	0.09	24.4	0.2	0	0	-
冷凍洋菇	39	90.1	3.8	1.5	0.4	4.3	3.9	8	140	15	26	31	0.4	0.3	0.01	0.19	0.29	0.03		-	0	2.2	-	-
洋菇罐頭	27	89.4	2.9	0.3	3.1	4.3	3.3	532	32	10	11	52	1	0.7	0	0.09	0.48	0.06		8.9	11.2	0	0	-
白茯苓	316	18.8	1	0.2	0.1	79.9	80.9	0	34	1	3	20	2.4	0.7	0.01	0.03	0.44	0		8.4	1	0	0.02	-
猴頭菇	31	91	2.1	0.3	0.8	5.9	2.3	2	314	2	7	57	0.4	0.5	0.1	0.29	1	0.06		34.2	0.6	0	0	-
乾猴頭菇	311	12.7	12.3	3.4	7.3	64.3	36.5	3	3672	6	97	863	11.3	5.2	0.23	1.25	7.92	0.68		50.8	0	0	0	-
猴頭菇罐頭	29	91.9	1	0.1	0.6	6.5	1.7	174	2	22	3	34	1.1	0.7	0.01	0.04	0.11	0.03		5.3	61.7	0	0	-

食物名稱	熱量 (kcal)	水分 (g)	粗蛋白 (g)	粗脂肪 (g)	灰分 (g)	碳水化合物 (g)	膳食纖維 (g)	鈉 (mg)	鉀 (mg)	鈣 (mg)	鎂 (mg)	磷 (mg)	鐵 (mg)	鋅 (mg)	維生素B₁ (mg)	維生素B₂ (mg)	菸鹼素 (mg)	維生素B₆ (mg)	維生素B₁₂ (μg)	葉酸 (ug)	維生素C (mg)	維效生素A力 (RE) (ug)	維效生素E力 (α-TE) (mg)	膽固醇 (mg)
乾竹笙	312	10.3	17.5	2	6.1	64.1	32.9	28	2401	23	117	340	13.6	3.5	0.03	3.11	18.92	0.81	0.1	1283.1	0	0	0	-
松茸白菇	38	88.5	5.1	0.5	0.7	5.3	3.1	1	348	3	13	95	0.8	0.7	0.03	0.21	5.95	0.16	0.15	36.2	0	0	0	-
金喜菇	39	88.5	2.7	0.2	0.9	7.7	2.5	5	228	2	9	54	1.1	0.8	0.21	0.36	7.02	0.07	0	24.7	0	0	0	-
喜來菇	37	89	3.5	0.4	0.8	6.3	2.2	1	362	1	18	135	0.8	1.2	0.14	0.32	6.67	0.26	0.28	31.4	0	0	0	-
富珍茸	37	89.1	3	0.4	0.8	6.8	2.4	1	215	2	7	67	0.6	0.4	0.18	0.32	6.81	0.24	0.11	8.4	0.5	0	0	-

7. 豆類

食物名稱	熱量 (kcal)	水分 (g)	粗蛋白 (g)	粗脂肪 (g)	灰分 (g)	碳水化合物 (g)	膳食纖維 (g)	鈉 (mg)	鉀 (mg)	鈣 (mg)	鎂 (mg)	磷 (mg)	鐵 (mg)	鋅 (mg)	維生素 B_1 (mg)	維生素 B_2 (mg)	菸鹼素 (mg)	維生素 B_6 (mg)	維生素 B_{12} (μg)	葉酸 (ug)	維生素 C (mg)	維生素A效力 (RE) (ug)	維生素E效力 (α-TE) (mg)	膽固醇 (mg)
白鳳豆平均值	337	12.7	23.8	2.1	3.3	58.2	19.6	0	1273	111	158	400	4.7	1.9	0.53	0.1	1.54	0.6	-	-	0	0	1.05	-
白鳳豆（台灣）	348	10.5	27.4	2.8	2.9	56.4	22.7	1	1044	137	146	403	4	2.1	0.58	0.09	1.06	0.19	-	-	0	0	1.87	-
白鳳豆（進口）	325	14.9	20.1	1.3	3.6	60	16.5	0	1501	85	171	397	5.4	1.7	0.49	0.12	2.02	1.01	-	-	0	0	0.22	-
米豆	349	10.5	21.7	2.4	3.1	62.2	15.7	19	1129	63	159	404	7.1	3.7	0.73	0.08	1.9	0.4	-	-	0.5	0	0.47	-
花豆	328	14.7	21.2	1.7	3.3	59	19.3	11	1156	108	159	441	7	2.6	0.38	0.15	1.74	0.47	-	-	0.6	8.8	0.36	-
花豆罐頭（糖漬）	203	48.2	7.6	0	0.8	43.5	6.5	7	216	62	40	122	2.2	0.9	0.06	0.03	0.43	0.06	-	-	0	4.9	0.12	-
紅豆	328	13.9	20.9	0.6	3.1	61.5	18.5	1	1203	87	162	442	7.1	3.1	0.41	0.14	1.85	0.34	-	110.7	1.2	0	0.65	-
紅豆罐頭（糖漬）	232	41.5	8	0.3	0.7	49.5	5.5	8	216	29	39	120	1.9	1	0.03	0.03	0.47	0.1	-	-	0.3	0	0.21	-
紅雲豆（大紅豆）	328	14.6	20.2	1.4	3.4	60.4	20.5	2	1168	138	149	547	6.8	3	0.09	0.11	1.52	0.28	-	176.7	0	0.2	0.36	-
黑豆平均值	319	22	28.8	8.2	4	37	22.4	2	1536	176	182	466	6.7	3.1	0.51	0.2	1.55	0.3	-	655.7	0	40.1	1.61	-
青仁黑豆	385	10.6	37	14.2	4.4	33.7	21.5	4	1632	186	214	529	6.2	3.6	0.59	0.2	1.49	0.39	-	721	0	79.3	2.79	-
黃仁黑豆	253	33.5	20.6	2.1	3.5	40.3	23.3	9	1439	167	150	402	7.3	2.5	0.43	0.21	1.6	0.21	-	590.4	0	1	0.42	-
黑豆胚芽	174	59.8	19.2	7.1	2	11.8	13.5	9	758	101	105	237	2.1	1.6	0.25	0.25	1.23	0.4	-	119.8	15.8	14.1	1.21	-
黑豆粉	431	3	36	17.6	4.4	39	16.9	65	1500	191	197	467	8.1	3.3	0.11	0.05	1.18	0.1	-	-	0.4	37.3	-	-
烘烤黑豆	435	3.4	39	20.1	5.1	32.4	27.1	320	1430	204	206	502	8	3.6	0.01	0.04	1.16	1.54	-	-	0.2	21.6	-	-
毛綠豆	346	9.9	22.1	1.2	3.2	63.6	16.3	3	1214	100	159	439	4.2	2.8	0.35	0.15	1.62	0.3	-	397.3	6.8	15.8	1.13	-
綠豆	344	10.1	22.8	1.1	3.1	63	15.8	1	948	108	172	372	5.1	2.8	0.6	0.17	1.84	0.32	-	414.6	11.8	12	1.42	-

食物名稱	熱量 (kcal)	水分 (g)	粗蛋白 (g)	粗脂肪 (g)	灰分 (g)	碳水化合物 (g)	膳食纖維 (g)	鈉 (mg)	鉀 (mg)	鈣 (mg)	鎂 (mg)	磷 (mg)	鐵 (mg)	鋅 (mg)	維生素B₁ (mg)	維生素B₂ (mg)	菸鹼素 (mg)	維生素B₆ (mg)	維生素B₁₂ (μg)	葉酸 (ug)	維生素C (mg)	維生素A效力 (RE)(ug)	維生素E效力 (α-TE)(mg)	膽固醇 (mg)
綠豆仁	339	11.4	24.6	1.3	3.1	59.6	11.2	1	1047	28	144	490	4.4	3	0.7	0.13	1.57	0.4	-	-	0.7	4.5	0.77	-
綠豆粉	344	10.8	21.7	1.5	3	62.9	12.4	8	1102	74	147	359	5.2	3.2	0.64	0.11	2.2	0.57	-	-	0	11.7	1.03	-
高纖胚芽冬粉	370	9.1	0.6	0.2	0.2	90	4	2	3	10	6	25	0.5	0.1	0.02	0.01	0	0.02	-	-	7.8	0	0.05	-
冬粉	349	12.1	0.1	0.1	0.2	87.5	1.4	10	13	2	6	43	1.9	0.1	0	0.01	0.14	0	-	-	0	0	0	-
寬粉	347	12.3	0.1	0.1	0.5	86.9	1	4	45	26	7	72	1.4	0.1	0.03	0.01	0.14	0	-	-	0	0	0	-
豇豆（荚）	35	90.8	2.4	0.1	0.5	6.2	2.3	2	171	35	27	39	0.7	0.6	0.08	0.1	0.56	0.08	-	76.2	16.6	28.7	0.18	-
菜豆仁	112	70.1	7.8	0.4	1.6	20.1	5.1	3	642	17	59	128	5.9	1.3	0.18	0.06	0.68	0.14	-	72	18.5	6.8	0.26	-
粉豆荚	27	92.8	1.7	0.1	0.5	5	1.9	7	192	24	20	40	3.2	0.4	0.05	0.08	0.52	0.05	-	-	8.3	32.4	0.04	-
皺豆荚	30	92.2	1.7	0.2	0.5	5.3	2	4	193	40	22	37	0.6	0.4	0.06	0.09	0.65	0.05	-	26.1	11.8	9.4	0.08	-
冷凍菜豆（荚）	57	84.8	3.4	0.1	0.8	10.8	2.5	2	282	86	30	49	2.1	0.3	0.07	0.1	0.34	0.1	-	-	5.2	94.1	0.01	-
毛豆平均值	125	68.2	13.8	2.5	1.7	13.7	8.7	1	629	84	69	203	3.6	1.7	0.39	0.13	1.29	0.21	-	-	20.6	13.1	0.63	-
毛豆仁	129	67.9	14.6	3.3	1.7	12.5	6.4	1	654	44	65	203	3.7	2.1	0.39	0.13	1.17	0.14	-	-	22.6	9.2	0.22	-
帶荚毛豆	120	68.6	12.9	1.7	1.8	15	11	1	604	123	74	204	3.4	1.3	0.38	0.13	1.42	0.29	-	-	18.6	17	1.03	-
冷凍毛豆仁	135	69.8	12.5	6.1	1.8	9.8	6.5	359	304	86	70	166	2.9	1.4	0.18	0.08	0.69	0.1	-	-	9.7	24.7	1.23	-
黃豆	389	11.3	35.6	15.7	4.5	32.9	14.5	12	1667	194	215	445	6.5	2.7	0.39	0.21	1.11	0.72	-	-	0	1.9	2.72	-
黃豆胚芽	180	58.4	16.8	7	2.2	15.7	14.4	7	848	72	104	273	2.7	1.6	0.41	0.19	0.97	0.25	-	102.3	11.6	0	1.51	-
黃豆粉	401	9.3	37.4	16.7	4.3	32.2	13.1	2	1647	144	206	563	3.7	4.5	0.86	0.12	1.18	0.52	-	348	0	0	2.55	-
豌豆仁	123	67.8	9.2	0.3	0.9	21.7	7.5	3	372	39	50	147	2.1	1.4	0.21	0.1	1.29	0.14	-	-	8.6	20	0.19	-
豌豆荚平均值	45	88.2	2.7	0.1	0.6	8.5	2.7	2	180	43	27	47	1.1	0.7	0.14	0.09	0.75	0.09	-	39.9	44.9	69.2	0.27	-
豌豆荚	41	89.2	2.9	0.2	0.6	7.1	3.2	4	118	49	26	55	1	0.7	0.14	0.11	0.89	0.08	-	39.9	42.5	32	0.19	-

食物名稱	熱量 (kcal)	水分 (g)	粗蛋白 (g)	粗脂肪 (g)	灰分 (g)	碳水化合物 (g)	膳食纖維 (g)	鈉 (mg)	鉀 (mg)	鈣 (mg)	鎂 (mg)	磷 (mg)	鐵 (mg)	鋅 (mg)	維生素 B₁ (mg)	維生素 B₂ (mg)	菸鹼素 (mg)	維生素 B₆ (mg)	維生素 B₁₂ (µg)	葉酸 (ug)	維生素 C (mg)	維生素 A 效力 (RE) (ug)	維生素 E 效力 (α-TE) (mg)	膽固醇 (mg)
高山大豌豆莢	49	87.2	2.4	0	0.6	9.9	2.3	0	242	36	27	40	1.2	0.7	0.14	0.08	0.61	0.1	-	-	47.3	96.8	0.34	-
甜豌豆莢	42	88.8	3	0.2	0.5	7.4	2.7	2	173	46	22	59	2.1	0.7	0.11	0.26	1.05	0.08	-	24	30.4	32.4	0.12	-
冷凍豌豆仁	96	75.4	6.1	0.6	0.7	17.1	8	21	225	35	29	94	1.7	0.9	0.39	0.11	1.82	0.12	-	43.3	22.3	45.7	0.19	-
豌豆仁罐頭	123	68.9	7.2	0.9	0.9	22.1	5.7	211	283	39	71	225	2.9	1.9	0.04	0.02	0.38	0	-	-	2.4	11.7	0.19	-
鵲豆莢	31	91.6	2.4	0.3	0.6	5.1	3.4	2	210	44	27	40	0.8	0.3	0.08	0.09	0.82	0.19	-	-	11.7	35.1	0.06	-
鹽酥蠶豆	456	2.7	26.9	20.9	3.2	46.3	23.1	386	814	38	93	364	3.3	2.5	0.03	0.31	1.42	0.23	-	-	9	0.7	4.51	-
紅豌豆仁	343	12.4	25.3	2.1	1.9	58.3	16.9	1	828	22	60	270	4.2	1.7	0.42	0.1	1.52	0.47	-	-	0.3	0	0.73	-

8. 肉類

食物名稱	熱量 (kcal)	水分 (g)	粗蛋白 (g)	粗脂肪 (g)	灰分 (g)	碳水化合物 (g)	膳食纖維 (g)	鈉 (mg)	鉀 (mg)	鈣 (mg)	鎂 (mg)	磷 (mg)	鐵 (mg)	鋅 (mg)	維生素B₁ (mg)	維生素B₂ (mg)	菸鹼素 (mg)	維生素B₆ (mg)	維生素B₁₂ (µg)	葉酸 (ug)	維生素C (mg)	維生素A效力 (RE)(ug)	維生素E效力 (α-TE)(mg)	膽固醇 (mg)
牛小排平均值	325	57.7	15.1	28.9	0.7	0	-	60	254	9	16	141	2.1	5.7	0.07	0.17	3.09	0.25	2.74	6.5	2	16.2	0.1	69
去骨牛小排	290	63.2	17.1	24	0.9	0	-	59	320	8	18	150	2.5	6.6	0.07	0.19	3.67	0.27	3.33	6	0.6	9.6	0.05	70
帶骨牛小排	360	52.2	13.1	33.7	0.6	0.4	-	62	188	10	15	131	1.7	4.7	0.07	0.16	2.52	0.23	2.15	7.1	3.4	22.7	0.15	67
牛肋條	225	63.3	18.6	16.1	0.8	1.1	-	81	347	10	15	127	2.7	6.7	0.06	0.17	2.64	0.17	3.14	3.7	0.2	1.8	0.09	73
沙朗牛排	162	68.8	20.4	8.3	1	1.5	-	46	370	7	20	191	2.5	4.4	0.07	0.14	4.64	0.36	1.4	10.2	0.6	5.3	0.26	60
板腱	166	70	19.8	9	0.9	0.2	-	70	302	5	21	165	2.4	7.4	0.07	0.25	2.9	0.25	3.88	3.6	0.9	10.3	0.48	61
牛去骨肩胛小排	233	63.1	16.9	17.9	0.9	1.2	-	53	342	6	18	123	2.6	6.4	0.1	0.25	2.43	0.33	3.29	8.2	1	2.1	0.17	74
牛前胸肉	331	55.7	14.8	29.6	0.7	0	-	58	213	5	16	177	2.3	4.8	0.05	0.13	2.83	0.2	1.17	4	0	32.2	0.5	65
牛修清前胸肉	120	72.9	22.3	2.8	1.1	0.9	-	45	463	5	22	175	2.2	4.4	0.08	0.15	5.18	0.65	2.14	14.6	0	0	10.25	64
去骨紐約克牛排	189	69.4	21.3	10.8	0.9	0	-	49	411	6	20	199	2.3	4.5	0.08	0.12	4.66	0.4	1.43	8.4	1.2	2.3	0.24	60
胖力牛排	184	67.5	20.6	10.7	1.1	0.1	-	47	366	5	22	161	3.4	3.8	0.11	0.21	4.26	0.81	3.15	8.3	1.3	4.1	0.44	67
牛後腿肉	122	71.5	19.4	4.3	1.1	3.7	-	58	357	7	24	203	2.8	6	0.06	0.19	3.8	0.46	2.68	7.2	1.8	5.4	0.44	59
牛後腰脊肉	153	70.4	20.6	7.2	1	0.8	-	48	339	2	22	228	2.8	5.4	0.08	0.18	3.85	0.42	2	8	2.7	3.2	0.48	52
牛肉火鍋片心	139	73.8	19.8	6	0.8	0	-	79	298	8	19	184	3	7.2	0.07	0.18	3.24	0.25	2.67	7.3	1.1	2.5	0.18	76
牛肉火鍋片平均值	250	61.3	19.1	18.7	0.9	0	-	48	273	5	17	141	1.8	3.7	0.07	0.18	3.28	0.36	2.53	7.1	0.1	14.8	0.87	67
牛五花肉火鍋片	430	44	15.7	40.3	0.6	0	-	45	174	4	11	91	1	2.3	0.06	0.12	0.23	0.22	1.62	7.5	0	29.4	0.81	71

食物名稱	熱量(kcal)	水分(g)	粗蛋白(g)	粗脂肪(g)	灰分(g)	碳水化合物(g)	膳食纖維(g)	鈉(mg)	鉀(mg)	鈣(mg)	鎂(mg)	磷(mg)	鐵(mg)	鋅(mg)	維生素B$_1$(mg)	維生素B$_2$(mg)	菸鹼素(mg)	維生素B$_6$(mg)	維生素B$_{12}$(μg)	葉酸(ug)	維生素C(mg)	維生素A效力(RE)(ug)	維生素E效力(α-TE)(mg)	膽固醇(mg)
牛紐約客牛肉片	263	61.2	20.1	19.6	1.1	0	-	34	293	6	18	149	1.3	2.5	0.07	0.13	5.86	0.57	1.21	8	0	12.6	0.39	61
牛梅花肉火鍋片	120	74	20.3	3.7	1.1	0.9	-	57	340	7	21	173	2.5	4.3	0.08	0.21	4.21	0.38	3.05	5.7	0.3	4.7	0.66	63
牛嫩肩里肌火鍋片	188	65.9	20	11.4	0.9	1.8	-	56	286	4	17	151	2.4	5.8	0.06	0.25	2.82	0.26	4.25	7.4	0	12.4	1.6	71
牛肚平均值	73	84.4	13.9	1.5	0.4	0	-	89	25	36	13	46	0.7	1.5	0.01	0.04	0.3	0.01	0.54	32.1	0.3	1.5	0.22	112
牛肚（瘤胃）	44	90.9	7.5	1.4	0.3	0	-	113	3	33	8	23	0.7	1.3	0	0	0.3	0.1	0	0	0	0	0.15	86
牛肚切片（瘤胃）	67	84	15.3	0.2	0.3	0.3	-	51	2	55	22	46	0.5	2.9	0	0.01	0.04	0.01	0	10	0.1	0	0.02	120
牛肚（蜂巢胃）	107	78.5	19	2.8	0.6	0	-	103	70	19	10	69	0.8	0.5	0.03	0.12	0.87	0.01	1.52	86.3	0.8	4.4	0.48	131
牛筋	157	67.3	21.7	7.2	0.6	3.3	-	50	352	10	4	31	0.9	2.6	0.02	0.05	0.19	0	0.77	5.1	0.8	6.1	0.16	52
滷牛筋	119	72	21.1	2.8	1.6	2.6	-	524	39	11	8	22	0.1	0.6	0.02	0.04	0.37	0.03	0.12	21	0	1	0.41	49
山羊帶皮肉塊	164	66.8	20.3	8.6	0.9	3.4	-	81	231	12	16	132	1.5	4	0.11	0.17	3.72	0.18	1.14	3.5	0.8	21.4	0.5	83
山羊前腿肉片	123	75.3	21.3	3.5	1	0	-	60	324	9	19	168	2.4	7.7	0.1	0.25	4.1	0.09	3.42	5	0	10	0.77	71
山羊後腿腰肉火鍋片	170	70.2	18.9	9.9	0.9	0.1	-	99	280	8	21	171	3	3.8	0.11	0.21	4.07	0.21	2.88	1.5	0.6	19.5	0.22	79
綿羊肉切片	198	67.8	18.8	13	0.9	0	-	73	327	1	14	117	0.6	1.2	0.09	0.27	3.1	0.09	1.6	0		14	0.06	24
法式羊排	260	60.6	18.8	20	0.7	0	-	68	260	12	17	134	1.5	3.9	0.1	0.16	3.14	0.19	1.93	0	0.4	12	0.29	83
去骨肩頸羊肉片	198	70.6	17.8	13.5	1	0	-	57	349	4	17	157	2	5	0.12	0.22	4.89	0.26	1.95	10.4	0.5	4.9	0.23	64
小羊腰脊肉	143	75.2	26.5	3.3	0.9	0	-	54	322	8	28	197	2.2	2.9	0.19	0.37	6.91	0.51	2.17	1.8	0.8	9.6	0.09	67

食物名稱	熱量 (kcal)	水分 (g)	粗蛋白 (g)	粗脂肪 (g)	灰分 (g)	碳水化合物 (g)	膳食纖維 (g)	鈉 (mg)	鉀 (mg)	鈣 (mg)	鎂 (mg)	磷 (mg)	鐵 (mg)	鋅 (mg)	維生素B$_1$ (mg)	維生素B$_2$ (mg)	菸鹼素 (mg)	維生素B$_6$ (mg)	維生素B$_{12}$ (μg)	葉酸 (ug)	維生素C (mg)	維生素A效力 (RE) (ug)	維生素E效力 (α-TE) (mg)	膽固醇 (mg)
綿羊腹脅肉火鍋肉片	252	59.7	16.9	20	0.9	2.5	-	76	244	15	18	153	0.9	3	0.1	0.16	5.08	0.2	1.58	2.1	0.7	28.4	0.21	79
豬下肩肉	200	67.8	18.1	13.6	0.9	0	-	54	338	3	20	198	1.2	2.7	0.9	0.21	3.63	0.36	0.86	5.3	1	7.4	0.29	69
豬下肩瘦肉	131	74.9	20.1	5	1.1	0	-	53	352	4	23	206	1.4	3.3	0.97	0.2	4.13	0.24	0.93	5.5	1.1	5.9	0.29	68
豬上肩肉	207	66.7	18.9	14	1.1	0	-	52	355	3	16	137	1.1	2.5	0.78	0.22	3.23	0.48	0.83	3.2	0.7	13.3	0.73	70
豬肩胛肉	295	60.1	16.5	24.8	0.9	0	-	53	288	3	18	156	0.9	2.4	0.65	0.2	3.73	0.23	0.78	3.8	1.1	10.9	0.52	71
豬肩胛排	191	69.3	17.9	12.7	0.9	0	-	97	294	41	19	166	1.3	4.2	0.55	0.16	3.31	0.11	0.83	6.5	0.5	8	0.24	79
豬前腿外腱肉	146	73.6	20.7	6.5	1.1	0	-	71	316	4	21	193	1.4	4.5	0.47	0.25	3.63	0.36	0.86	3.8	4.6	4.1	0.31	75
豬後腿外腱肉	176	67.8	19	10.5	1	1.7	-	66	342	5	20	172	1	2.4	0.84	0.14	5.65	0.41	0.36	6.6	0.7	5.7	0.29	71
豬後腿肉	123	74.2	20.4	4	1	0.4	-	49	367	4	24	190	1	2.6	0.7	0.16	3.26	0.42	0.39	5.2	0.9	2.8	0.24	58
豬後腿瘦肉	111	74.2	21.1	2.3	1.1	1.3	-	41	406	3	28	212	1.1	2.2	0.76	0.11	4.65	0.38	0.5	4.9	2.4	2.4	0.19	57
豬大里肌	212	65.3	19.2	14.4	1.1	0	-	40	340	4	15	128	0.6	1.7	0.88	0.14	5.64	0.57	0.77	1	0.6	13.7	0.39	59
豬大排	214	65.8	19.1	14.7	1	0	-	55	318	28	19	204	1.2	2.5	0.68	0.2	4.5	0.1	0.78	0	0.6	9	0.28	32
豬小排	287	57.7	18	23.3	0.9	0	-	74	254	33	18	161	1	2.4	0.67	0.16	4.71	0.36	0.78	4.9	0.5	23.6	0.29	78
豬帽肌	209	67.3	20.4	13.5	1	0	-	48	344	4	24	190	1.1	2.7	0.86	0.23	4.14	0.06	0.44	0	1	12	0.38	54
豬小里肌	139	72.8	21.1	5.4	1.2	0	-	46	386	4	23	201	1.4	2.2	1.2	0.25	4.13	0.47	0.84	1.6	0.3	2.7	0.34	68
豬去皮腹脅肉	360	51	14.9	32.9	0.8	0.5	-	44	262	5	15	132	0.6	1.6	0.57	0.13	3.82	0.28	0.81	1.2	0.7	24.3	0.46	69
豬帶皮腹脅肉	368	51.9	14.5	33.9	0.7	0	-	62	240	5	14	121	0.5	1.6	0.49	0.11	3.39	0.24	0.62	1.1	0.2	35	0.48	66
豬腹脅排	267	63.6	18.7	20.7	1.1	0	-	67	324	7	22	182	1.5	3.2	0.63	0.2	3.43	0.05	0.32	2.7	0.8	13.5	0.17	58
豬肝連	199	68.6	14.6	15.1	0.8	0.9	-	43	270	5	16	212	2.8	2.8	0.62	0.28	4.04	0.3	1.52	6	1.9	220.5	0.25	80
豬頰肉	182	68.3	17.5	11.9	0.9	1.4	-	65	279	5	18	209	1.8	2.8	0.37	0.3	3.63	0.56	1.51	4	1.1	7.5	0.23	97

食物名稱	熱量 (kcal)	水分 (g)	粗蛋白 (g)	粗脂肪 (g)	灰分 (g)	碳水化合物 (g)	膳食纖維 (g)	鈉 (mg)	鉀 (mg)	鈣 (mg)	鎂 (mg)	磷 (mg)	鐵 (mg)	鋅 (mg)	維生素 B1 (mg)	維生素 B2 (mg)	菸鹼素 (mg)	維生素 B6 (mg)	維生素 B12 (μg)	葉酸 (ug)	維生素 C (mg)	維生素 A 效力 (RE) (ug)	維生素 E 效力 (α-TE) (mg)	膽固醇 (mg)
豬頸肉	284	57.9	17.2	23.3	0.7	0.8	-	43	215	3	14	130	0.5	2.3	0.85	0.13	6	0.42	0.58	3.4	0.6	8.3	0.11	66
豬絞肉平均值	212	67.3	18.7	14.6	1	0	-	58	316	9	21	207	0.8	2.6	0.63	0.18	4.78	0.33	0.81	3.4	1.3	21.3	0.37	62
豬絞肉（70%瘦肉率）	218	65.4	19	15.2	1	0	-	56	276	12	22	210	0.8	2.5	0.64	0.19	4.58	0.4	0.83	4.8	1.4	20.4	0.4	61
豬絞肉（90%瘦肉率）	205	69.2	18.5	14	0.9	0	-	61	355	5	20	205	0.8	2.8	0.62	0.18	4.99	0.27	0.79	1.9	1.3	22.2	0.35	63
豬心	128	76.8	13.6	7.8	0.9	1	-	74	199	3	15	145	4.1	1.2	0.31	0.58	5.15	0.32	4.57	49.5	1.6	11.2	0.47	65
豬白管	93	84.2	14.1	3.6	0.3	0	-	68	2	21	6	15	0.1	0.6	0.04	0.02	0.37	0	0.05	5.4	0.1	0	0.05	48
豬皮	491	35.5	22.1	44	0.3	0	-	109	38	8	3	29	0.3	0.3	0.03	0.05	0.51	0.03	0.92	18.7	0	27	0.45	70
豬耳	233	61.5	24.2	14.4	0.6	0	-	175	42	16	5	79	1.3	0.9	0.08	0.14	1.11	1.13	0.53	9	0.1	2.2	0	97
豬舌	185	69.1	18.5	11.8	0.9	0.5	-	119	211	5	18	166	3	2.5	0.33	0.45	4.74	0.3	0.75	7.2	1.2	10.6	0.16	111
豬血	29	92.4	6.3	0.3	0.5	0.5	-	179	30	7	3	70	28	0.2	0	0.02	0.38	0.03	0.05	7.3	0	0	0.03	50
豬尾	295	51.1	16.2	25	0.5	7.1	-	92	61	9	8	97	1	1.8	0.3	0.13	3	0.16	0.75	8.6	2.7	6.6	0.28	80
豬肝	126	70.7	20.8	4.1	1.5	2.9	-	84	297	4	18	328	10.2	5.2	0.33	2.21	10.22	0.78	30.52	677.6	18	3661	0.26	288
醃燻豬肝	166	61.1	26.8	4.7	3.2	4.2	-	905	234	1	19	557	11.5	7.5	0.27	6.03	14.14	0.68	43.05	426	121.9	42191.9	0.51	390
膽肝	250	40.3	31.2	7.9	6.7	13.9	-	3204	557	16	52	318	19.9	8.8	0.22	7.32	7.2	0.34	30.1	-	29.6	58379	0.35	314
豬肚	152	76.3	12.4	11	0.5	0	-	62	105	5	11	100	1	1.6	0.06	0.22	1.62	0.04	0.94	31.4	2.5	5	0.2	130
熟豬肚	137	73.3	16	7.5	0.4	2.7	-	30	28	17	12	87	1.8	1.8	0.03	0.15	1.05	0.02	0.41	7.1	0	0	0.16	227
豬空腸	194	66	10	16.8	0.9	6.3	-	113	161	6	11	164	1.7	1.5	0.1	0.3	2.87	0.08	0.9	7.6	16	32	0.24	196
豬骨湯平均值	8	98.5	0.9	0.4	0.1	0	-	15	25	0	0	6	0.1	0.1	0.01	0.02	0.36	0.02	0.05	1.4	0.2	0.3	0.05	3
豬大骨湯	7	98.2	1	0.3	0	0.4	-	23	17	0	0	5	0.1	0	0.01	0.01	0.34	0.01	0.09	2	0	1	0.14	3

食物名稱	熱量 (kcal)	水分 (g)	粗蛋白 (g)	粗脂肪 (g)	灰分 (g)	碳水化合物 (g)	膳食纖維 (g)	鈉 (mg)	鉀 (mg)	鈣 (mg)	鎂 (mg)	磷 (mg)	鐵 (mg)	鋅 (mg)	維生素B1 (mg)	維生素B2 (mg)	菸鹼素 (mg)	維生素B6 (mg)	維生素B12 (μg)	葉酸 (ug)	維生素C (mg)	維生素A力 (RE) (ug)	維生素E力 (α-TE) (mg)	膽固醇 (mg)
豬肋骨湯	9	99.2	0.7	0.6	0	0	-	6	21	0	0	6	0.2	0	0.01	0.01	0.18	0.01	0	0	0	0	0	2
豬肩骨湯	8	98.2	1.1	0.3	0.1	0.2	-	16	37	1	1	9	0	0.1	0.01	0.03	0.56	0.04	0.05	2.3	0.6	0	0.01	4
豬腎	82	80.4	15	1.9	1	1.7	-	102	213	7	13	139	7.2	1.9	0.3	1.88	6.6	0.29	9.14	48.4	12.8	95.6	0.02	340
豬脾臟	79	80.1	15	1.6	1.2	2	-	51	323	5	7	193	6.7	2.1	0.16	0.27	3.65	0.08	27.19	38.5	30.9	4.1	0.22	398
豬大腸	198	72.2	6.6	18.9	0.5	1.9	-	45	17	15	9	57	1.7	1	0.02	0.05	0.16	0.05	0.9	10.9	0	12	0.11	125
豬小腸	156	75	12.5	11.4	0.5	0.6	-	30	42	8	9	83	2.6	1.5	0.05	0.14	0.71	0.02	0.56	8.4	0	0.5	0.08	184
豬粉腸	177	62.4	11.8	14	0.8	11	-	55	198	8	12	137	1.2	1.5	0.11	0.3	3.06	0.07	1.39	21.4	22.2	8.1	0.1	221
豬腳平均值	252	64	20.7	18.2	0.6	0	-	92	157	20	11	107	0.8	11	0.1	0.11	2.48	0.26	0.31	4.9	0.4	9.8	0.14	92
豬前腳	252	61.1	21.9	17.6	0.5	0	-	114	124	33	9	100	1	18.2	0.11	0.13	1.83	0.03	0.43	9.8	0.5	14.4	0.15	111
豬後腳	253	66.9	19.5	18.8	0.7	0	-	69	191	7	13	114	0.6	3.9	0.1	0.1	3.14	0.49	0.19	0	0.2	5.1	0.12	72
豬蹄膀	331	54.5	17.1	28.6	0.8	0	-	50	184	5	14	84	1	1.9	0.35	0.15	3.1	0.14	0.63	-	0.8	24	0.04	94
滷豬腳	236	58.6	28.4	15.4	1.3	0	-	187	190	40	18	1460	1.3	3.1	0.16	0.27	5.3	0.14	1.05	4	0	8	0.31	53
豬腳筋	72	86.1	14.4	1.1	0.1	0	-	44	0	21	2	4	0.2	0.4	0.01	0.01	0	0.01	0.13	11.8	0	2	0.03	13
豬腦	125	79.2	10.8	8.7	1.4	0	-	120	294	3	14	329	2.1	0.9	0.13	0.28	2.7	0.06	3.07	-	15	6	0.22	2075
全雞平均值	216	66.6	17.7	15.6	0.8	0	-	52	175	6	14	141	0.9	1.2	0.11	0.14	5	0.41	0.35	7.2	6.1	47	0.27	88
土雞	188	69.4	19	11.9	0.9	0	-	70	116	10	18	193	1.3	1.7	0.1	0.15	6.45	0.37	0.3	6.9	2.6	35.8	0.19	106
肉雞	248	65	16.1	19.9	0.9	0	-	44	228	1	6	72	0.4	0.3	0.12	0.11	4.59	0.39	0.31	5.4	14.6	90.9	0.34	74
烏骨雞	213	65.4	17.9	15.1	0.8	0.8	-	42	180	7	18	159	1.1	1.5	0.12	0.17	3.96	0.46	0.43	9.4	1	14.4	0.27	84
烤雞	232	58.2	22.8	14.2	1.3	3.6	-	195	215	5	20	247	1.1	1.4	0.04	0.15	5.8	0.27	0.16	9.1	25.9	24.8	0.18	123
里肌肉平均值	109	75.5	24.2	0.6	1.2	0	-	58	351	3	29	207	0.5	0.8	0.12	0.09	9.86	0.96	0.13	10.6	1.6	5.9	0.2	54

食物名稱	熱量 (kcal)	水分 (g)	粗蛋白 (g)	粗脂肪 (g)	灰分 (g)	碳水化合物 (g)	膳食纖維 (g)	鈉 (mg)	鉀 (mg)	鈣 (mg)	鎂 (mg)	磷 (mg)	鐵 (mg)	鋅 (mg)	維生素B₁ (mg)	維生素B₂ (mg)	菸鹼素 (mg)	維生素B₆ (mg)	維生素B₁₂ (μg)	葉酸 (ug)	維生素C (mg)	維生素A力 (RE) (ug)	維生素E效力 (α-TE) (mg)	膽固醇 (mg)
里肌肉（土雞）	112	75.1	24.8	0.6	1.2	0	-	72	351	4	29	194	0.4	0.7	0.1	0.09	9.97	1.2	0.18	6	1.5	8.1	0.21	52
里肌肉（肉雞）	106	76	23.7	0.6	1.1	0	-	44	352	2	29	219	0.7	0.9	0.14	0.08	9.76	0.72	0.09	15.2	1.7	3.7	0.18	56
去皮清肉平均值	119	74.1	23.3	2.1	1.1	0	-	50	314	4	30	216	0.7	0.8	0.15	0.09	10.01	0.56	0.29	5.4	2.4	7.5	0.22	62
去皮清肉（土雞）	121	75.3	23.4	2.3	1.1	0	-	67	295	4	29	193	0.9	0.7	0.1	0.08	9.65	0.63	0.21	5.6	1.3	5.8	0.2	53
去皮清肉（肉雞）	117	73	23.3	1.9	1.1	0.6	-	33	333	4	31	239	0.4	0.9	0.2	0.1	10.37	0.49	0.37	5.2	3.6	9.2	0.23	70
去皮雞胸肉（肉雞）	104	77	22.4	0.9	1.1	0	-	49	310	1	28	223	0.4	0.4	0.13	0.08	8.2	0.41	0.43		2.4	9	0.4	57
帶皮雞胸肉（肉雞）	219	68.4	19.3	15.1	0.9	0	-	47	285	9	23	178	0.5	1.2	0.14	0.07	8.37	0.63	0.24	11.9	1	76.3	0.22	80
胸腿平均值	172	71.6	18	10.5	0.7	0	-	68	213	10	17	143	1.7	1.9	0.12	0.2	4.1	0.33	0.4	9	2.3	26.2	0.39	88
胸腿（土雞）	130	74.8	21.7	4.1	0.7	0	-	52	182	8	16	133	1.7	1.8	0.11	0.19	3.31	0.25	0.36	8.8	1.5	13.1	0.27	79
胸腿（肉雞）	214	68.3	14.4	16.9	0.7	0	0	84	243	12	18	154	1.8	2	0.13	0.21	4.88	0.41	0.44	9.1	3	39.3	0.5	96
清腿平均值	157	72.9	18.5	8.7	0.8	0	0	117	256	4	21	151	0.9	1.9	0.1	0.19	4.87	0.21	0.64	8.6	2.6	22.6	0.39	97
清腿（土雞）	142	74.4	20.4	6.1	0.8	0	-	131	255	1	23	143	0.6	2	0.08	0.2	5.3	0.16	0.73	-	2.1	13	0.29	103
清腿（肉雞）	173	71.4	16.6	11.3	0.8	0	0	103	256	7	19	160	1.2	1.9	0.11	0.18	4.43	0.25	0.55	8.6	3.1	32.1	0.48	92
棒棒腿平均值	150	73	18.9	7.7	0.8	0	-	139	245	5	20	150	1	2.2	0.1	0.18	4.68	0.15	0.65	7.4	2.6	25.4	0.48	66
棒棒腿（土雞）	143	73.7	21	5.9	0.9	0	-	168	251	2	22	151	0.6	2.2	0.09	0.19	5	0.09	0.84	-	2.2	18	0.3	43
棒棒腿（肉雞）	157	72.4	16.8	9.4	0.7	0.6	-	109	238	8	18	149	1.4	2.1	0.1	0.16	4.36	0.22	0.46	7.4	3	32.8	0.67	88
雞排平均值	183	71	17.1	12.2	0.9	0	-	86	249	6	21	156	0.9	1.7	0.11	0.21	5.03	0.22	0.87	10.6	2.8	31.8	0.27	66

食物名稱	熱量 (kcal)	水分 (g)	粗蛋白 (g)	粗脂肪 (g)	灰分 (g)	碳水化合物 (g)	膳食纖維 (g)	鈉 (mg)	鉀 (mg)	鈣 (mg)	鎂 (mg)	磷 (mg)	鐵 (mg)	鋅 (mg)	維生素B1 (mg)	維生素B2 (mg)	菸鹼素 (mg)	維生素B6 (mg)	維生素B12 (μg)	葉酸 (ug)	維生素C (mg)	維生素A效力 (RE)(ug)	維生素E效力 (α-TE)(mg)	膽固醇 (mg)
雞排（土雞）	158	72.6	18.9	8.6	0.9	0	-	97	259	4	23	152	0.8	1.8	0.11	0.21	5.4	0.16	0.96	-	2.7	28	0.24	58
雞排（肉雞）	208	69.4	15.3	15.8	0.8	0	-	76	238	8	18	160	1	1.5	0.11	0.21	4.66	0.28	0.78	10.6	2.9	35.6	0.3	75
二節翅平均值（土雞）	229	66.1	18.1	16.8	0.5	0	-	83	126	8	12	101	0.6	1.6	0.05	0.09	3.4	0.16	0.57	10.8	1.5	49.2	0.34	115
二節翅（土雞）	228	66.8	19.8	15.9	0.5	0	-	68	104	6	11	88	0.5	1.5	0.04	0.08	3.1	0.07	0.76	-	0.4	43	0.41	120
二節翅（肉雞）	230	65.4	16.4	17.7	0.6	0	-	98	149	10	14	114	0.8	1.6	0.05	0.09	3.7	0.25	0.39	10.8	2.7	55.3	0.26	110
三節翅平均值（土雞）	210	67.8	18.3	14.6	0.6	0	-	75	178	8	15	117	0.5	1.5	0.06	0.09	4.5	0.22	0.58	9.4	1.7	42.4	0.32	102
三節翅（土雞）	198	69.2	19	13	0.6	0	-	66	174	5	15	102	0.4	1.4	0.05	0.08	4.5	0.24	0.85	-	1.1	30	0.36	103
三節翅（肉雞）	222	66.4	17.7	16.3	0.6	0	-	85	181	11	16	132	0.7	1.6	0.07	0.09	4.5	0.21	0.31	9.4	2.3	54.7	0.27	101
翅腿（肉雞）	210	65.8	17.8	14.8	0.6	1	-	70	205	7	18	148	0.7	2.1	0.1	0.11	5.04	0.3	0.33	8.2	2.6	54	0.21	98
雞絞肉	131	71.3	27.4	1.6	1.1	0	-	38	325	5	30	207	0.5	0.8	0.22	0.23	9.95	0.19	0.27	6.1	0.3	8.8	0.3	46
雞心（肉雞）	190	71	13.3	14.8	0.9	0.1	-	87	212	4	15	115	4.4	2.1	0.18	1.46	4.41	0.14	0.4	16.2	2.9	56.9	0.15	150
雞尾椎	505	41.1	7.6	52.4	0.4	0	-	32	81	6	7	68	0.5	0.8	0.06	0.1	1.53	0.12	1.17	10.1	1.9	154.7	1.33	125
雞肝（肉雞）	111	73.9	18.8	3.5	1.2	2.7	-	93	278	4	18	170	3	3.7	0.4	2.37	7.9	0.18	29.78	708.5	16.8	40144.6	0.54	343
雞胗（肉雞）	89	80.4	16.6	2	0.6	0.3	-	57	187	7	13	85	2.2	2.6	0.04	0.22	2.96	0.01	0.65	8.3	3.1	12.1	0.27	204
冷凍烤雞翅	216	59.9	18.8	14.2	3.5	3.6	-	509	200	14	15	208	0.8	1	0.06	0.11	5.3	0.1	0.25	-	0.2	62	1.09	109
雞胸骨湯	9	97.9	1.5	0.3	0.2	0.2	-	24	46	2	1	14	0.1	0.1	0.01	0.03	1.15	0.04	0.26	4.2	0	1.1	0	3
雞睪丸	71	85.2	10.6	2.8	1.1	0.2	-	90	276	8	20	249	0.9	1.2	0.16	0.41	4.55	0.07	5.38	13.8	4.4	23.3	0.13	578
雞胸（肉雞）	216	64.2	20.7	14.1	0.5	0.4	-	102	64	24	7	48	0.8	1	0.02	0.08	1.01	0.04	0.71	16	1.7	46.3	0.43	121
膝軟骨（肉雞）	107	75.5	20.4	2.2	1.4	0.5	-	197	215	21	18	122	0.3	0.3	0.08	0.1	2.37	0.25	0.4	4.8	0.8	5.5	0.22	49
全鴨平均值	272	61.4	17.1	22	0.8	0	-	46	248	7	20	161	3	2.3	0.23	0.26	3.82	0.35	1.52	8.5	1.9	25.4	0.18	85

食物名稱	熱量 (kcal)	水分 (g)	粗蛋白 (g)	粗脂肪 (g)	灰分 (g)	碳水化合物 (g)	膳食纖維 (g)	鈉 (mg)	鉀 (mg)	鈣 (mg)	鎂 (mg)	磷 (mg)	鐵 (mg)	鋅 (mg)	維生素B₁ (mg)	維生素B₂ (mg)	菸鹼素 (mg)	維生素B₆ (mg)	維生素B₁₂ (µg)	葉酸 (ug)	維生素C (mg)	維生素A效力 (RE) (ug)	維生素E效力 (α-TE) (mg)	膽固醇 (mg)
太空鴨	319	57.3	16	27.8	0.7	0	-	41	240	10	17	156	2.9	2.6	0.25	0.29	3.48	0.33	0.64	5	2.2	25.3	0.16	91
番鴨	224	65.5	18.2	16.2	1	0	-	51	255	4	22	167	3	1.9	0.21	0.24	4.16	0.37	2.4	12	1.7	25.5	0.19	79
全鴨平均值（去皮）	106	77.1	20.5	2.1	1.1	0	-	67	296	8	26	216	3.1	1.8	0.28	0.46	4.32	0.48	2.81	16.3	0.9	15.5	0.23	91
太空鴨（去皮）	102	78.6	20.1	1.8	1	0	-	64	276	11	25	190	2.4	1.7	0.2	0.4	5.64	0.57	2.82	6.7	0.9	18	0.11	88
土番鴨	111	75.6	20.9	2.4	1.2	0	-	70	317	4	27	242	3.8	1.9	0.36	0.52	3	0.38	2.79	26	0.9	13	0.34	93
櫻桃鴨胸肉片	227	60.4	16.7	17.2	1	4.7	-	37	269	5	21	177	3	1.2	0.23	0.36	5.58	0.37	2.2	9	1.1	21.7	0.09	96
鴨腿	282	57.1	14.4	24.5	0.6	3.4	-	48	243	6	16	148	2.3	3.2	0.2	0.25	2.87	0.26	0.65	7.7	1.5	30.5	0.03	76
鴨血	29	93.7	6	0.3	0.4	0	-	131	9	5	2	32	15.6	0.3	0.01	0.02	0.15	0.6	0.41	14.9	0.3	14.4	0.02	41
鴨胗	97	77.2	20.5	1.1	1	0.3	-	79	324	3	17	112	5.2	4.2	0.06	0.2	3.23	0.04	3.9	0	3	4.7	0.11	187
鴨腸	94	82.8	13.8	3.9	0.3	0	-	53	3	27	9	93	1.5	1.5	0.01	0.04	0.45	0.03	1.23	36.7	0	14.2	0.08	285
鴨賞	302	38.9	31.1	17.6	7.1	5.3	-	2853	585	26	32	223	4.2	2.4	0.08	0.53	6.1	0.29	4.54		0.4	35	1.07	144
鵝肉	187	66.8	15.6	13.4	1.8	2.4	-	54	234	11	15	137	1.9	1.5	0.07	0.33	2.8	0.22	1.3	6	0.6	45	0.14	71
奈鵝	349	51.5	15.6	32.5	1.2	0	-	377	149	8	15	99	2.4	2.7	1.04	0.21	2.54	0.27	1.19	16	2	74.8	0.06	82
鵝胸肉	120	73	23.5	2.2	1.1	0.2	-	51	349	8	25	228	3.1	1.4	0.12	0.34	7.22	0.66	1.36	16	0.9	14.9	0.19	89
鵝腿肉	130	75.6	21.7	4.2	1	0	-	75	276	8	22	166	0.8	3.3	0.09	0.31	3.4	0.48	1.65	13.6	0.7	16.3	0.04	78
煮鵝腿肉	292	56.7	18.5	23.6	1.6	0	-	43	207	5	4	495	14	0.3	0.06	0.44	2.3	0.05	0.46			17	0.21	85
鵝心	241	64.7	14.5	19.9	1	0	-	72	207	8	18	184	6.1	2.8	0.2	0.95	3.14	0.27	31.93	39.2	0.7	70.1	0.05	151
鵝肝	123	73.5	20.5	3.9	1.5	0.6	-	392	1237	7	20	287	44.6	5.4	0.46	2.24	5.83	1.5	64.09	988.5	20.3	13801.4	0.21	383
鵝胗	95	76.6	17.4	2.3	0.9	2.8	-	77	292	7	16	115	3.4	3.2	0.05	0.11	2.61	0.3	1.75	5.1	1.7	14	0.06	165
鵝腸	63	87	9.2	2.6	0.5	0.7	-	110	4	42	13	55	2.2	1.4	0.01	0.07	0.11	0.01	0.47	24	0	4.6	1.17	224

食物名稱	熱量 (kcal)	水分 (g)	粗蛋白 (g)	粗脂肪 (g)	灰分 (g)	碳水化合物 (g)	膳食纖維 (g)	鈉 (mg)	鉀 (mg)	鈣 (mg)	鎂 (mg)	磷 (mg)	鐵 (mg)	鋅 (mg)	維生素 B₁ (mg)	維生素 B₂ (mg)	菸鹼素 (mg)	維生素 B₆ (mg)	維生素 B₁₂ (μg)	葉酸 (ug)	維生素 C (mg)	維生素 A 效力 (RE) (ug)	維生素 E 效力 (α-TE) (mg)	膽固醇 (mg)
火雞肉	141	72.3	21.1	5.6	1.4	0	-	51	362	3	25	206	1	1.7	0.07	0.14	6.4	0.16	1.22	6	1.2	29	0.08	54
鴕鳥菲力肉排	105	74.4	22.8	0.8	1.1	0.8	-	59	331	8	24	190	3.2	2.8	0.23	0.26	5.4	0.63	2.95	11.5	0.5	0	0.04	67
鴕鳥沙朗肉排	97	70.9	20.9	0.8	1.3	6.1	-	55	375	4	28	222	3.7	4.2	0.22	0.32	5.44	0.6	5.03	13.1	0.3	0	0.02	69
鴕腱肉	107	77	18.7	3.1	1	0.2	-	75	309	5	22	206	2.9	4.6	0.17	0.3	1.86	0.57	2.7	6.8	1.1	19.2	0.03	58
鴕腩肉	144	71.3	21.2	5.9	1	0.7	-	86	279	6	18	167	1.8	3.9	0.14	0.2	2.5	0.43	2.35	8.1	1.3	54.1	0.13	65
虎皮蛙	94	76.8	21.1	0.4	1.1	0.6	-	70	249	16	27	151	0.7	1.2	0.18	0.22	7.9	0.32	6.46	8	0.8	15	0.16	52
蛇肉	85	79.5	19	0.4	1.1	0	-	29	77	157	17	157	2.1	4.9	0.06	0.23	0.2	0.03	1.13	58	0	6	0.26	90
雉雞	124	74	24	2.4	1.2	0	-	46	401	3	32	227	1.4	1.3	0.1	0.19	9.94	0.72	4.41	7.3	0.9	1.3	0.38	52

9. 魚貝類

食物名稱	熱量 (kcal)	水分 (g)	粗蛋白 (g)	粗脂肪 (g)	灰分 (g)	碳水化合物 (g)	膳食纖維 (g)	鈉 (mg)	鉀 (mg)	鈣 (mg)	鎂 (mg)	磷 (mg)	鐵 (mg)	鋅 (mg)	維生素 B₁ (mg)	維生素 B₂ (mg)	菸鹼素 (mg)	維生素 B₆ (mg)	維生素 B₁₂ (μg)	葉酸 (ug)	維生素 C (mg)	維生素 A 效力 (RE)(ug)	維生素 E 效力 (α-TE)(mg)	膽固醇 (mg)
三層滾切片	98	80.5	22.8	0.1	1.1	0	-	123	352	6	23	216	0.7	1.1	0.04	0.07	4.87	0.34	0.59	6.5	0.2	12.4	0.08	61
丫髻鮫	117	73.6	27.4	0.1	1.4	0	-	83	492	4	32	259	0.8	0.6	0.02	0.07	6.9	0.52	1.79	8.6	1.7	82.3	0	58
丫髻鮫腹肉	110	77.6	25.8	0	1.2	0	-	142	334	5	28	211	0.5	0.4	0.03	0.04	1.3	0.78	1.49	1	0.7	108	0.62	
滾魚切片	106	75	24.8	0	1.2	0	-	62	219	5	30	258	0.7	1.1	0.03	0.04	7.2	0.37	0.85	9.5	0.2	50	0.64	51
青帶圓吻燕魚血	106	76.2	24.8	0.1	1.3	0	-	168	324	4	27	268	0.8	0.4	0.99	0.05	3.37	0.46	1.42	34.4	1.2	1.5	0.41	72
日本鰻鱺魚片（生）	254	65.2	18.1	19.6	1.1	0	-	47	199	113	17	212	0.4	1.5	0.2	0.28	2.59	0.21	3.14	9.9	1.3	2011.5	4.83	154
日本鰻鱺魚片（蒲燒）	276	53.4	25	18.7	2	0.9	-	421	242	233	26	316	1.1	2.6	0.48	0.72	2.6	0.21	2.54	7.1	0.8	2166.2	3.14	201
海鰻	97	77.7	20.5	1	1.6	0	-	83	377	62	31	245	0.3	0.7	0.06	0.04	3.3	0.13	0.36		1.5	24	0.44	68
仔魚	56	86	11.1	0.9	2.2	0	-	456	92	157	70	201	0.1	1	0	0.09	1.3	0.16	1.48	7	1.1	85.3	0.26	95
鰤仔魚平均值（加工）	124	64.6	26.2	1.3	6.8	1	-	1841	291	358	174	406	0.5	2	0.02	0.09	3.87	0.02	1.75	29.6	0	109.7	1.54	291
鰤仔魚（加工,大）	97	74.2	20.7	1	3.1	1.1	-	851	50	259	190	199	0	1.4	0.03	0.12	0.41	0	0.31	16.5	0	82.5	1.29	245
鰤仔魚（加工,小）	151	55	31.8	1.7	10.6	0.9	-	2830	532	458	158	613	1	2.6	0.01	0.05	7.33	0.05	3.2	42.6	0	136.9	1.79	337
日本銀帶鯡	101	73.7	21	1.3	4.2	0	-	705	3378	532	54	536	1.1	1.8	0.01	0.06	5.14	0.13	3.51	24.7	0.8	146.6	0.71	188
日本銀帶鯡（加工）	111	70.4	21.5	2.1	4.7	1.2	-	736	195	714	107	529	2.8	2.6	0.03	0.21	4.65	0.22	5.68	42.1	0	0	0.33	215

食物名稱	熱量 (kcal)	水分 (g)	粗蛋白 (g)	粗脂肪 (g)	灰分 (g)	碳水化合物 (g)	膳食纖維 (g)	鈉 (mg)	鉀 (mg)	鈣 (mg)	鎂 (mg)	磷 (mg)	鐵 (mg)	鋅 (mg)	維生素 B₁ (mg)	維生素 B₂ (mg)	菸鹼素 (mg)	維生素 B₆ (mg)	維生素 B₁₂ (μg)	葉酸 (ug)	維生素 C (mg)	維生素 A 效力 (RE) (ug)	維生素 E 效力 (α-TE) (mg)	膽固醇 (mg)
日本銀帶鯡魚乾（丁香魚脯）	273	30.1	51.8	5.8	10.5	1.9	-	1276	856	1723	183	1606	5.7	5.9	0.1	0.17	15.03	0.35	18.16	66.4	0	0	0.53	450
鹽醃脂眼鯡（鹹鰻仔）	228	60.7	17.4	17	4.6	0.3	-	1511	357	19	27	234	1.1	1	0.01	0.48	3.2	0.08	8.4			16	0.39	63
虱目魚平均值（去皮）	179	67.4	21.8	9.5	1.1	0.2	-	41	350	16	33	199	0.6	0.8	0.16	0.03	6.65	0.57	1.77	4	1	44	0.86	59
虱目魚（2月）	180	67.3	19.8	10.6	1	1.3	-	44	311	21	31	215	0.6	1.3	0.01	0.04	6.71	0.62	1.97	5.6	1.2	74	1	64
虱目魚（5月）	189	66.6	22.3	10.4	1.1	0	-	27	368	9	36	224	1.3	0.7	0.08	0.03	8.19	0.52	2.3	7.3	1	47.7	0.81	55
虱目魚（8月）	124	72.1	23.7	2.6	1.2	0.5	-	42	354	13	34	262	0.6	0.5	0.17	0.04	6.38	0.64	1.7	0	1.2	4.7	0.45	50
虱目魚（9月）	208	64.9	22	12.7	1.1	0	-	41	366	12	33	227	0.1	0.7	0.36	0.03	5.38	0.5	1.11	0	1.2	60	1.21	68
虱目魚（12月）	192	66.2	21.4	11.2	1.2	0.1	-	53	352	27	32	67	0.4	0.7	0.17	0.02	6.57	0.57	1.76	7.2	0.3	33.5	0.81	57
虱目魚（含皮）	200	66	21.8	11.9	1.2	0	-	96	213	16	36	244	0.7	0.9	0.02	0.12	6.5	0.3	1.69		1.2	63	0.73	38
虱目魚腹肉（虱目魚肚）	342	56.3	17.4	29.6	0.9	0	-	47	281	6	22	167	1.1	0.7	0.02	0.09	5.15	0.5	1.07	3.3	0.4	92.3	1.25	107
草魚切片	166	67.2	21.4	8.3	1	2.1	-	53	335	10	29	180	0.5	0.5	0.01	0.04	2.59	0.16	1.37	0	0.8	13.9	0.34	75
草魚（含皮）	91	78.8	17.2	2	1.2	0.8	-	37	376	63	24	201	0.7	0.7	0.01	0.06	0.3	0.17	0.41	0	0.4	12	0.4	36
鯉	91	79.1	14.5	3.2	1.1	2.1	-	38	333	21	22	202	1.2	0.7	0.01	0.08	0.4	0.2	1.16	0	0	10	0.49	55
鱈	145	74.2	18.7	7.2	1.2	0	-	24	345	37	25	139	0.6	0.5	0	0.03	2.7	0.15	2.89	2	0	7	1.38	53
鬍子鯰	194	68.9	16.3	13.8	1	0	-	37	380	4	27	220	1.1	0.8	0	0.22	3.2	0.2	2.37	5	0.4	322	0.31	86
斑海鯰	86	79.6	19.2	0.5	1.1	0	-	115	322	5	30	277	1.3	0.8	0.2	0.06	3.33	0.31	3.32	31.1	6.4	9.1	0.64	63
長體油胡瓜魚	104	79.8	15	4.4	1.3	0	-	104	175	246	28	318	0	2.1	0.01	0.25	1.25	0.11	25.42	35	1.5	58.2	1.43	224

食物名稱	熱量 (kcal)	水分 (g)	粗蛋白 (g)	粗脂肪 (g)	灰分 (g)	碳水化合物 (g)	膳食纖維 (g)	鈉 (mg)	鉀 (mg)	鈣 (mg)	鎂 (mg)	磷 (mg)	鐵 (mg)	鋅 (mg)	維生素B$_1$ (mg)	維生素B$_2$ (mg)	菸鹼素 (mg)	維生素B$_6$ (mg)	維生素B$_{12}$ (µg)	葉酸 (ug)	維生素C (mg)	維生素A效力 (RE)(ug)	維生素E效力 (α-TE)(mg)	膽固醇 (mg)
香魚	147	75	18.5	7.5	1	0	-	53	311	27	24	191	0.6	0.9	0.13	0.06	3.42	0.27	2.55	4.7	2.5	138.1	5.01	96
陳氏新銀魚	69	82.7	14.3	0.9	1.1	0.9	-	56	85	274	289	217	0	1.1	0.05	0.06	0.62	0.07	1.19	9.9	0.1	42.2	2.1	179
大西洋鮭魚平均值（去皮）	221	66.1	20.2	14.9	1.1	0	-	45	335	6	26	226	0.1	0.7	0.21	0.13	6.01	0.62	4.19	9	2.1	20.4	2.55	67
大西洋鮭魚（台灣養殖）	155	71.9	23.6	6	1.2	0	-	45	390	9	27	226	0	0.8	0.14	0.14	4.82	0.53	3.55	9.2	2.1	33.4	2.32	70
大西洋鮭魚切片（中段）	174	70	20.7	9.5	1.1	0	-	39	356	6	26	234	0	0.7	0.19	0.14	5.85	0.82	3.35	8.2	2	11.4	2.03	60
大西洋鮭魚切片（尾段）	204	67.7	20.7	12.8	1.1	0	-	61	353	7	28	236	0	0.6	0.3	0.13	5.66	0.65	4.83	10.5	3.6	16.3	3.09	70
大西洋鮭魚片生魚片	222	67.3	19.6	15.3	1.1	0	-	36	393	6	27	248	0	0.8	0.24	0.13	5.85	0.79	2.84	9	2.8	17	2.33	57
大西洋鮭魚腹肉	349	53.5	16.4	31	0.9	0	-	42	183	4	22	185	0.3	0.7	0.17	0.12	7.86	0.33	6.37	8.1	0.1	23.8	2.97	77
紅大麻哈魚切片	158	69.6	24.3	6	1.5	0	-	72	440	8	34	247	0	1.1	0.22	0.18	6.79	0.78	3.75	10.2	2.7	61.6	1.12	53
多春釣吻鱒（去皮）	160	71.1	20.9	7.8	1.3	0.4	-	48	405	7	20	176	0.9	1.3	0.15	0.07	5.81	0.41	3.51	8.3	1.7	54.4	2.49	64
多春釣吻鱒（含皮）	147	71.3	20.1	6.8	1.4	0.3	-	23	387	44	30	267	0.4	0.6	0.22	0.06	1	0.57	0.44	8	0.7	44	3.05	49
白肉鮭魚切片	151	69.7	22.6	6.1	1.3	0	-	53	410	38	23	239	0.7	0.7	0.22	0.12	8.24	0.55	4.9	4.2	0	7	0.24	55
仙女魚	104	76.7	24.1	0.2	1.4	0.4	-	88	353	87	38	276	1	0.4	0.05	0.02	3.25	0.29	0.75	2	5.1	9.9	0.44	54
印度擬齒魚	49	87.8	10.4	0.5	1	0.4	-	192	160	15	110	29	0.7	0.4	0.04	0.03	0.58	0.01	1.05	7	0.8	21.7	0	56
多齒蛇鯔	103	76.1	20.8	1.6	1.3	0.1	-	60	451	5	33	199	0.3	0.5	0.11	0.08	4.01	0.27	1.34	2	0.8	2.7	0.2	50

食物名稱	熱量 (kcal)	水分 (g)	粗蛋白 (g)	粗脂肪 (g)	灰分 (g)	碳水化合物 (g)	膳食纖維 (g)	鈉 (mg)	鉀 (mg)	鈣 (mg)	鎂 (mg)	磷 (mg)	鐵 (mg)	鋅 (mg)	維生素 B₁ (mg)	維生素 B₂ (mg)	菸鹼素 (mg)	維生素 B₆ (mg)	維生素 B₁₂ (µg)	葉酸 (ug)	維生素 C (mg)	維生素 A 力 (RE) (ug)	維生素 E 力 (α-TE) (mg)	膽固醇 (mg)
鮫鱧	68	83	14.9	0.5	1.1	0.6	-	117	302	8	26	140	0.4	0.5	0.01	0.05	1.77	0.16	0	17.3	0.7	0	0.4	71
鯛平均值（去皮）	152	70.9	20.6	7.1	1.1	0.3	-	50	377	9	29	218	1.3	0.5	0.01	0.11	5.61	0.32	3.81	13.7	2.1	5	1.03	68
鯛（2 月）	137	71.4	20.4	5.5	1	1.6	-	42	352	13	31	234	0.9	1.2	0.01	0.09	5.01	0.35	3.97	9.8	2.3	10.3	0.95	66
鯛（4 月）	133	72.6	20.4	5	1.1	0.9	-	43	351	8	25	209	1.1	0.4	0.01	0.11	6.28	0.34	5.55	10.8	1.6	2.7	0.91	63
鯛（8 月）	224	65.4	17.3	16.7	0.9	0	-	73	298	14	26	165	0.4	0.9	0.03	0.09	3.75	0.3	3.7	41.9	1.3	8.8	2.16	90
鯛（11 月，雄魚）	129	73.8	21.3	4.2	1.1	0	-	63	446	8	35	230	1	0	0.01	0.12	6.17	0.37	3.46	11.5	2.4	6	0.66	66
鯛（11 月，雌魚）	141	72.9	21.5	5.5	1.1	0	-	57	418	7	31	210	0.8	0.4	0.01	0.05	3.75	0.31	1.99	10.7	1.9	5	0.94	64
鯛（12 月，雄魚）	137	71.6	21.1	5.2	1.1	0.9	-	59	360	9	28	218	2.4	0.5	0.01	0.13	7.46	0.33	3.7	8.3	0.9	2.3	1.4	69
鯛（12 月，雌魚）	149	70.5	21.8	6.2	1.2	0.2	-	37	398	7	27	222	2.5	0.5	0.01	0.13	5.92	0.27	3.35	6.9	0.7	0	0.42	64
鯛切片	170	69.2	21.2	8.8	0.8	0	-	27	393	8	30	260	1	0.4	0.03	0.15	6.59	0.32	4.73	9.9	5.8	4.7	0.84	58
鯛（含皮）	155	71.6	20.6	7.4	1.1	0	-	49	394	7	30	197	1.2	0.6	0.05	0.19	4.36	0.36	3.4	10.9	5	7.5	1.57	81
斑鰭飛魚	94	76.5	22	0.1	1.2	0.2	-	54	429	12	36	258	0.7	0.7	0.01	0.09	5.72	0.31	2.6	16	2.6	0	1.15	51
斑鰭	91	77.7	20.6	0.3	1.1	0.3	-	79	276	31	32	185	0.4	1.2	0	0.05	4.06	0.51	1.82	15.8	2.7	1.7	0.03	105
錘形叉尾鶴鱵	98	75.8	22.4	0.3	1.4	0.1	-	64	457	304	36	270	0.6	1.3	0	0.1	5.5	0.54	3.08	7	0.3	1.5	0.81	65
秋刀魚	314	54.3	18.8	25.9	1	0	-	55	236	11	23	182	0.9	0.4	0.01	0.28	7.4	0.26	7.44		0.1	13	0.73	43
金鱗魚	85	78	19.5	0.1	1.1	1.3	-	61	337	7	31	176	0.5	0.8	0.04	0.03	2.01	0.25	0.91	12	5.3	20.7	0.11	46
馬鞭魚	84	81.3	18.5	0.5	1	0	-	121	210	11	26	128	0.2	0.4	0.01	0.04	2.34	0.34	0.84	18.7	0.6	10.5	0.18	73

食物名稱	熱量 (kcal)	水分 (g)	粗蛋白 (g)	粗脂肪 (g)	灰分 (g)	碳水化合物 (g)	膳食纖維 (g)	鈉 (mg)	鉀 (mg)	鈣 (mg)	鎂 (mg)	磷 (mg)	鐵 (mg)	鋅 (mg)	維生素B₁ (mg)	維生素B₂ (mg)	菸鹼素 (mg)	維生素B₆ (mg)	維生素B₁₂ (μg)	葉酸 (ug)	維生素C (mg)	維生素A效力 (RE) (ug)	維生素E效力 (α-TE) (mg)	膽固醇 (mg)
黃鱔	88	78.7	17.6	1.4	1.3	1	-	55	273	39	21	173	4	1.9	0.07	1.73	3.83	0.17	2.09	19.9	2	23.7	1.14	114
石狗公	80	81.1	18.3	0.2	1.1	0	-	67	330	26	30	210	0.2	0.4	0.08	0.03	2.34	0.13	0.86	3	0	3.6	0.61	54
龍纈鬃鮶	79	80.8	18.4	0.1	1.3	0	-	145	324	13	37	166	0.2	0.4	0.04	0.01	1.1	0.16	1.01	0	0.7	1	0.22	44
深海角魚	80	81	17.7	0.5	1.4	0	-	105	399	7	28	223	0.6	0.5	0.09	0.16	3.3	0.38	2.46	7	0.8	53.5	0.46	55
尖嘴鱸（去皮）	98	76.9	20.6	1.2	1.2	0.1	-	48	435	12	28	184	0.7	0.5	0.26	0.05	3.56	0.35	0.5	7	0.6	10.4	1.63	58
尖嘴鱸（含皮）	107	77.6	19.6	2.6	1	0	-	51	442	19	24	171	0.3	0.5	0.07	0.17	3.8	0.16	0.64		0.6	12	0.24	72
紅眼鱸	93	77.7	20.6	0.6	1.2	0	-	119	326	7	29	181	0.3	0.3	0.13	0.08	4	0.14	1.12		0.3	5	0.37	54
日本真鱸平均值（去皮）	98	76.7	19.9	1.5	1.1	0.9	-	62	377	17	31	212	0.4	0.6	0.1	0.14	3.98	0.2	1.41	6.9	1	90	0.8	59
日本真鱸（2月）	95	75.8	20.1	1	1.1	1.9	-	44	350	14	33	218	0.5	0.9	0.15	0.13	3.72	0.24	1.54	4.7	0.5	100.1	0.79	67
日本真鱸（3月）	100	76.8	20	1.6	1.1	0.5	-	65	366	10	26	192	0.3	0.6	0.15	0.18	4.42	0.23	1.76	7.2	2.5	14.3	1.72	57
日本真鱸（8月）	95	76.9	19	1.6	1.1	1.5	-	57	361	7	29	230	0.4	0.5	0.04	0.13	4.24	0.28	0.92	9.2	1	227.5	0.62	56
日本真鱸（11月）	99	77	20.5	1.3	1.1	0.1	-	64	395	27	35	200	0.3	0.5	0.1	0.15	3.45	0.11	1.53	6.5	0.5	49.4	0.54	61
日本真鱸（12月）	101	76.9	19.6	1.9	1.2	0.4	-	78	414	25	33	222	0.4	0.6	0.06	0.12	4.05	0.12	1.32	6.8	0.7	58.8	0.31	54
日本真鱸（含皮）	125	75.8	19.2	4.8	1	0	-	55	396	3	23	171	0.3	0.4	0.08	0.12	2.3	0.11	0.6		0	12	0.43	67
白鱸	76	79.8	17.7	0.1	1.4	1	-	55	432	4	27	204	0.6	0.4	0.01	0.07	0.7	0.4	0.54	0	0	6	0.71	42
條紋鱸	147	73.6	21.4	6.2	1	0	-	69	295	17	24	153	1.3	0.9	0.08	0.09	3.96	0.22	3.2	8.3	1.4	3.5	1.72	61

食物名稱	熱量(kcal)	水分(g)	粗蛋白(g)	粗脂肪(g)	灰分(g)	碳水化合物(g)	膳食纖維(g)	鈉(mg)	鉀(mg)	鈣(mg)	鎂(mg)	磷(mg)	鐵(mg)	鋅(mg)	維生素B₁(mg)	維生素B₂(mg)	菸鹼素(mg)	維生素B₆(mg)	維生素B₁₂(μg)	葉酸(ug)	維生素C(mg)	維生素A效力(RE)(ug)	維生素E效力(α-TE)(mg)	膽固醇(mg)
鱲	89	80.3	17.7	1.5	0.9	0	-	47	265	16	24	137	0	0.6	0.01	0.06	1.53	0.22	0.73	6	0.5	0	0.66	64
白緣星鱵	101	78.2	19.9	1.8	1.2	0	-	70	370	13	27	186	0.2	0.3	0.05	0.03	1.1	0.13	1.28	23.7	0.2	0	0.24	64
青星九刺鮨平均值	94	78	20.9	0.5	1.3	0	-	46	471	6	32	223	0.1	0.4	0.02	0.04	2.98	0.22	0.63	2.3	0.5	6.2	0.4	44
青星九刺鮨	83	78.8	19.3	0.1	1.3	0.5	-	47	515	4	34	242	0.3	0.4	0.01	0.04	2	0.21	0.86	0	0.9	7	0.49	42
青星九刺鮨魚片	104	77.1	22.6	0.8	1.3	0.9	-	45	427	7	30	205	0	0.3	0.03	0.05	3.95	0.22	0.4	4.7	0	5.4	0.3	46
斑點九刺鮨(去皮)	82	78.9	18.8	0.2	1.3	0.9	-	157	396	17	32	212	0	0.6	0.09	0.05	1.27	0.09	0.44	8.5	0.5	0	0.29	46
斑點九刺鮨(含皮)	84	79.8	19.4	0.1	1	0	-	59	371	6	29	228	0.5	0.4	0.03	0.02	1.21	0.09	0.48	4.9	1.3	0.9	0.02	41
棕點石斑魚	115	76.9	19.1	3.7	1.3	0	-	79	409	13	29	205	0.9	0	0.2	0.26	2.46	0.17	0.03	8.1	0.7	6.4	1.28	87
鞍帶石斑魚切片	155	71.4	19.1	8.2	1.1	0.2	-	118	292	11	25	149	0.3	1.4	0.16	0.14	2.46	0.17	0.07	7.2	0.3	0	0.28	91
駝背鱸	83	80.1	18.1	0.6	1.2	0	-	93	375	24	30	204	0.2	0.6	0.08	0.05	1.2	0.1	0.51	4	0	2	0.98	44
橫紋九刺鮨	85	80.1	19.3	0.3	1.2	0	-	81	295	20	27	147	0.4	0.4	0.03	0.1	1.09	0.11	0.41	19.7	0.5	2.2	0.49	52
擬青石斑魚	90	79.6	20.2	0.5	1.1	0	-	91	309	19	25	146	0	0.5	0.04	0.09	1.4	0.14	0.76	9.7	1.2	2.7	0.37	55
大口黑鱸	130	75.4	20.7	4.6	1.2	0	-	101	362	17	30	176	1.2	0.8	0.23	0.08	2.65	0.17	1.88	5.4	2.4	26.1	1.5	59
大眼鯛	97	79.3	19.6	1.5	1.1	0	-	63	369	12	31	302	0.4	0.3	0.04	0.07	4.6	0.21	0.56	4	0	2	0.6	52
沙鮻	90	78.2	18.6	1.2	1.4	0.6	-	96	291	54	33	203	0.3	0.6	0.06	0.05	1.4	0.11	0.97	4	1.8	11	0.6	103
日本馬頭魚	85	79.6	18.7	0.6	1.3	0	-	86	394	9	31	211	0.3	0.5	0.03	0.05	1.25	0.07	1.45	2	0.8	8.4	0.52	77
白馬頭魚	91	78.4	19.2	1	1.3	0.1	-	63	431	9	34	205	0.3	0.4	0.02	0.04	1.7	0.13	1.46	0	1.9	10	0.35	40

食物名稱	熱量 (kcal)	水分 (g)	粗蛋白 (g)	粗脂肪 (g)	灰分 (g)	碳水化合物 (g)	膳食纖維 (g)	鈉 (mg)	鉀 (mg)	鈣 (mg)	鎂 (mg)	磷 (mg)	鐵 (mg)	鋅 (mg)	維生素 B₁ (mg)	維生素 B₂ (mg)	菸鹼素 (mg)	維生素 B₆ (mg)	維生素 B₁₂ (μg)	葉酸 (ug)	維生素 C (mg)	維生素 A 效力 (RE) (ug)	維生素 E 效力 (α-TE) (mg)	膽固醇 (mg)
鬼頭刀切片	78	81.3	17.2	0.5	0.9	0	-	178	127	13	25	155	0.7	0.4	0.15	0.08	3.63	0.33	3.88	47.3	0.6	0	1.12	49
鬼頭刀	107	76	21.8	1.5	1.3	0	-	55	474	6	29	253	0.7	0.3	0.22	0.11	6.4	0.21	3.6		0	4	0.84	53
海鱺	106	77.4	20.4	2.1	1.3	0	-	131	323	6	31	227	0.3	0.5	0.12	0.1	5.3	0.09	0.79		0.6	4	0.32	54
海鱺切片	260	61.2	19.3	19.7	1.2	0	-	50	377	7	27	215	0	0.4	0.15	0.16	5.99	0.45	2.08	5.3	0.8	12	2.89	73
大口逆溝鰺	103	75.5	21.8	1.1	1.5	0.1	-	54	596	2	35	273	0.8	0.4	0.12	0.16	4.7	0.43	2.74	1	1.5	7	1.23	52
大甲鰺	105	74.8	21.2	1.6	2	0.4	-	90	365	136	37	320	2	0.9	0.05	0.25	3.4	0.27	10.75	5	0.8	11	0.07	93
大尾鰺	108	73.4	20.9	2.1	1.5	2.1	-	62	436	9	34	237	0.6	0.5	0.15	0.05	4.73	0.46	0.8	6.6	0.2	5	0.13	58
五條鰤	97	76.2	22.3	0.2	1.3	0.1	-	37	422	3	30	237	0.6	0.6	0.13	0.07	5.51	0.46	3.17	4	0.8	10.7	0.63	60
布氏鯧鰺（去皮）	192	67.2	20.3	11.7	1	0	-	49	325	21	25	191	0.6	1.2	0.08	0.25	5.14	0.45	3.03	9.4	0.8	213.8	4.95	77
布氏鯧鰺（含皮）	190	69.6	17.5	12.8	1.1	0	-	36	305	20	24	234	0.8	0.7		0.12	8.3	0.23	2.1	10	0	263	0.88	69
紅甘鰺	133	72.1	21.5	4.6	1.4	0.4	-	45	482	11	37	257	0.6	0.5	0.2	0.04	1.7	0.46	1.19	0	1	9	0.57	62
紅尾圓鰺	119	73.5	23.9	1.9	1.1	0	-	130	177	7	35	243	1	0.6	0.11	0.09	5.2	0.51	6.06		1.2	2	0.41	58
泰勃圓鰺	113	72.8	22.8	1.7	1.3	1.4	-	62	385	5	31	367	2.9	0.8	0.24	0.41	7.25	0.59	13.15	3	0.7	8.9	1.03	67
烏鯧	92	78	20.4	0.5	1.4	0	-	114	608	8	31	242	0.6	0.6	0.23	0.18	5.3	0.18	1.96		0.6	9	0.09	51
真鰺	116	74.5	23	2	1.1	0	-	88	388	73	46	357	1.4	0.5	0.17	0.2	9.94	0.69	17.84	8.8	0.4	6.1	0.46	62
藍圓鰺	114	73.3	24	1.3	1.5	0	-	57	390	12	36	218	1.3	1	0.17	0.22	8.22	0.47	8.03	7.7	0.3	3	0.37	65
雙帶鰺	118	74.4	22.6	2.4	1.4	0	-	43	500	864	31	272	1	0.8	0.06	0.18	6	0.33	7.18		0	12	0.44	66
眼眶魚	113	75.5	20.3	2.9	1.1	0.2	-	108	261	9	31	195	1.6	1	0.09	0.28	4	0.28	7.08	0	0.1	37	0.37	75
大鱗烏魴	97	76	22.4	0.1	1.6	0	-	40	439	2	32	253	0.8	0.3	0.03	0.05	6.9	0.82	1.14	1	1.2	5	1.44	45

食物名稱	熱量 (kcal)	水分 (g)	粗蛋白 (g)	粗脂肪 (g)	灰分 (g)	碳水化合物 (g)	膳食纖維 (g)	鈉 (mg)	鉀 (mg)	鈣 (mg)	鎂 (mg)	磷 (mg)	鐵 (mg)	鋅 (mg)	維生素 B₁ (mg)	維生素 B₂ (mg)	菸鹼素 (mg)	維生素 B₆ (mg)	維生素 B₁₂ (μg)	葉酸 (ug)	維生素 C (mg)	維生素 A 力 (RE) (ug)	維生素 E 效力 (α-TE) (mg)	膳固醇 (mg)
孟加拉笛鯛	87	78.7	19.8	0.3	1.1	0	-	62	345	30	223	41	1	0.5	0.02	0.06	2.51	0.2	2.36	6	0.8	2	0.66	68
前鱗笛鯛	101	74.9	22	0.8	1.4	0.9	-	60	397	17	33	199	0	0.5	0.02	0.06	3.17	0.32	0.88	10.3	0.3	1.9	0.25	53
姬鯛	91	77	21.1	0.1	1.3	0.5	-	57	433	3	31	336	2	0.4	0.1	0.21	4.95	0.39	3.85	2	0.8	3.9	0.55	63
單斑笛鯛	106	76.8	20.7	1.9	1.2	0	-	45	416	4	33	209	0.5	0.4	0.04	0.05	3.5	0.34	1.42	2	1.4	3	0.71	42
黃擬烏尾鮗	80	79.6	18.7	0.1	1.4	0.3	-	82	457	9	37	364	0.5	0.4	0.04	0.05	1.39	0.12	2.44	2	0.8	1.7	0.48	52
葉唇笛鯛	118	77.1	19.9	3.7	1.5	0	-	75	302	91	30	199	0.2	0.5	0.05	0.12	1.69	0.17	0.77	10.9	0.9	9.5	0.75	59
摩拉吧笛鯛	87	79	20.3	0.1	1.3	0	-	93	420	9	32	243	0.6	0.4	0.02	0.04	4.05	0.47	0.81	7	0.4	2	0.23	56
松鯛	98	78.2	18.2	2.3	1.2	0.1	-	76	401	5	27	219	0.5	0.5	0.11	0.07	2.1	0.14	0.26	1	1.3	5	0.22	59
三線雞魚	130	73.7	19	5.4	1.3	0.6	-	58	372	7	30	205	0.6	0.4	0.08	0.15	3.5	0.19	3.95	51	1.5	51	0.32	48
少棘石鱸	94	78.4	19.5	1.2	2.1	0	-	74	426	4	28	229	0.4	0.5	0.03	0.08	3.7	1.3	2.41	0	4	10	0.66	57
星雞魚	99	76.7	20.6	1.2	1.1	0.4	-	73	428	6	29	259	0.7	0.5	0.02	0.07	5.04	0.36	2.7	6	6.2	19	0.95	64
金線魚	119	76.3	20.9	3.3	1.2	0	-	103	329	21	31	205	0.2	0.3	0.05	0.04	2.5	0.18	2.53		0.8	13	0.63	64
青嘴龍占	128	73.3	22.7	3.4	1.4	0	-	87	481	311	37	473	1	0.9	0.77	0.14	7.8	0.69	1.06	5.1	0.8	3.5	2.83	65
鯛紋龍占	101	77	21.7	0.9	1.4	0	-	90	417	30	33	288	0.3	0.5	0.2	0.07	5.1	0.2	1.35	0	1.1	1	0.56	53
赤鯮	124	75.1	18.9	4.8	1.2	0	-	65	405	12	38	218	0.2	0.7	0	0.04	2.88	0.33	1.82	8.2	2	51.4	0.54	72
黃錫鯛	175	71.7	31.8	4.4	1.4	0	-	91	446	13	31	228	0.9	0.9	0.04	0.06	6.6	0.56	1.45	5.8	1.6	0	1.92	67
黃鰭鯛	136	73	19.2	6	1.1	0.6	-	70	379	28	30	202	0.5	0.7	0.48	0.24	3.64	0.22	1.66	9	2.1	12.3	0.59	97
黑鯛 (去皮)	136	72.4	20.3	5.5	1.3	0.6	-	46	466	9	25	221	1	0.9	0.09	0.15	4.02	0.26	4.66	5	2.2	11.1	0.82	69
黑鯛 (含皮)	163	70.7	19.5	8.8	1.7	0	-	66	367	7	9	208	0.9	0.8	0.23	0.31	6.8	0.22	7.31	7	0	47	0.24	93
嘉鱲魚平均值 (去皮)	110	75.5	20.6	2.5	1.3	0.2	-	60	427	9	31	243	0.5	0.5	0.09	0.05	4.34	0.35	0.71	5.4	0.6	7.7	0.38	60

食物名稱	熱量 (kcal)	水分 (g)	粗蛋白 (g)	粗脂肪 (g)	灰分 (g)	碳水化合物 (g)	膳食纖維 (g)	鈉 (mg)	鉀 (mg)	鈣 (mg)	鎂 (mg)	磷 (mg)	鐵 (mg)	鋅 (mg)	維生素B1 (mg)	維生素B2 (mg)	菸鹼素 (mg)	維生素B6 (mg)	維生素B12 (μg)	葉酸 (ug)	維生素C (mg)	維生素A效力 (RE)(ug)	維生素E效力 (α-TE)(mg)	膽固醇 (mg)
嘉鱲魚（1月）	100	76.3	20.1	1.6	1.3	0.7	-	54	380	11	32	247	0.6	1.2	0.05	0.06	3.27	0.13	0.73	4.9	0.5	2.6	0.37	61
嘉鱲魚（3月）	101	76	20.8	1.3	1.2	0.7	-	64	406	9	24	236	0.4	0.4	0.03	0.06	4.54	0.35	0.65	6.7	0.5	3.3	0.22	51
嘉鱲魚（5月）	87	78.8	20	0.1	1.4	0	-	64	442	10	34	240	0.8	0.4	0.35	0.06	5.95	0.27	1.02	8.9	0.5	1.9	0.35	54
嘉鱲魚（8月）	176	66.7	20.6	9.8	1.2	1.7	-	51	451	8	31	272	0.4	0.5	0.04	0.06	4.32	0.4	0.6	0	1.7	18.4	0.69	82
嘉鱲魚（9月）	92	78.1	21.6	2	1.3	0	-	60	425	7	33	237	0.2	0.3	0.02	0.04	4.5	0.67	0.64		0.1	15	0.24	
嘉鱲魚（11月）	105	77.1	20.3	2	1.3	0	-	66	457	9	33	229	0.4	0.4	0.06	0.03	3.47	0.31	0.62	6.5	0.4	4.8	0.43	54
四指馬鮁	146	72.8	19	7.2	1.2	0	-	69	373	19	32	218	0.6	0.7	0.07	0.1	2.13	0.17	3.17	3.9	0.5	7.8	1.83	66
大黃魚	142	74.3	16.8	7.8	0.9	0.2	-	40	280	8	20	166	0.3	0.6	0.02	0.12	2.16	0.15	1.68	6.9	0.4	12.1	0.75	66
小黃魚（去皮）	100	77.7	20	1.6	0.9	0	-	92	257	11	11	169	0.2	0.5	0.05	0.09	2.6	0.5	1.61		2	8	0.65	66
小黃魚（含皮）	100	77.7	19.4	1.9	1.2	0	-	76	317	6	30	268	0.5	0.4	0.06	0.09	2.21	0.24	2.57	12.5	2.3	4.9	0.71	63
白姑魚	97	78.2	18.8	1.8	1.2	0	-	85	332	33	33	207	0.5	0.7	0.06	0.09	1.7	0.12	0.52	3	0	11	0.19	77
眼斑擬石首魚	95	77	19.7	1.2	1.2	0.9	-	71	428	13	27	193	0.8	0.6	0.47	0.1	4.1	0.39	1.66	7	0.5	2	0.23	60
黃姑魚	89	79.8	19.4	0.7	1.1	0	-	71	375	55	34	228	0.5	0.5	0.06	0.19	2.98	0.18	2.64	8	1.6	3.4	0.5	66
黑姑魚	149	71.4	17.9	8	1.4	1.2	-	56	360	22	215	37	1.1	0.5	0.07	0.08	2.67	0.26	0.72	20	0.9	6.2	0.16	76
鮸魚	104	76.7	23.3	0.5	1.2	0	-	52	406	11	31	219	0	0.7	0.09	0.1	3.98	0.35	0.26	5.7	0.7	3.7	0.39	59
鱗鱵叫姑魚	99	77.4	18.4	2.3	1.6	0.3	-	78	341	80	33	268	0.6	0.5	0.06	0.12	0.8	0.05	1.44	2	0	8	0.22	71
黑斑海緋鯉	97	79.1	18.8	1.8	1.4	0	-	55	447	4	32	234	0.6	0.3	0.01	0.07	2	0.19	1.54	2	0	8	1.09	40
斑鰭蒾鯛	97	79	21.9	0.3	1.3	0	-	71	401	9	227	37	1.6	0.9	0.02	0.08	4.67	0.39	2.65	16	4	4.4	0.16	54
花身鯻	157	72	19.5	8.2	1.3	0	-	60	389	36	29	188	0.5	0.8	0.1	0.11	5.8	0.41	4.11	10	0	63	5.14	93
花尾鷹羽鯛	116	74.7	19.8	3.4	1.5	0.6	-	71	389	5	34	310	0.6	0.5	0.22	0.07	1.78	0.13	1.92	4	3.8	22	0.28	85

食物名稱	熱量 (kcal)	水分 (g)	粗蛋白 (g)	粗脂肪 (g)	灰分 (g)	碳水化合物 (g)	膳食纖維 (g)	鈉 (mg)	鉀 (mg)	鈣 (mg)	鎂 (mg)	磷 (mg)	鐵 (mg)	鋅 (mg)	維生素B1 (mg)	維生素B2 (mg)	菸鹼素 (mg)	維生素B6 (mg)	維生素B12 (μg)	葉酸 (ug)	維生素C (mg)	維生素A效力 (RE)(ug)	維生素E效力 (α-TE)(mg)	膽固醇 (mg)
吳郭魚（去皮）	113	76.3	20.4	2.9	1.1	0	-	62	372	68	35	239	0.7	0.9	0.03	0.04	3.37	0.28	0.93	13.5	0.2	0	0.61	57
吳郭魚（含皮）	125	75	19.4	4.7	1	0	-	42	451	7	30	178	0.5	0.6	0.02	0.13	2.66	0.2	1.49	11.7	3.6	2	0.73	65
珍珠石斑	112	76.1	17.7	4.1	1.1	1.1	-	49	336	14	32	177	0.4	1.3	0.3	0.05	1.8	0.12	0.26	17.8	2.7	3.7	1.49	62
紅色吳郭魚	108	76.1	18.3	3.3	1.1	1.3	-	68	310	10	26	172	0	0.6	0.04	0.02	3.1	0.31	1.5	10	1.2	6.9	0.62	46
台灣鯛魚片（生）	110	74.8	18.2	3.6	1	2.5	-	46	341	14	27	166	0.2	0.9	0.03	0.04	3	0.25	1.98	11	1.1	1.8	0.89	38
台灣鯛魚片（水煮）	130	71.1	23.4	3.3	0.9	1.3	-	34	271	10	27	136	0.2	1	0.02	0.04	2.38	0.23	1.6	9.5	0.8	3.9	0.65	59
台灣鯛魚片（油煎）	161	66.8	23.1	6.9	1.3	1.9	-	67	435	31	35	228	0.2	1.1	0.03	0.05	3.58	0.25	2.37	9.2	1.1	8.3	1.85	61
台灣鯛魚片（烤，190℃，10分鐘）	111	74.4	19.7	3	1.1	1.8	-	48	365	10	28	173	0.4	0.9	0.04	0.05	2.97	0.26	1.84	10.1	0.9	4.3	0.61	54
台灣鯛魚片（烤，190℃，20分鐘）	134	69.8	23	4	1.2	2.1	-	54	411	15	33	203	0.3	1	0.04	0.05	3.45	0.26	2.14	10	1.3	5.3	0.63	62
台灣鯛魚片（烤，230℃，10分鐘）	127	72.1	21.3	4	1.2	1.5	-	50	396	11	30	184	0.5	0.9	0.04	0.05	3.24	0.26	1.94	9.8	1	3.9	0.67	58
台灣鯛魚片（烤，230℃，20分鐘）	142	67.4	24.6	4.1	1.4	2.5	-	65	454	12	34	233	0.3	0.9	0.04	0.05	3.54	0.25	2.15	10.5	1.1	2.2	1	65
台灣鯛魚片（清蒸）	112	74.2	19.3	3.3	1	2.2	-	59	357	9	28	173	0.4	1	0.02	0.04	3.32	0.23	2.12	9.3	1.1	3	0.81	52

食物名稱	熱量 (kcal)	水分 (g)	粗蛋白 (g)	粗脂肪 (g)	灰分 (g)	碳水化合物 (g)	膳食纖維 (g)	鈉 (mg)	鉀 (mg)	鈣 (mg)	鎂 (mg)	磷 (mg)	鐵 (mg)	鋅 (mg)	維生素B1 (mg)	維生素B2 (mg)	菸鹼素 (mg)	維生素B6 (mg)	維生素B12 (µg)	葉酸 (ug)	維生素C (mg)	維效生素A力 (RE) (ug)	維效生素E力 (α-TE) (mg)	膽固醇 (mg)
台灣鯛魚片（微波）	140	68.6	24.9	3.7	1.4	1.4	-	85	458	12	35	232	0.4	0.9	0.06	0.06	3.62	0.26	2.84	9.3	0.9	1.6	0.88	66
台灣鯛魚湯（水煮）	5	98.6	0.9	0.2	0.2	0	-	13	88	1	3	32	0	0.2	0.01	0.02	0.77	0.02	0.45	4.5	0.1	2.1	0.03	2
海水吳郭魚	112	77.3	19.5	3.2	1.1	0	-	91	344	31	31	202	0.2	1.2	0.01	0.09	3	0.17	2.19	11.9	1.9	1.9	0.65	60
薔薇虹彩鯛（去皮）	96	79.9	17.3	2.4	0.8	0	-	138	137	40	32	94	0.3	0.5	0.02	0.02	1.74	0.12	1.61	6.1	0.4	12.5	0.04	86
薔薇虹彩鯛（含皮）	93	78.6	17.9	1.8	3.6	0	-	126	183	260	52	160	1.1	0.5	0.02	0.06	4.3	0.09	3.04	8	0	22	0.27	93
藍豬齒魚	81	79.7	18.5	0.2	1.4	0.2	-	65	457	5	35	223	0.2	0.4	0.01	0.03	1.3	0.19	0.63	0	0.5	14	0.36	41
橫紋鸚哥魚（去皮）	84	78.8	19.6	0	1.3	0.2	-	86	485	7	32	210	0.5	0.4	0.01	0.03	3.29	0.28	0.7	5.3	0.5	1.6	0.19	36
橫紋鸚哥魚（含皮）	81	80.8	18.9	0	1.3	0	-	89	399	6	30	238	0.3	0.4	0.01	0.04	2.15	0.26	1.56	0	0.3	2	0.21	34
藍點鸚哥魚	86	77.9	20.1	0.1	1.3	0.6	-	61	544	8	27	200	0.5	0.4	0.02	0.02	4.25	0.31	0.89	2.7	1	1.9	0.21	31
金錢魚	196	66.7	19.3	12.6	1.9	0	-	70	398	267	290	43	1.3	1.1	0.08	0.14	4.42	0.4	4.52	20	0	20.7	1.44	76
褐籃子魚	164	69.4	19.9	8.8	1.3	0.6	-	52	434	19	259	36	1	0.7	0.25	0.14	6.22	0.47	12.4	6	0.8	60.1	0.25	66
杜氏刺尾鯛	137	72.9	19.1	6.2	1.3	0.6	-	38	451	3	33	347	0.3	0.5	0.3	0.05	3.9	1.05	1.07	4	4.2	52.6	0.79	68
後刺尾鯛	102	77.5	20.4	1.7	1.4	0	-	94	382	14	23	178	0.9	0.4	0.05	0.05	2.02	0.15	1.05	10.5	0	8.1	0.57	49
鋸尾鯛	93	78.1	19	1.4	1.3	0.3	-	57	387	4	35	276	0.9	0.3	0.23	0.06	5.29	0.37	2.45	2	0.7	8.6	1.4	59
大眼金梭魚	157	71.7	21.8	7.1	1.2	0	-	71	445	10	29	145	0.5	0.1	0.09	0.74	3.8	0.35	2.98	1	0	27	0.76	34
鱗鰭帶鰆切片	272	60.5	17.3	22	0.9	0	-	84	268	5	21	162	0.8	0.8	0.02	0.04	12.13	0.6	2.47	2.9	0.4	1102.7	4.83	59

食物名稱	熱量 (kcal)	水分 (g)	粗蛋白 (g)	粗脂肪 (g)	灰分 (g)	碳水化合物 (g)	膳食纖維 (g)	鈉 (mg)	鉀 (mg)	鈣 (mg)	鎂 (mg)	磷 (mg)	鐵 (mg)	鋅 (mg)	維生素B₁ (mg)	維生素B₂ (mg)	菸鹼素 (mg)	維生素B₆ (mg)	維生素B₁₂ (μg)	葉酸 (ug)	維生素C (mg)	維生素A效力 (RE)(ug)	維生素E效力 (α-TE)(mg)	膽固醇 (mg)
鱗網帶鰺（含皮）	263	62.5	18	20.7	1.1	0	-	31	286	2	29	230	0.4	0.5	0.06	0.04	10	0.47	1.28	0	0.8	2507.3	3.69	76
白帶魚	102	77.6	19.6	2	1.2	0	-	54	291	5	16	188	0.2	0.4	0.02	0.07	2.5	0.03	1.33		0.5	23	0.35	69
台灣馬加鰆	180	68.5	20.2	10.4	1.4	0	-	51	471	4	37	291	0.8	0.5	0.03	0.09	5.2	0.28	0.98	2	0.5	54	0.12	57
正鰹	149	70.8	23.1	5.6	1.1	0	-	50	408	8	35	461	2.5	0.4	0.08	0.17	11.9	0.25	3.14		0.4	92	0.44	64
花腹鯖	144	70.5	23.9	4.6	1.5	0	-	36	368	27	36	256	2.8	0.7	0.13	0.27	9.4	0.33	12.5	51	0	33	0.13	31
高麗馬加鰆	119	75	19.4	4	1.3	0.3	-	46	448	6	41	237	0.8	1.6	0.04	0.16	2.72	0.27	1.76	10	1.7	13.6	0.25	64
短鮪	103	74.5	23.9	0.1	1.6	0	-	41	441	3	42	331	2.4	0.5	0.22	0.14	11.24	0.55	6.93	2	0.7	6.1	0.51	60
鮪魚生魚片	100	76.1	23.3	0.1	1.4	0	-	27	511	4	39	229	0.9	0.4	0.11	0.01	13.8	0.63	2.53	0	0	17	0.17	32
鰆魚切片（去皮）	193	70.2	18.7	12.5	1.1	0	-	52	312	7	30	200	0.2	0.9	0.05	0.25	6.32	0.4	1.32	9	0.4	636	1.5	62
鰆魚切片（含皮）	176	67.7	19.3	10.4	1	1.5	-	54	319	4	33	230	0.3	0.5	0.04	0.06	5.58	0.35	1.52	6	0.8	8.6	1.17	80
鯖魚（生）	417	45.2	14.4	39.4	0.8	0.2	-	56	308	7	24	160	1.4	1	0.03	0.47	6.05	0.32	3.77	7	0	183.1	1	60
鯖魚（炒）	410	44.5	16.7	37.6	1.1	0.1	-	68	332	2	27	213	1.9	1	0.17	0.27	7.19	0.33	5.91	3	0	158.1	0.8	67
鯖魚（炸）	555	28.3	17.2	53.4	1	0.1	-	75	301	8	27	262	1.7	1.1	0.14	0.31	6.3	0.23	3.91	3	0	102.5	2.89	51
鯖魚（烤，150度，10分）	412	45.8	16.5	37.8	1.3	0	-	58	333	5	27	219	1.6	1.1	0.18	0.28	6.98	0.28	12.33	3	0	164.4	0.69	77
鯖魚（烤，150度，20分）	396	45.7	19.1	34.8	1.2	0	-	82	370	5	31	246	2	1.3	0.25	0.47	6.95	0.3	14.65	3	0	132.2	0.65	72

食物名稱	熱量 (kcal)	水分 (g)	粗蛋白 (g)	粗脂肪 (g)	灰分 (g)	碳水化合物 (g)	膳食纖維 (g)	鈉 (mg)	鉀 (mg)	鈣 (mg)	鎂 (mg)	磷 (mg)	鐵 (mg)	鋅 (mg)	維生素B₁ (mg)	維生素B₂ (mg)	菸鹼素 (mg)	維生素B₆ (mg)	維生素B₁₂ (μg)	葉酸 (ug)	維生素C (mg)	維生素A效力 (RE)(ug)	維生素E效力 (α-TE)(mg)	膽固醇 (mg)
鯖魚（烤，150度，30分）	536	32.4	19.9	50	1.4	0	-	79	359	15	30	266	1.9	1.4	0.22	0.44	7.85	0.33	10.95	3	0	162.6	1.18	77
鯖魚（烤，180度，10分）	373	47.3	20.2	31.8	1.3	0	-	82	395	8	32	279	2.6	1.1	0.3	0.45	7.93	0.32	10.92	3	0	114.1	0.4	80
鯖魚（烤，210度，10分）	472	39	19	43.4	1.3	0	-	74	358	7	31	256	1.7	0.8	0.22	0.36	8.24	0.38	13.88	5	0	169.7	1.13	64
鯖魚（煮）	375	49.3	14.9	34.5	0.8	0.4	-	51	211	6	20	175	1.8	1	0.18	0.32	4.98	0.31	4.27	6	0	125.3	0.98	72
鯖魚（煎）	400	42.9	20	35.9	1.2	0	-	86	424	17	36	263	2.1	1.6	0.3	0.44	8.18	0.32	9.48	5	0	107.4	0.53	64
鯖魚（蒸）	392	47.1	14.6	36.5	1	0.7	-	52	235	5	22	211	1.5	0.9	0.2	0.34	5.7	0.24	6.86	6	0	141.7	0.72	76
鯖魚（醃製）	279	56.8	14.9	24	3	1.3	-	889	238	32	30	485	1.4	0.7	0.08	0.59	4.4	0.31	1.78			34	0.47	69
旗魚切片	111	71.8	26	0	1.1	0.8	-	36	333	8	32	233	1.1	0.7	0.05	0.03	14.72	0.65	0.24	12.1	0.4	1.3	0.63	36
旗魚腹肉	105	77	22.2	1.1	1.1	0	-	131	262	8	29	192	0.3	0.8	0.06	0.05	7.37	0.55	0.52	51	0.4	13.7	1.08	59
刺鯧（去皮）	95	78.2	18.8	1.6	1.3	0.1	-	162	331	17	39	190	0.2	0.9	0.05	0.07	3	0.26	1.5	9.2	0.6	6.1	0.19	60
刺鯧（含皮）	155	72.5	17.8	8.7	1.2	0	-	179	234	13	109	85	0.5	0.4	0.01	0.11	3.57	0.14	2.29	4	0.7	63.5	1.17	68
星斑真鯧	214	69	15.6	16.3	1	0	-	60	325	8	29	174	0.4	0.9	0.23	0.41	1.83	0.11	4.51	14.3	1.1	59.6	0.88	58
銀鯧平均值（去皮）	115	76.4	17.7	4.4	1.3	0.2	-	248	302	11	30	190	0.9	0.6	0.08	0.04	3.07	0.16	0.85	14.7	1.2	66.7	0.43	58
銀鯧（2月）	123	76.8	17.9	5.1	1.2	0	-	93	348	12	32	202	2.8	1	0.07	0.04	3.48	0.14	0.89	10.2	1.4	50.9	0.35	56
銀鯧（3月）	120	75.8	17.6	5	1	0.7	-	65	302	8	25	180	0.3	0.4	0.01	0.05	3.2	0.16	0.79	25.1	1.5	84.3	0.35	61
銀鯧（5月）	105	78.7	16.4	3.9	1.5	0	-	345	334	12	35	197	0.7	0.4	0.13	0.04	3.27	0.13	0.79	10.6	1.1	78.8	0.46	46

食物名稱	熱量 (kcal)	水分 (g)	粗蛋白 (g)	粗脂肪 (g)	灰分 (g)	碳水化合物 (g)	膳食纖維 (g)	鈉 (mg)	鉀 (mg)	鈣 (mg)	鎂 (mg)	磷 (mg)	鐵 (mg)	鋅 (mg)	維生素 B₁ (mg)	維生素 B₂ (mg)	菸鹼素 (mg)	維生素 B₆ (mg)	維生素 B₁₂ (μg)	葉酸 (ug)	維生素 C (mg)	維生素 A 效力 (RE) (ug)	維生素 E 效力 (α-TE) (mg)	膽固醇 (mg)
銀鯧（8 月）	101	75.9	17.7	2.9	2	1.6	-	647	227	10	25	180	0	0.4	0.16	0.03	2.32	0.21	0.86	22.5	0.7	46.4	0.27	56
銀鯧（12 月）	126	74.9	19.1	5	0.9	0.2	-	93	301	14	33	192	0.9	0.5	0.02	0.03	3.06	0.17	0.94	5	1.4	73.2	0.71	74
銀鯧（含皮）	132	75.2	16.8	6.7	1.1	0.2	-	315	183	8	35	107	0.3	0.6	0.01	0.14	1.7	0.07	1.9	16	0	14	0.51	66
鱧魚	119	76.3	18.3	4.5	1.3	0	-	54	363	8	27	186	0.7	0.6	0.05	0.15	3.2	0.21	2.58	2	0	4	0.07	70
大口鰱切片	190	70.2	13.2	14.8	1	0.8	-	80	286	17	24	166	0.4	0.5	0.05	0.05	1.06	0.09	0.9	5.4	1	20.9	1.56	60
大口鰱（含皮）	166	74.1	14.7	11.5	1.1	0	-	93	328	7	26	215	0.2	0.3	0.06	0.06	1.1	0.05	0.67	0	1.1	15	0.84	23
䲁鰡	92	77.7	19.9	0.8	1.3	0.3	-	63	384	24	30	198	0.3	0.4	0.16	0.04	0.6	0.23	0.05	0	0.9	8	0.49	51
單角革單棘魨（去皮）	79	81.9	17.2	0.6	0.9	0	-	181	138	11	21	123	1.1	0.5	0.03	0.06	2.6	0.42	1.44	5.2	0.4	1.3	0.84	46
單角革單棘魨（含皮）	76	81.3	17.9	0	0.9	0	-	87	306	4	22	160	0.5	0.3	0.03	0.06	9.3	0.19	0.76	4	0	4	0.82	39
克氏兔頭魨	77	80.8	17.8	0.1	1.3	0	-	134	354	6	29	203	0.5	1.2	0.01	0.07	3.2	0.85	1.04	6	0.5	6	0.44	54
翻車魨肚肉	47	88.5	10.2	0.4	0.1	0.7	-	52	1	21	7	12	0.2	0	0.01	0	0.04	0.01	0.01	3.4	0	66	0.09	66
犬牙南極魚切片	282	63.7	12.1	25.5	1	0	-	79	249	5	19	133	0	0.5	0.03	0.04	2.61	0.06	0.34	8	0.5	1291.9	3.79	61
低眼芒鰊魚片（芒加魚凍）	76	83.4	14.2	1.7	1.2	0	-	285	201	8	19	170	0.1	0.4	0.04	0.04	1.51	0.12	0.23	8	0.7	0.3	0.25	38
鱈魚切片	197	69.1	13.1	15.6	1	1.2	-	63	303	6	19	146	0.1	0.3	0.09	0.04	0.96	0.04	0	30.8	0.5	45	1.85	67
紅肉蒜	97	77.5	21.1	0.7	1.3	0	-	75	392	11	31	210	0.5	0.5	0.04	0.09	4.93	0.62	1.38	7.4	0.3	2.5	0.52	53
翻車魨魚皮	59	93	13.7	0.1	0.7	0	-	242	12	9	3	6	0	0	0.01	0	0.04	0.01	0.09	5.8	0.2	5.1	0.02	24
鯛魚下巴	245	65.5	16.1	19.6	0.8	0	-	38	224	62	22	144	0.2	0.6	0.02	0.05	2.11	0.14	1.98	19.3	0.7	11	3.2	98
深魚皮	58	88.8	13.5	0.1	0.2	0	-	221	2	1020	8	542	1	0.6	0	0	0.04	0.14	0.45	2.2	0	0.8	0.03	47

食物名稱	熱量 (kcal)	水分 (g)	粗蛋白 (g)	粗脂肪 (g)	灰分 (g)	碳水化合物 (g)	膳食纖維 (g)	鈉 (mg)	鉀 (mg)	鈣 (mg)	鎂 (mg)	磷 (mg)	鐵 (mg)	鋅 (mg)	維生素 B₁ (mg)	維生素 B₂ (mg)	菸鹼素 (mg)	維生素 B₆ (mg)	維生素 B₁₂ (µg)	葉酸 (ug)	維生素 C (mg)	維生素 A力 (RE) (ug)	維效生素 E力 (α-TE) (mg)	膽固醇 (mg)
油魚卵（加工）	445	26.5	46.6	27.3	3.5	0	-	688	465	10	32	1103	1.5	9.4	0.32	0.66	3.94	0.58	22.17	52.8	0	185.7	10.27	1267
圓鱈魚卵（加工）	84	79.8	11.2	4.4	4.6	0	-	1677	75	6	3	87	0.4	1.9	0.01	0.29	0.51	0.06	5.87	27.3	0	10	1.21	192
鮸魚卵（加工）	184	61.6	21.9	10.1	2.8	3.6	-	150	221	41	13	344	1.5	2.9	0.11	0.32	0.97	0.25	8.91	34.8	0	25.8	0.59	643
鰡魚卵（加工）	256	53.1	26.3	15.9	1.4	3.2	-	73	159	5	10	448	4.1	4.7	0.02	0.63	2.76	0.3	21.76	41.1	16.5	320.1	10.35	619
鰡魚卵（加工）	233	32.7	36.6	8.5	3.5	18.7	-	1194	254	6	22	593	2.4	7.5	0.05	1.91	3.15	0.15	36.32	53.7	8.1	223.9	7.3	659
鯖魚卵	193	64.5	23.5	10.2	1.5	0.2	-	89	254	6	16	419	1.4	6.4	0.27	0.54	3.05	0.23	11.34	38.6	9.7	287.8	3.22	659
鰹魚卵	184	66.2	21.5	10.2	1.5	0.6	-	129	259	8	14	326	1.8	4.2	0.26	0.42	0.8	0.2	10.03	34.2	0	87.9	3.01	657
鱈魚肝（加工）	534	33.2	6.5	55.4	1.5	3.4	-	511	98	6	6	158	2.6	2	0.03	0.54	1.85	0.02	21.96	81.9	0.4	17162.3	9.44	358
鮟鱇魚肝	136	74.8	13.6	8.6	1.1	1.9	-	188	169	13	24	115	1.8	3	0.07	0.32	1.6	0.1	49.42	112	0.7	4120.4	0.43	436
凍魚肚	99	73.8	22.5	0.4	0.5	2.9	-	292	230	36	52	215	3	2.5	0.03	0.1	0.51	0.06	0.92	27.4	0	4.9	0.52	347
鮪魚肚	106	75.8	23.4	0.7	0.5	0	-	35	18	23	19	94	4.8	3.7	0.02	0.09	0.7	0.01	1.16	7.2	0	6.2	0.48	340
鱈魚肚	82	84.5	12.6	3.1	0.2	0	-	83	6	18	5	13	0.4	1.3	0.01	0.03	0.4	0.01	0.14	6.3	0	0	0.1	70
淡魚規	186	60.2	43.5	0	0.4	0	-	7	2	46	26	52	1.5	1.2	0	0.05	0	0.01	0.68	2	0	0	0.07	59
魚規唇	47	91.2	9.9	0.6	0.3	0	-	35	4	49	11	15	0	0.5	0.01	0	0.04	0.05	0.03	3.2	0.2	34.2	0.09	46
鮪魚精囊	89	81.8	17.3	1.7	2.4	0	-	61	202	4	14	807	1.3	0.7	0.01	0.1	1.6	1.28	4.85	9.2	2.3	1.5	7.2	439
鱈魚精囊	37	86.6	7.8	0.4	1.3	3.9	-	355	66	34	35	74	0.1	0.9	0.04	0.02	0.68	0.09	1.64	11.8	0.6	3.6	0.84	112
圓鱈魚鰾肉	84	78.1	14.5	2.5	1	3.9	-	225	110	7	14	137	0.1	0.5	0.02	0.02	0.97	0.05	0	9	0.4	149	0.32	57
小魚干	335	16.1	69.2	4.4	12	0	-	1753	738	2213	209	837	6.8	6.4	0.07	0.15	9.5	0.03	54.2	70.2		8	0.14	669
扁魚干	354	18.4	66.3	7.9	6.4	1.1	-	406	1011	2804	230	1798	2.8	5.2	0.18	0.07	11.01	0.6	5.84		0	9.5	1.51	295

食物名稱	熱量 (kcal)	水分 (g)	粗蛋白 (g)	粗脂肪 (g)	灰分 (g)	碳水化合物 (g)	膳食纖維 (g)	鈉 (mg)	鉀 (mg)	鈣 (mg)	鎂 (mg)	磷 (mg)	鐵 (mg)	鋅 (mg)	維生素 B₁ (mg)	維生素 B₂ (mg)	菸鹼素 (mg)	維生素 B₆ (mg)	維生素 B₁₂ (μg)	葉酸 (ug)	維生素 C (mg)	維生素 A 力 (RE) (ug)	維生素 E 力 (α-TE) (mg)	膽固醇 (mg)
香魚片	306	20	36.1	0.7	4.1	39.1	-	1239	340	55	48	165	1.5	1.2	0.02	0.02	5.38	0.06	1.81	10	0	0.5	0.36	70
柴魚片	383	10.9	76.5	6.2	3.8	2.6	-	43	1022	44	105	712	15.3	2.6	0.05	0.89	25	0.26	35.31	6	0	33	2.41	240
羅氏沼蝦	88	78.1	20.3	0.1	1.2	0.2	-	104	328	27	34	273	0.5	1.4	0.01	0.05	2.72	0.31	3.08	6.1	1.6	2.6	1.87	175
正櫻蝦（生）	88	79.3	17.9	1.3	3	0	-	386	246	760	80	330	1	1.3	0.08	0.08	1.95	0.09	2.49	74.7	0	0	1.4	180
正櫻蝦（熟）	97	76	19.6	1.4	3.6	0	-	504	209	614	85	326	0.7	1.4	0.11	0.07	1.74	0.14	2.9	35.9	0	0	1.58	223
北方長額蝦（加工）	122	70.9	19.9	4.1	2.4	2.7	-	562	169	72	56	226	1	2.3	0.08	0.09	2.28	0.18	7.12	99.1	0.1	1.9	8.04	183
東方異腕蝦	78	82.3	17.7	0.3	1.7	0	-	457	124	45	43	274	1.1	5.9	0.01	0.07	2.01	0.08	2.27	31	1.9	35.6	2.37	119
胭脂蝦	114	77.2	13.8	6.1	2.1	0.7	-	462	176	57	52	169	1.1	1.8	0.01	0.12	1.51	0.12	2.58	18.1	0	0	3.6	138
日本玻璃蝦	83	76.3	16.2	1.5	4	2	-	566	137	745	109	316	0.5	1.2	0.06	0.06	0.87	0.07	2.54	12	0	14.7	1.75	104
相後海螯蝦	79	81.6	17.9	0.3	2	0	-	317	308	81	46	229	5.3	1.4	0.01	0.04	2.65	0.12	1.79	6	0.3	0	1.12	127
中國對蝦	84	77.9	19.3	0.2	1.6	1	-	196	306	20	39	278	0.5	1.7	0.06	0.05	1.8	0.2	3.42	0	2.2	0	1.62	156
日本對蝦平均值	97	75.7	21.3	0.7	1.9	0.4	-	287	352	77	57	300	0.7	2.1	0.03	0.09	4.5	0.27	2.94	11.3	0.6	6.2	1.71	175
日本對蝦（大）	97	77	21.6	0.5	1.9	0	-	255	378	62	54	314	1.4	1.8	0.06	0.05	4.45	0.24	3.83	7.8	1.3	1.1	1.58	182
日本對蝦（小）	96	74.5	20.9	0.8	2	1.8	-	319	326	92	60	285	0	2.4	0.01	0.12	4.55	0.29	2.05	14.9	0	5.6	1.83	169
白對蝦平均值	103	76.1	21.9	1	1.7	0	-	242	297	98	47	254	2.3	1.5	0.06	0.07	2.13	0.1	2.31	13	0.6	0.5	1.92	176
白對蝦（大）	109	74.8	22.3	1.5	2.1	0	-	306	306	128	52	249	3.3	1.6	0.05	0.08	1.02	0.01	2.67	7.7	0.3	0	2.38	180
白對蝦（小）	96	77.4	21.4	0.5	1.4	0	-	178	287	69	42	258	1.3	1.3	0.06	0.05	3.25	0.19	1.95	18.2	1	1	1.47	171
哈氏仿對蝦	82	78.4	18.7	0.2	2.1	0.6	-	294	261	110	185	54	3.8	1.5	0.01	0.04	1.58	0.11	9.39	12	0.8	4.9	1.71	223
草對蝦	100	75.3	22	0.7	1	1	-	150	87	5	16	244	0.3	1.7	0.1	0.1	4.6	0.07	2.54		2.8	0	1.05	157

食物名稱	熱量 (kcal)	水分 (g)	粗蛋白 (g)	粗脂肪 (g)	灰分 (g)	碳水化合物 (g)	膳食纖維 (g)	鈉 (mg)	鉀 (mg)	鈣 (mg)	鎂 (mg)	磷 (mg)	鐵 (mg)	鋅 (mg)	維生素B₁ (mg)	維生素B₂ (mg)	菸鹼素 (mg)	維生素B₆ (mg)	維生素B₁₂ (μg)	葉酸 (ug)	維生素C (mg)	維生素A力 (RE)(ug)	維生素E效力 (α-TE)(mg)	膽固醇 (mg)
藍對蝦	95	77.2	20.9	0.6	1.5	0	-	135	310	54	38	205	0.1	1.5	0.06	0.07	3.85	0.15	1.72	6.3	0.5	3.8	2.52	185
擬赤蝦	92	76	20.7	0.4	2.3	0.6	-	341	338	106	282	61	5.9	1.4	0.01	0.04	2.35	0.28	5.75	11	1.3	0.6	1.76	230
大管鞭蝦	88	77.4	19.8	0.3	1.8	0.6	-	270	354	37	47	188	3.9	1.6	0.03	0.08	1.69	0.04	3.82	5	2.2	0.6	2.14	182
隆背管鞭蝦	96	75.3	22.1	0.2	1.8	0.6	-	207	381	25	53	328	0.9	1.5	0.04	0.06	0.6	0.22	0.53	0	1.2	0	2.55	155
墠蝲蝦	67	84	14.7	0.5	1.8	0	-	344	232	69	50	212	0.6	2.4	0.06	0.09	2.15	0.09	8.32	10	1.5	62.8	1.96	130
日本龍蝦	93	75.7	21.5	0.1	1.7	1	-	234	446	12	33	305	0.3	2.4	0.01	0.04	0.9	0.16	1.31	4	0	8	3.86	86
櫻花蝦（加工）	253	20.1	52.6	3.1	10.8	13.4	-	1345	832	2859	346	1262	6.5	4.6	0.07	0.17	8.72	0.53	9	262.5	0	14.8	3.28	609
紅蟳	122	67.1	20.9	3.6	1.9	6.5	-	309	255	79	57	234	2.6	10.3	0.01	0.94	4.1	0.18	4.63	7	0	13	5.82	296
蛙形蟹	72	78.2	16.6	0.1	2.4	2.8	-	343	303	178	74	119	0.9	1.6	0.03	0.04	3.29	0.21	3.64	7	5.5	0.7	1.36	54
大頭蝦仁	40	89.2	8.8	0.2	2.3	0	-	765	43	53	24	398	3.1	1.4	0.03	0.04	0.34	0.07	1.27	15.2	0	1.4	0.78	120
明蝦仁	52	88	11.9	0.1	0.9	0	-	252	19	38	10	183	1.4	1.4	0.02	0.02	0.28	0.04	1.41	12.3	0	0	1.02	155
紅蝦仁	43	86.4	9.5	0.3	2.3	1.5	-	596	43	58	27	447	1.5	1.1	0.02	0.02	0.54	0.06	0.93	11.1	0	4.1	0.78	150
海鱺蝦仁	73	81	16.3	0.4	1.1	1.3	-	225	107	42	35	189	0.4	1.1	0.03	0.1	2.11	0.1	2.59	7	0	1.9	1.94	175
草蝦仁	44	88	9.7	0.3	1.1	0.9	-	431	19	20	7	295	0.4	0.7	0.06	0.06	0.58	0.17	1.51	18.6	0	0.4	0.79	145
鳳尾蝦仁	64	84.4	13.4	0.8	1.1	0.3	-	357	32	48	17	96	0.7	1	0.02	0.02	0.77	0.1	0.44	8.5	0.2	0	1.82	144
擬赤蝦仁	80	81.4	17.1	0.7	1.4	0	-	279	150	39	37	163	0.9	2	0.02	0.06	1.58	0.07	2.7	13.5	0	4.4	1.43	191
龍蝦卵（調味）	64	78.6	6.7	1.8	7.7	5.2	-	2868	28	13	25	81	0.2	1.6	0.01	0.06	0.56	0.05	2.81	13.1	0.1	3.2	2.19	211
蟹胸肉	52	84.2	11.6	0.2	2.7	1.3	-	591	71	319	84	493	0.6	3.4	0.01	0.14	0.53	1.82	1.38	25.5	0	1.7	2.12	108
蝦皮	155	45.3	33.6	1.3	17.1	2.7	-	4273	468	1381	283	670	6.3	1.7	0.02	0.07	3.7	0.17	2.43	-	-	0	0.74	426
蝦米	264	28.7	57.1	2.2	12.6	0	-	3186	708	1075	250	652	4.9	0.6	0.03	0.15	2	0.03	6.11	-	-	17	1.05	645

食物名稱	熱量 (kcal)	水分 (g)	粗蛋白 (g)	粗脂肪 (g)	灰分 (g)	碳水化合物 (g)	膳食纖維 (g)	鈉 (mg)	鉀 (mg)	鈣 (mg)	鎂 (mg)	磷 (mg)	鐵 (mg)	鋅 (mg)	維生素B1 (mg)	維生素B2 (mg)	菸鹼素 (mg)	維生素B6 (mg)	維生素B12 (μg)	葉酸 (ug)	維生素C (mg)	維生素A效力 (RE) (ug)	維生素E效力 (α-TE) (mg)	膽固醇 (mg)
金鉤蝦乾	257	33.9	54.6	2.6	10.6	0	-	2553	530	717	172	551	9	2.7	0.03	0.03	3.61	0.1	5.67	15.4	0	5.1	1.92	597
竹蟶（冷凍）	42	87.2	9	0.3	2.3	1.2	-	499	180	33	75	119	6.8	1	0.01	0.23	1.27	0.06	48.23	19.8	0.1	0	0.55	37
真牡蠣平均值	54	83	9.4	1.6	1.8	4.2	-	148	202	84	50	128	5.2	10.6	0.04	0.32	1.93	0.1	25.04	20	2.9	19.6	0.56	55
真牡蠣	49	86.8	9	1.2	1.2	1.8	-	194	135	20	35	108	5.4	5.6	0.01	0.33	1.71	0.04	23.46	18	0.9	15.7	0.51	47
帶殼真牡蠣（生蠔）	59	79.2	9.8	1.9	2.4	6.7	-	103	270	149	65	147	5	15.5	0.06	0.32	2.15	0.15	26.62	22	5	23.4	0.6	63
黑齒牡蠣	55	83.8	9.7	1.5	1.8	3.1	-	749	212	71	58	135	10.1	12.8	0.03	0.26	2.61	0.06	9.07	57.8	2.2	21.7	0.53	68
蝦夷海扇貝	70	81.1	13.7	1.2	1.6	2.3	-	283	209	37	55	190	2.6	2.6	0.01	0.3	1.48	0.44	9.78	19	0.7	34	0.71	34
綠殼菜蛤	96	75.8	17.8	2.2	1.6	2.6	-	301	143	40	59	449	4.2	1.5	0.01	0.25	1.5	0.04	11.11	22.9	3.2	45.1	1.9	70
綠殼菜蛤干（淡菜）	263	19.9	43.7	8.5	4	23.9	-	865	332	122	124	349	7.4	6.3	0.08	0.45	3.94	0.09	12.22	154.3	0	247.7	1.24	213
西施舌	53	83.2	8.9	1.6	0.8	5.4	-	36	91	14	124	28	25.7	1.2	0.01	0.27	1.5	0.06	11.24	17	0	86.3	1.34	76
台灣蜆	51	79.1	8.9	1.4	0.8	9.8	-	20	57	58	14	137	2.4	1.5	0.01	0.4	1.97	0.1	84.16	32.3	9.9	48.4	0.96	55
大文蛤	21	91	4.4	0.2	2.9	1.5	-	774	124	48	91	80	3.8	0.8	0	0.13	0.7	0.08	11.55	15.2	0.3	3.2	0.1	16
文蛤	37	87.3	7.6	0.5	1.9	2.7	-	446	104	106	47	100	8.2	1.1	0.07	0.8	1.14	0.05	50.54	14.6	2.9	13.1	0.18	39
波紋橫簾蛤	48	83.2	9.2	1	2	4.6	-	377	237	85	56	113	2	0.6	0.01	0.1	2.5	0.23	5.63	22.1	0.6	11.6	0.81	33
菲律賓簾蛤	37	85.8	7.5	0.5	2.1	4.1	-	442	201	130	62	101	2.7	1	0.01	0.23	1.63	0.07	4.5	14.7	1	0	0.34	33
環文蛤	46	84	8.7	1	2.7	3.7	-	760	154	165	42	150	5.9	5.3	0.14	0.63	1.78	0.23	24.31	57.8	5.1	19.3	0.86	57
真烏賊平均值	57	82.7	12.2	0.6	0.9	3.7	-	68	81	10	33	95	0.1	0.7	0.01	0.03	0.96	0.05	1.1	18.3	0.5	4.3	0.77	193
真烏賊（大）	61	83.6	13.9	0.3	1.6	0.8	-	106	161	9	54	143	0.1	0.8	0.01	0.04	1.75	0.08	0.99	11	1.1	2.5	0.74	182
真烏賊（小）	53	81.7	10.5	0.9	0.3	6.6	-	30	2	12	11	47	0.1	0.6	0.01	0.01	0.17	0.03	1.21	25.6	0	6.1	0.8	204

食物名稱	熱量 (kcal)	水分 (g)	粗蛋白 (g)	粗脂肪 (g)	灰分 (g)	碳水化合物 (g)	膳食纖維 (g)	鈉 (mg)	鉀 (mg)	鈣 (mg)	鎂 (mg)	磷 (mg)	鐵 (mg)	鋅 (mg)	維生素 B_1 (mg)	維生素 B_2 (mg)	菸鹼素 (mg)	維生素 B_6 (mg)	維生素 B_{12} (μg)	葉酸 (ug)	維生素 C (mg)	維生素 A 力 (RE) (ug)	維生素 E 力 (α-TE) (mg)	膽固醇 (mg)
章魚	61	84.6	13	0.6	0.9	0.9	-	230	55	14	44	111	6.1	0.5	0	0.17	1.2	0.03	5.52		0.5	16	1.99	183
阿根廷魷	71	84.8	12.4	2	0.5	0.4	-	57	8	14	12	102	0.8	1.9	0.03	0.11	0.25	0.08	5.53	13.4	0.1	122.3	1.42	259
泡魷魚	50	84.6	11.3	0.2	0.9	3	-	239	40	31	34	134	0	0.9	0.01	0.02	0.42	0	1.86	13.3	0	4.3	1.8	270
台灣鎖管	72	80.8	16	0.4	1.2	1.6	-	249	155	11	48	166	0.7	1.7	0.05	0.06	3.8	0.04	4.22	9	0	15	1.28	316
尖鎖管	100	74.3	20.2	1.5	1.7	2.4	-	211	284	31	51	263	0.7	1.7	0.02	0.12	4.55	0.22	6.73	41.3	1.7	25.3	1.21	337
軟翅仔	70	82.2	14.7	0.8	1.5	0.8	-	400	77	16	42	130	0.1	1.4	0.01	0.01	0.98	0.07	1.28	12.1	0.3	3	0.91	324
香螺	86	78.9	19.9	0.1	1.5	0	-	166	113	91	235	116	3.1	1.5	0.03	0.58	1.16	0.09	19.51	12.2	0.3	0	0.33	121
象牙鳳螺	78	77	16.9	0.7	1.9	3.6	-	372	128	62	145	222	1.9	3.5	0.01	0.64	0.82	0.32	5.35	17.3	0.1	0.5	0.44	115
泥螺	95	76.9	21.5	0.3	1	0.3	-	166	94	40	75	137	1.4	2.6	0.04	0.09	0.89	0.08	7.95	37.5	0	0.3	1.15	157
雪螺	40	90.3	8.9	0.3	1.2	0	-	58	3	326	56	67	1.9	0.7	0.01	0.02	0.17	0	1.05	14.3	0	0	0	124
九孔螺	73	76.2	15	1	2	5.8	-	327	290	46	99	255	11.4	1.4	0.01	2.09	1.7	0.02	77.12	58	0.4	1	1.32	102
鮑魚	69	73.1	15.8	0.1	1.5	9.5	-	199	243	34	139	96	0.5	1.5	0.01	0.15	0.8	0.05	2.71	8	1.2	0.3	0.43	53
蠑螺（加工）	65	70.8	14.8	0.2	3.2	11	-	1035	32	64	46	135	5.4	0.7	0	0.12	0.3	0.06	1.33	12	0	0	0.55	103
鳥賊精囊	43	82.1	9.8	0.2	1.5	6.4	-	428	118	31	22	128	0	1.2	0.04	0.04	0.95	0.08	2.67	10.5	1.8	0	1.11	119
蝸牛肉	78	82.5	16.7	0.7	0.8	0	-	72	1	115	35	94	2.2	1.4	0.01	0.05	0.12	0.02	2.6	27.5	0	0	0.53	202
小卷干	246	33.8	53.2	2.1	6.1	4.7	-	1378	793	57	169	682	3.9	4	0.14	0.04	7.51	0.29	5.87	71.6	0	7.4	2.26	939
干貝（冷凍）	57	82.3	12.7	0.4	3	1.7	-	949	51	6	11	686	0.3	0.5	0.01	0.02	0.42	1.19	3.83	9	0	0	0.24	38
干貝（乾）平均值	242	24.2	53.7	1.4	9.8	10.8	-	2751	907	55	147	664	2.1	5	0.1	0.05	4.65	0.26	3.89	14.3	0	2.5	2.05	127
干貝（乾）	256	16.5	58.5	0.7	8.8	15.5	-	2424	913	71	185	715	1.5	5.3	0.02	0.05	4.5	0.03	5.24	1	0	3	2.28	112
小干貝（乾）	228	31.9	48.9	2.2	10.9	6.1	-	3078	901	39	108	613	2.7	4.7	0.18	0.05	4.81	0.5	2.54	27.5	0	2	1.83	142

食物名稱	熱量 (kcal)	水分 (g)	粗蛋白 (g)	粗脂肪 (g)	灰分 (g)	碳水化合物 (g)	膳食纖維 (g)	鈉 (mg)	鉀 (mg)	鈣 (mg)	鎂 (mg)	磷 (mg)	鐵 (mg)	鋅 (mg)	維生素 B₁ (mg)	維生素 B₂ (mg)	菸鹼素 (mg)	維生素 B₆ (mg)	維生素 B₁₂ (μg)	葉酸 (ug)	維生素 C (mg)	維效生素 A力 (RE) (ug)	維效生素 E力 (α-TE) (mg)	膽固醇 (mg)
牡蠣乾	243	19.3	41	7.5	6	26.2	-	1316	526	108	227	273	20.1	31.1	0.25	0.37	3	0.02	53.8	-	-	0	1.48	182
鹹小卷	98	64.5	20.1	1.3	12.2	1.9	-	4254	180	120	173	505	0.7	2	0.03	0.05	1.9	0.02	4.57	-	-	8	0.35	460
白海參	32	92.7	7.4	0.1	0.4	0	-	51	1	65	29	37	0.6	0.5	0.01	0.01	0.37	0	0.04	1	0.1	3	0.09	0
仿刺參	36	90.4	8.2	0.1	0.5	0.8	-	53	0	69	48	14	0	0.9	0.01	0	0	0	0.05	4.7	0	0	0.09	0
南美刺參	52	89.8	12	0	0.5	0	-	86	1	68	8	2	0.5	0.3	0.04	0.01	0.89	0.05	0	6.1	0.1	0	0.07	0
紅海參	33	91.9	7.5	0.1	0.5	0	-	87	3	63	31	3	1	1.3	0.01	0	0.53	0	0.05	6.2	0	0.2	0.04	0
黑烏參	29	93.1	6.5	0.1	0.5	0	-	64	1	63	23	4	0.2	0	0.03	0	0.53	0.01	0		0.1	0	0.04	0
海蜇皮	19	70	4.4	0	23.4	2.2	-	8127	153	31	163	55	2.6	1.2	0	0.01	0.05	0	1.43	4.6	9.8	0	0.02	22

10. 蛋類

食物名稱	熱量 (kcal)	水分 (g)	粗蛋白 (g)	粗脂肪 (g)	灰分 (g)	碳水化合物 (g)	膳食纖維 (g)	鈉 (mg)	鉀 (mg)	鈣 (mg)	鎂 (mg)	磷 (mg)	鐵 (mg)	鋅 (mg)	維生素B₁ (mg)	維生素B₂ (mg)	菸鹼素 (mg)	維生素B₆ (mg)	維生素B₁₂ (μg)	葉酸 (ug)	維生素C (mg)	維生素效力A力 (RE)(ug)	維生素效力E力 (α-TE)(mg)	膽固醇 (mg)
雞蛋平均值	134	75.9	12.5	8.8	0.9	1.8	-	140	136	43	11	186	1.9	1.3	0.09	0.49	0.12	0.11	0.86	66.7	0.6	164.5	1.42	386
雞蛋（白殼）	137	75.7	12.6	9.1	1	1.6	-	133	132	48	11	181	2.1	1.5	0.08	0.54	0.1	0.12	0.8	66.7	0	162.3	1.7	396
雞蛋（黃殼）	132	76.1	12.5	8.6	0.8	2	-	147	140	38	11	191	1.7	1.1	0.1	0.45	0.13	0.1	0.93		1.2	166.7	1.14	375
土雞蛋	129	76.5	12.9	8.1	0.8	1.7	-	140	126	43	12	140	1.8	0.9	0.05	0.51	0.15	0.08	0.56		0	306.4	1.11	407
烏骨雞蛋	160	72.3	12.7	11.6	1	2.4	-	120	135	54	10	216	2.6	1.7	0.08	0.51	0.08	0.12	1.21		0	218.8	2.54	540
雞蛋（高DHA）	132	76.1	12.5	8.6	0.9	1.8	-	141	149	47	11	187	2	1.1	0.06	0.47	0.48	0.12	1.17		0.7	153.4	1.38	396
雞蛋（高次亞麻油酸）	139	74.5	12.4	9.4	0.9	2.8	-	137	143	13	12	227	1.6	1.2	0.06	0.66	0.1	0.07	0.23		3.7	187.3	3.47	398
雞蛋（高亞麻油酸）	133	76.9	13	8.4	0.9	0.8	-	161	142	9	10	196	1.3	0.9	0.07	0.44	0.54	0.06	0.68		0	229.1	1.45	325
初卵雞蛋	136	76.3	12.3	9.2	0.9	1.4	-	115	123	41	10	157	1.9	1.2	0.18	0.55	0.11	0.12	1.18		0	166.5	2.16	356
雞蛋（高維生素A&E）	134	79.8	12.1	9	1.2	0	-	151	139	44	17	145	2.9	1.2	0.07	0.38	0.18	0.11	2.04		0	380.4	4.94	421
雞蛋（高維生素E）	143	75.3	12.8	9.7	0.9	1.4	-	139	134	21	12	216	2.1	1.1	0.08	0.58	0.11	0.07	0.51		1	101.6	13.68	470
雞蛋白平均值	50	87.6	11.2	0.1	0.6	0.5	-	183	146	6	12	15	0.3	0.1	0.01	0.44	0.2	0.01	0.09	1.7	0	0.1	0	0
雞蛋白（白殼）	48	88.7	10.7	0.1	0.6	0	-	154	128	5	10	10	0.3	0.2	0.01	0.46	0.33	0	0.17	1.7	0	0.3	0.01	0
雞蛋白（黃殼）	52	86.4	11.6	0.2	0.6	1.2	-	213	163	7	15	19	0.3	0.1	0.01	0.42	0.06	0.01	0		0	0	0	0
烏骨雞蛋白	47	87.1	10.6	0	0.6	1.7	-	184	163	3	11	11	0.1	0.1	0.01	0.54	0.08	0.01	0		0	0	0	0
雞蛋黃平均值	308	52.8	15.2	26.8	1.6	3.6	-	56	124	158	10	569	5.5	3.6	0.23	0.55	0.3	0.36	2.95	160.2	0.1	486.5	3.51	1177
雞蛋黃（白殼）	330	51.9	16	28.9	1.7	1.6	-	52	114	128	11	511	5.7	4.2	0.22	0.58	0.21	0.36	3.83	160.2	0	558.7	4.94	1140

食物名稱	熱量 (kcal)	水分 (g)	粗蛋白 (g)	粗脂肪 (g)	灰分 (g)	碳水化合物 (g)	膳食纖維 (g)	鈉 (mg)	鉀 (mg)	鈣 (mg)	鎂 (mg)	磷 (mg)	鐵 (mg)	鋅 (mg)	維生素B1 (mg)	維生素B2 (mg)	菸鹼素 (mg)	維生素B6 (mg)	維生素B12 (μg)	葉酸 (ug)	維生素C (mg)	維生素A效力 (RE) (ug)	維生素E效力 (α-TE) (mg)	膳固醇 (mg)
雞蛋黃（黃綾）	286	53.7	14.5	24.7	1.5	5.6	-	60	134	187	10	628	5.2	3	0.23	0.53	0.4	0.36	2.08		0.2	414.3	2.09	1214
烏骨雞蛋黃	344	50.8	15.5	30.6	1.6	1.4	-	50	100	137	12	490	5.9	3.6	0.23	0.63	0.08	0.27	5.88		0	701.8	8.85	1214
雞蛋黃（高維生素E）	314	49.7	16.2	27	1.8	5.4	-	57	120	149	13	517	6.2	3.7	0.3	0.62	0.16	0.25	2.75		2	492.3	13.21	1228
雞水波蛋	147	75.9	11.6	10.7	1	0.8	-	92	109	50	10	189	3.9	1.7	0.08	0.4	0.03	0.14	0.56		0	178	1.96	417
雞水煮蛋	144	74	14	9.2	1	1.7	-	124	129	53	13	183	2.3	1.6	0.07	0.47	0.06	0.12	0.79		0	83.2	1.9	383
雞水煮蛋白	61	84	13.6	0.2	0.7	1.5	-	170	142	7	13	15	0	0.5	0.01	0.41	0.09	0.01	0.01		0	0	0.01	0
雞水煮蛋黃	343	49.2	15.5	30.5	1.9	2.9	-	50	112	143	12	577	6.5	4.1	0.19	0.52	0.06	0.45	2.74		0	203.2	7.27	1221
雞皮蛋平均值	127	74.7	12.5	8.1	1.8	3	-	599	134	45	9	172	1.6	0.8	0.01	0.18	0.11	0.02	1.18		0	80.7	1.18	400
雞皮蛋	132	73.4	12.8	8.5	1.7	3.6	-	616	138	50	10	183	1.2	0.7	0.01	0.22	0.09	0.01	1.22		0	87	0.9	447
土雞皮蛋	122	75.9	12.2	7.6	1.9	2.3	-	583	130	41	8	161	1.9	0.9	0.01	0.13	0.14	0.04	1.13		0	74.4	1.45	352
炒蛋（加油3大匙）	213	65.3	12.9	16.1	1.1	4.6	-	126	125	51	12	191	2.5	1.4	0.07	0.57	0.15	0.12	0.54		0	103.1	5.47	443
茶葉蛋平均值（市售）	141	73.3	13.7	9.1	1.7	2.2	-	444	110	50	13	167	2.6	1.4	0.03	0.29	0.16	0.12	0.61	67.2	0	94.2	1.7	390
茶葉蛋（市售）	138	72.7	13.5	8.7	1.5	3.5	-	430	112	50	14	159	1.4	1.2	0.02	0.26	0.2	0.12	0.65	67.2	0	138.7	1.68	403
茶葉蛋（浸泡隔夜）	145	74	13.8	9.4	1.9	0.9	-	458	108	50	12	175	3.8	1.5	0.04	0.32	0.11	0.13	0.57		0	49.8	1.72	377
茶葉蛋白（浸泡隔夜）	58	84.8	12.9	0.1	1.8	0.4	-	555	117	12	11	15	0	0.5	0.01	0.28	0.11	0.05	0.05		0	0	0.01	0
茶葉蛋黃（浸泡隔夜）	342	49.5	15.7	30.3	2.3	2.2	-	239	87	136	14	536	5.8	3.7	0.09	0.42	0.11	0.32	1.75		0	162.2	5.58	1228
荷包蛋（不加油）	162	72.2	14	11.2	1.1	1.4	-	151	139	52	11	196	3.4	1.7	0.09	0.64	0.09	0.13	0.61		0	143.4	2.43	449

食物名稱	熱量 (kcal)	水分 (g)	粗蛋白 (g)	粗脂肪 (g)	灰分 (g)	碳水化合物 (g)	膳食纖維 (g)	鈉 (mg)	鉀 (mg)	鈣 (mg)	鎂 (mg)	磷 (mg)	鐵 (mg)	鋅 (mg)	維生素 B1 (mg)	維生素 B2 (mg)	菸鹼素 (mg)	維生素 B6 (mg)	維生素 B12 (μg)	葉酸 (ug)	維生素 C (mg)	維效生素 A力 (RE) (ug)	維效生素 E力 (α-TE) (mg)	膳食醇 (mg)
荷包蛋（加油1小匙）	191	69.3	13	14.9	1.2	1.6	-	140	142	55	13	207	2.3	1.7	0.07	0.47	0.16	0.13	0.51		0	101.2	3.85	434
溫泉蛋	127	73.6	12.9	7.8	1.8	3.8	-	494	153	52	16	175	1.4	1.2	0.09	0.51	0.65	0.21	0.71		0	209.5	1.4	393
煎蛋（不加油）	161	69	13.5	11.3	1.3	4.9	-	145	135	58	13	215	9.8	1.8	0.07	0.62	0.08	0.12	0.43		0	114.6	2.22	473
滷蛋平均值	171	64.3	16.4	11.1	3.6	4.6	-	1156	163	52	21	230	2.7	2	0.04	0.44	0.31	0.18	1		0	112.7	2.07	479
雞滷蛋（市售）	190	64.7	15.7	11.4	1.9	6.4	-	583	91	61	15	222	2.7	2.1	0.02	0.34	0.28	0.18	1.13		0	152.1	1.9	502
雞滷蛋（現煮）	177	65.1	16.6	11.1	4.2	3.1	-	1278	195	54	21	230	2.4	1.9	0.05	0.47	0.22	0.19	1.04		0	67.8	2.13	411
滷蛋（浸泡隔夜）	181	63.2	16.9	10.8	4.7	4.4	-	1607	202	40	26	237	2.9	1.9	0.05	0.52	0.42	0.17	0.83		0	115.2	2.18	524
滷蛋白平均值	75	73.5	16.7	0.2	5.1	4.6	-	1794	225	14	25	60	0.9	0.9	0.03	0.5	0.42	0.12	0.16		0	0	0.01	0
雞滷蛋白（現煮）	84	74.5	16.6	0.2	4.8	3.9	-	1623	223	13	23	54	0.6	1	0.02	0.47	0.27	0.12	0.16	45.6	0	0	0.01	0
雞滷蛋白（浸泡隔夜）	89	72.4	16.7	0.2	5.4	5.2	-	1966	228	14	28	67	1.2	0.9	0.03	0.53	0.56	0.12	0.15	45.6	0	0	0.02	0
滷蛋黃平均值	378	44.3	17	33.7	3	1.9	-	697	141	119	21	602	6.5	4	0.09	0.48	0.12	0.31	2.58		0	286.1	6.72	1464
雞滷蛋黃（現煮）	373	45.3	16.6	33.8	2.9	1.3	-	563	136	141	19	598	6.6	3.9	0.1	0.46	0.11	0.33	2.85		0	207.6	6.6	1270
雞滷蛋黃（浸泡隔夜）	380	43.3	17.4	33.6	3.1	2.6	-	832	146	97	22	606	6.5	4.1	0.09	0.49	0.12	0.29	2.3		0	364.5	6.84	1657
蒸蛋平均值	64	87.2	5.3	4.6	0.7	2.2	-	151	53	24	6	98	0.9	0.8	0.03	0.2	0.04	0.04	0.22		0	26.9	0.9	156
蒸蛋（市售）	32	90.1	3.6	1.8	1.2	3.4	-	327	34	20	5	111	0.9	0.5	0.01	0.12	0	0.02	0.22		0	36.1	0.26	45
蒸蛋（微波爐）	82	85.3	6.4	6	0.5	1.8	-	65	62	25	5	86	1	0.9	0.03	0.27	0.06	0.06	0.25	9	0	23.7	1.34	202
蒸蛋（電鍋）	80	86.3	5.8	6	0.5	1.3	-	62	63	27	6	97	0.8	1	0.03	0.2	0.07	0.05	0.19	9	0	20.9	1.09	222

食物名稱	熱量 (kcal)	水分 (g)	粗蛋白 (g)	粗脂肪 (g)	灰分 (g)	碳水化合物 (g)	膳食纖維 (g)	鈉 (mg)	鉀 (mg)	鈣 (mg)	鎂 (mg)	磷 (mg)	鐵 (mg)	鋅 (mg)	維生素 B_1 (mg)	維生素 B_2 (mg)	菸鹼素 (mg)	維生素 B_6 (mg)	維生素 B_{12} (μg)	葉酸 (ug)	維生素 C (mg)	維生素 A 效力 (RE) (ug)	維生素 E 效力 (α-TE) (mg)	膽固醇 (mg)
雞鹹蛋	286	47.2	26.6	17.5	2.8	5.9	-	766	256	84	26	279	3.6	2.5	0.04	0.33	0.6	0.14	2.27		0	210	1.17	741
鴨蛋	187	71.2	13.1	14.4	1	0.2	-	149	156	67	14	236	2.8	1.7	0.24	0.52	0	0.21	2.24	116.5	0	293.4	1.63	219
紅面番鴨蛋	198	70.9	13.1	15.6	2.1	0	-	129	122	48	13	249	3.5	1.9	0.27	0.59	0.13	0.22	2.12		0	278.1	2.51	605
鴨蛋白	47	87.1	10.8	0	0.7	1.4	-	163	148	2	11	8	0.3	0.1	0.02	0.03	1.1	0.01	0.63		0	0	0	0
鴨蛋黃	347	49.7	15.8	30.8	1.7	2	-	50	91	140	11	499	6.4	3.7	0.75	0.88	0.8	0.38	8.56		0	616	2.87	1220
鴨皮蛋	158	71.4	12.8	11.4	1.8	2.7	-	590	133	40	7	183	3.4	1.1	0.02	0.34	0.3	0.04	1.31		0	124.3	2.55	559
鴨鹹蛋平均值	185	66.7	13.3	14.1	4.8	1.1	-	1672	135	73	13	244	3	1.6	0.19	0.54	0.15	0.2	2.77	32.6	0	177.1	1.38	544
鴨生鹹蛋	187	69.1	12.5	14.7	4.8	0	-	1681	144	32	15	235	3.3	1.3	0.22	0.55	0	0.13	1.8		0	229.8	0.89	542
鴨生熟鹹蛋	185	65.9	13.7	13.8	5.8	0.8	-	2068	133	62	12	217	2.8	1.7	0.13	0.57	0.22	0.2	3.7	32.6	0	136.6	1.55	562
鴨熟鹹蛋(薄鹽)	185	65.1	13.7	13.8	3.8	3.5	-	1267	127	124	13	281	2.9	1.7	0.22	0.51	0.24	0.28	2.8		0.1	161.4	1.7	530
鴨鹹蛋黃	533	24.2	23.6	47.6	3.3	1.3	-	397	118	185	19	802	7.9	5	0.85	1.72	0.52	0.56	7.03		4.5	753.8	5.36	1891
鵪鶉蛋	172	72.1	12.7	13	1.1	1.2	-	142	167	51	11	286	3	2.1	0.14	0.69	0.04	0.13	1.91	94.4	0	309.5	1.22	606
鵪鶉水煮蛋	163	74.7	12.3	12.1	0.9	0	-	89	13	58	10	212	2.6	1.8	0.03	0.26	0.12	0.06	1.91	52.7	0.1	267.3	2.42	547
鵪鶉皮蛋	158	71.2	13.8	10.9	2.3	1.8	-	791	147	83	7	215	2.4	1.7	0.01	0.15	0.18	0.02	0.82	-	0.1	313	1.34	507
鵪鶉滷蛋	200	57	16.2	14.3	1.4	11.1	-	315	92	78	13	261	3.1	2.5	0.01	0.45	0.06	0.14	1.33	35.2	0	278.8	2.29	787
鵪鶉鹹蛋	171	66.9	13.7	12.3	5.1	1.9	-	1810	152	56	12	208	2.8	2.1	0.06	0.57	0.17	0.15	3.11	-	0	196.3	3.27	485
鵪鶉鐵蛋	436	20.4	28.8	26.9	3.5	20.4	-	194	241	153	31	453	6.2	3.6	0.4	1.01	0.83	1.05	1.66	-	0	441.8	2.29	1575
鴿蛋	96	80.8	10.2	5.7	0.8	2.5	-	143	127	25	9	135	3.2	1.3	0.05	0.57	0.25	0.09	2.24	-	0	73	1.6	303
鵝蛋	179	70.2	10	15	1.6	3.2	-	134	130	49	11	257	4.3	2.1	0.11	0.46	0.13	0.29	2.03	-	0	428.7	0.59	870

11. 乳品類

食物名稱	熱量(kcal)	水分(g)	粗蛋白(g)	粗脂肪(g)	灰分(g)	碳水化合物(g)	膳食纖維(g)	鈉(mg)	鉀(mg)	鈣(mg)	鎂(mg)	磷(mg)	鐵(mg)	鋅(mg)	維生素B₁(mg)	維生素B₂(mg)	菸鹼素(mg)	維生素B₆(mg)	維生素B₁₂(μg)	葉酸(ug)	維生素C(mg)	維生素A效力(RE)(ug)	維生素E效力(α-TE)(mg)	膽固醇(mg)
高脂鮮乳	73	85.8	3.2	4.2	0.9	6		39	140	116	13	96	0.1	0.5	0.04	0.19	0.39	0.02	0.37	0	0.1	45.1	0.06	15
全脂鮮乳平均值	63	87.9	3	3.5	0.7	4.9		38	147	100	10	83	0.1	0.4	0.04	0.17	0.23	0.04	0.67	0.5	0.4	41.4	0.06	13
全脂鮮乳（1月取樣）	62	88.2	2.9	3.6	0.6	4.7		40	152	117	8	80	0.2	0.6	0.04	0.16	0.47	0.02	0.35	0	0.5	66.1	0.06	12
全脂鮮乳（4月取樣）	61	88.2	2.9	3.4	0.7	4.8		35	127	92	9	76	0.1	0.3	0.04	0.14	0.33	0.05	2.73	0	0.6	33.5	0.05	13
全脂鮮乳（6月取樣）	63	87.9	3.2	3.6	0.7	4.6		36	146	101	10	74	0.1	0.4	0.04	0.19	0.02	0.04	0.44	0.2	0.9	31.3	0.07	13
全脂鮮乳（9月取樣）	64	87.8	2.8	3.6	0.6	5.3		33	129	89	9	72	0	0.4	0.05	0.17	0.39	0.04	0.34	1.2	0.4	44.2	0.06	13
全脂鮮乳（10月取樣）	64	87.7	3	3.7	0.8	4.8		36	168	97	9	102	0	0.4	0.07	0.17	0.2	0.05	0.24	0.6	0	36.6	0.05	13
全脂鮮乳（11月取樣）	62	88.1	3.1	3.5	0.7	4.6		47	163	110	13	95	0.1	0.5	0.04	0.18	0.13	0.01	0.12	0.3	0.1	39	0.08	14
全脂鮮乳（12月取樣）	64	87.4	3.2	3.4	0.7	5.2		42	147	94	10	85	0.1	0.3	0.04	0.17	0.05	0.04	0.47	1.5	0.1	35.1	0.07	14
中脂鮮乳	48	89.4	3.1	1.9	0.8	4.8		46	157	107	13	93	0.1	0.4	0.04	0.16	0.13	0.01	0.13	0.3	0.1	19.7	0.04	10
低脂鮮乳	43	90	3.1	1.3	0.7	5		36	137	98	9	79	0.3	0.5	0.05	0.17	0.24	0.04	0.25	0.8	0.4	18.2	0.02	7
高脂強化鮮乳（鈣*）	68	86.9	3.2	3.9	0.8	5.2		36	146	200	10	88	0	0.3	0.04	0.17	0.19	0.04	0.32	2.3	0	40.3	0.08	15
高脂強化鮮乳（綜醣*）	69	86.9	3.2	4.1	0.7	5.1		44	165	71	10	98	0.2	0.3	0.04	0.19	0	0.06	0.32	3.4	0	33.1	0.03	14

食物名稱	熱量 (kcal)	水分 (g)	粗蛋白 (g)	粗脂肪 (g)	灰分 (g)	碳水化合物 (g)	膳食纖維 (g)	鈉 (mg)	鉀 (mg)	鈣 (mg)	鎂 (mg)	磷 (mg)	鐵 (mg)	鋅 (mg)	維生素B$_1$ (mg)	維生素B$_2$ (mg)	菸鹼素 (mg)	維生素B$_6$ (mg)	維生素B$_{12}$ (μg)	葉酸 (ug)	維生素C (mg)	維生素A力 (RE) (ug)	維效生素E力 (α-TE) (mg)	膽固醇 (mg)
中脂強化鮮乳（脂肪酸調整）	59	86.9	2	2	0.5	8.6		37	87	61	6	54	0.1	0.2	0.03	0.15	0	0.05	0.06	1.4	0	28.1	0.02	8
低脂強化鮮乳（維生素E*）	40	90.8	3	1.2	0.7	4.3		43	144	103	10	85	0.1	0.4	0.03	0.2	0	0.01	0.11	0	0	18	1.22	9
低脂強化鮮乳（乘醣強化）	46	89.4	3.1	1.3	0.7	5.5		33	151	112	10	81	0.1	0.4	0.04	0.15	0.06	0.04	0.35	0.2	0.6	15	0.02	7
脫脂強化鮮乳（鈣*）	42	89	3.5	0.3	0.9	6.3		49	182	150	11	149	0	0.3	0.03	0.36	0	0.03	0.27	2	2	2.2	0.01	4
脫脂強化鮮乳（乘醣*）	36	90.7	3.1	0.4	0.7	5.2		33	134	101	9	72	0	0.9	0.03	0.17	0.05	0.05	0.27	0.4	0.1	2.4	0	3
脫脂強化鮮乳（鐵*）	41	89.3	4.2	0.2	0.8	5.6		59	159	119	12	102	0.7	0.7	0.03	0.34	0.07	0.04	0.49	3	13.3	3.7	0.01	5
中脂調味乳（巧克力）	62	86.3	1.9	2	0.5	9.2	0.8	30	132	60	11	54	0.4	0.3	0.07	0.12	0.56	0.02	0	1.1	0	49.7	0.16	9
中脂調味乳（多穀類）	67	86.4	2.4	3.1	0.6	7.6	1.1	45	104	52	9	70	0.1	0.3	0.03	0.13	0	0.04	0.31	1.8	0.6	25.6	0.16	10
中脂調味乳（鈣強化）	62	85.6	2.3	1.6	0.6	9.9		63	134	79	9	101	0.1	0.3	0.06	0.11	0.9	0.04	0.19	6	0	40	0.06	9
中脂調味乳（維生素*）	60	86.9	2	2.2	0.6	8.3		30	85	46	6	83	0.1	0.4	0.16	0.37	2.7	0.03	0.28	22	3	85	1.53	11
中脂調味乳（纖維＆維生素E*）	65	85.5	2.4	2.1	0.7	9.3	0.3	50	126	65	11	85	0.1	0.3	0.04	0.19	1.2	0.05	0.15	4	0	28	2.64	10
低脂調味乳（木瓜）	57	85.9	1.8	0.6	0.5	11.2		58	109	41	8	50	0.2	0.2	0.02	0.12	1.8	0.04	0.16	4	0	32	0.09	7

食物名稱	熱量 (kcal)	水分 (g)	粗蛋白 (g)	粗脂肪 (g)	灰分 (g)	碳水化合物 (g)	膳食纖維 (g)	鈉 (mg)	鉀 (mg)	鈣 (mg)	鎂 (mg)	磷 (mg)	鐵 (mg)	鋅 (mg)	維生素 B₁ (mg)	維生素 B₂ (mg)	菸鹼素 (mg)	維生素 B₆ (mg)	維生素 B₁₂ (μg)	葉酸 (ug)	維生素 C (mg)	維生素 A 效力 (RE) (ug)	維生素 E 效力 (α-TE) (mg)	膽固醇 (mg)
低脂調味乳（果汁）	53	88	1.6	1.3	0.4	8.7		39	79	31	9	47	0	0.2	0.02	0.09	1	0.01	0.03	1	0	14	0.05	8
高脂保久乳	71	87.7	3.1	5.1	0.7	3.4		32	147	104	10	78	0.1	0.4	0.02	0.2	0.08	0.04	0.06	0.1	0	41	0.06	14
全脂保久乳	62	87.7	3	3.3	0.9	5.1		55	166	95	11	103	0.1	0.4	0.03	0.23	0.05	0.03	0.16	3.3	1	37.8	0.08	17
中脂保久乳	49	89.3	3.2	1.9	0.9	4.8		52	179	80	9	116	0.1	0.5	0.03	0.28	0.05	0.04	0.2	2	0.6	27.4	0.13	8
低脂強化保久乳（蔗糖＊）	46	89.1	3.2	1	0.7	6		33	148	110	10	80	0.1	0.4	0.03	0.19	0.13	0.04	0.04	0.2	0	12.7	0.02	6
中脂調味保久乳（巧克力）	60	86.6	1.9	1.7	0.5	9.3		34	114	58	9	53	0.2	0.3	0.04	0.11	0.41	0.02	0	0.6	0	19	0.13	7
中脂調味保久乳（布丁）	60	86.4	1.6	1.7	0.5	9.8	0.5	51	69	37	6	39	0.1	0.2	0.03	0.24	1.4	0.29	0.09	3	0	17	0.03	7
全脂奶粉	504	2.8	26.4	28.2	5.6	37		337	1164	912	94	689	0.2	2.9	0.26	2.37	1.1	0.35	2.77	13.5	20.9	673.8	0.67	89
部分脫脂奶粉平均值	434	2.7	28.2	14.3	6.2	48.6		328	1349	543	97	837	0.3	3.3	0.39	1.94	1.44	0.28	3.26	16.4	8.7	717.8	0.54	79
部分脫脂奶粉	423	2.5	32.8	12.1	7	45.6		352	1454	126	115	932	0.4	4	0.41	2.18	2.3	0.4	3.61	21	8.2	777	0.23	56
部分脫脂奶粉（即溶）	445	2.8	23.7	16.4	5.5	51.6		303	1243	959	80	741	0.1	2.6	0.37	1.7	0.58	0.16	2.91	11.8	9.2	658.5	0.85	102
脫脂奶粉平均值	361	4	37.1	1.2	7.9	49.8		386	960	774	124	993	0.3	3.1	0.29	3.54	0.82	0.28	5.93	4.5	9.5	682.7	0.06	26
脫脂奶粉	361	4	36.2	0.9	7.7	51.2		338	1758	1406	115	1040	0.2	4	0.22	3.44	0.74	0.49	2.73	0	7.8	2.4	0	23
脫脂奶粉（即溶）	362	4.1	38	1.4	8.1	48.4		435	162	141	133	946	0.4	2.2	0.36	3.63	0.9	0.07	9.13	9	11.2	1363	0.12	29
部分脫脂脫乳糖奶粉	416	2.1	34.6	10.4	7.2	45.6		401	1567	1246	109	202	0.5	2.9	0.3	3.14	0.37	0.23	3.54	9.6	5.6	115.1	0.37	51

食物名稱	熱量 (kcal)	水分 (g)	粗蛋白 (g)	粗脂肪 (g)	灰分 (g)	碳水化合物 (g)	膳食纖維 (g)	鈉 (mg)	鉀 (mg)	鈣 (mg)	鎂 (mg)	磷 (mg)	鐵 (mg)	鋅 (mg)	維生素 B_1 (mg)	維生素 B_2 (mg)	菸鹼素 (mg)	維生素 B_6 (mg)	維生素 B_{12} (μg)	葉酸 (ug)	維生素 C (mg)	維生素 A 效力 (RE) (ug)	維生素 E 效力 (α-TE) (mg)	膽固醇 (mg)
全脂強化奶粉（鐵&纖維*）	500	2.6	25.6	27	5.3	39.5	3.2	313	1008	98	82	670	3.1	2.9	0.75	2.92	2.5	0.51	4.79	11	30.8	809	2.63	91
部分脫脂強化奶粉（鈣*）	408	4.4	25	11.8	7.7	51		331	1465	1555	101	1178	6.7	5.9	0.69	1.9	1.67	0.83	2.71	102.9	48.6	1201.7	7.79	51
部分脫脂強化奶粉（纖維&DHA強化）	476	1.1	23.2	22.1	6.3	47.3	5.4	276	1271	1283	100	810	0.7	3.7	0.33	1.72	1.65	0.44	1.91	51	20.2	1126.2	0.62	4
部分脫脂強化奶粉（纖維&鈣*）	366	2.9	35.9	1.8	8.6	50.8	0.8	412	1239	1707	120	1469	3.4	3.5	0.45	2.48	0.48	0.45	3.42	64	5.7	88.7	0.65	24
部分脫脂強化奶粉（脂肪酸調整）	481	2.2	22.7	23.5	5.7	45.9		284	1291	969	75	837	9.3	5.4	0.36	1.64	1.91	0.69	1.64	42.4	58.9	649.2	6.95	57
脫脂強化奶粉（抗氧化）	366	3	32.3	1	7.1	56.6	0.4	496	1291	1080	122	857	0	4.1	0.36	2.22	0.37	0.14	4.15	4.8	97.7	898.8	6.16	32
脫脂強化奶粉（鈣&維生素A*）	360	3.5	38	1.1	8.7	48.7		387	1516	1743	124	1334	0.4	5.2	0.66	3.79	2.8	0.37	3.99	11	7.2	1437	0.17	27
脫脂強化奶粉（鈣&維生素C, E*）	360	0.8	32.8	0.7	10.3	55.4		417	2020	2325	110	1047	0.3	4.3	0.4	2.28	0.96	0.44	2.17	12.9	116.2	1119	12.93	23
脫脂強化奶粉（鈣&鐵*）	360	2.4	35.6	0.7	9	52.3		416	1775	1894	124	695	7.8	4	0.47	2.71	0.05	0.31	2.95	2.9	93.6	888.5	3.71	26
部分脫脂調味奶粉（巧克力）	403	2.2	14.1	6.9	4.9	71.9	7.6	139	1030	983	91	396	3.8	2.4	0.73	1.95	1.77	0.24	0.31	34.4	6.5	734.2	0.64	37

食物名稱	熱量 (kcal)	水分 (g)	粗蛋白 (g)	粗脂肪 (g)	灰分 (g)	碳水化合物 (g)	膳食纖維 (g)	鈉 (mg)	鉀 (mg)	鈣 (mg)	鎂 (mg)	磷 (mg)	鐵 (mg)	鋅 (mg)	維生素B_1 (mg)	維生素B_2 (mg)	菸鹼素 (mg)	維生素B_6 (mg)	維生素B_{12} (µg)	葉酸 (ug)	維生素C (mg)	維效生素A力 (RE) (ug)	維效生素E力 (α-TE) (mg)	膽固醇 (mg)
部分脫脂調味奶粉（果汁）	426	2.3	19.8	11.4	4.2	62.3	8.7	208	892	736	75	556	0.4	2.2	0.56	3.57	5.6	0.08	0.29	6	36.6	78	0.2	44
切片乾酪	309	47.2	18.3	23.7	4.9	5.9		1594	70	606	25	432	1	2.8	0.12	0.46	0	0.03	0.43	9.1	0.3	262.3	0.9	78
切片乾酪（低脂）	238	50.9	21.7	12.5	5.7	9.2		1598	168	598	28	604	2.9	2.5	0.03	0.76	0.24	0.03	0.92	16.7	0.9	118.7	0.35	40
刨絲乾酪	330	44.4	25.1	24.1	3.5	2.9		548	75	940	28	524	0.1	3.9	0.04	0.48	0.47	0.12	1.27	30	0	224.9	0.71	76
乾酪粉	482	15	40.4	33.6	7.4	3.6		1543	82	1151	35	742	0.4	6.5	0.03	0.49	0	0.05	3.84	18.9	0	354.7	0.44	108
脫脂稀釋發酵乳	68	82.7	1.1	0.1	0.3	15.8		21	59	34	4	34	0.1	0.2	0.01	0.09	0.74	0.01	0.03	2.6	0	0.5	0	1
脫脂稀釋發酵乳（鈣*）	72	81.7	1	0.1	0.3	16.9		20	59	52	4	32	0	0.1	0.01	0.07	0.21	0.06	0	4.9	0	0	0.01	1
全脂濃稠發酵乳	90	80.6	4.1	3.2	0.9	11.3		52	173	90	11	75	0	0.5	0.04	0.18	0	0.1	0.29	13	0.2	19.6	0	11
中脂濃稠發酵乳	82	81.6	2.9	2.3	0.6	12.6	0.9	38	138	87	9	62	0.1	0.3	0.04	0.21	0.88	0.04	0.91	2.5	0.3	30.6	0.07	10
中脂濃稠發酵乳（黑糖&纖*）	74	83.6	3.2	2.2	0.5	10.4	0.6	37	141	94	10	79	0	0.6	0.04	0.17	0	0.04	0.25	12.8	0.3	12.4	0.03	10
中脂濃稠發酵乳（草莓*）	88	80.5	3.1	2.7	0.7	13	0.5	46	163	78	9	80	0	0.3	0.03	0.17	0.82	0.04	0.26	11	0.3	24	0.05	10
低脂濃稠發酵乳	73	82.5	2.3	1.1	0.5	13.6		30	91	59	7	50	0.1	0.4	0.03	0.17	0.59	0.02	0.03	2.8	0	4.7	0.02	5
脫脂濃稠發酵乳	63	83.9	3	0.4	0.7	12.1	0.2	26	97	76	7	60	0	0.2	0.04	0.22		0.05	0.31	16.3	0.1	4.3	0.01	4

食物名稱	熱量 (kcal)	水分 (g)	粗蛋白 (g)	粗脂肪 (g)	灰分 (g)	碳水化合物 (g)	膳食纖維 (g)	鈉 (mg)	鉀 (mg)	鈣 (mg)	鎂 (mg)	磷 (mg)	鐵 (mg)	鋅 (mg)	維生素 B₁ (mg)	維生素 B₂ (mg)	菸鹼素 (mg)	維生素 B₆ (mg)	維生素 B₁₂ (μg)	葉酸 (ug)	維生素 C (mg)	維生素A效力 A力 (RE) (ug)	維生素E效力 E力 (α-TE) (mg)	膽固醇 (mg)
脫脂濃稠發酵乳（低熱量）	37	90.5	2	0.1	0.4	6.9		31	71	70	6	51	0	0.7	0.02	0.14	0.23	0.04	0.02	8.3	0.2	0	0.01	2
脫脂濃稠發酵乳（草莓）	67	83	2.3	0.3	0.5	13.9		49	123	56	9	56	0	0.4	0.02	0.18	1.1	0.02	0.12	1	0	3	0.02	9
脫脂濃稠發酵乳（啤酒酵母）	34	90.9	2.1	0.1	0.5	6.4		28	97	73	7	63	0.3	0.3	0.11	0.2	0.28	0.12	0.07	9.9	0.3	0	0.01	2
高脂凝態發酵乳（纖維＊）	94	80.3	3.2	3.8	0.8	11.9	1.7	42	143	97	10	71	0.4	0.3	0.03	0.26	0.75	0.04	0.07	103.3	0	128.9	0.16	16
全脂凝態發酵乳	97	79	3.1	3.3	0.9	13.6		69	174	103	13	91	0.1	0.6	0.04	0.23	0.5	0.03	0.23	10.2	0.1	31.2	0.08	13
中脂凝態發酵乳（草莓）	102	77.2	3.7	2.8	0.7	15.6		58	141	83	11	71	0.1	0.3	0.03	0.35	1.1	0.01	0.22	4	0	31	0.08	10
中脂凝態發酵乳（蘆薈）	89	79.7	1.7	2.5	0.9	15.1	0.4	38	162	114	11	86	0	0.4	0.04	0.2	0	0.06	0.03	9.3	0	15.7	0.05	9
脫脂凝態發酵乳（纖維＊）	84	78.6	4.1	0.5	1	15.9	0.1	51	205	142	13	98	0.1	0.5	0.06	0.27	0.88	0.06	0	3.5	0	7.8	0.02	6
脫脂保久稀釋發酵乳	45	88.5	0.1	0.1	0.2	11		28	8	10	1	4	0	0.4	0.01	0.01	0	0.01	0	2.8	0	0	0.02	0
脫脂保久濃稠發酵乳（草莓＆蘋果）	68	82.3	3	0.2	0.9	13.6		57	146	67	11	79	0.1	0.5	0.04	0.18	0.9	0.01	0.27	4	0	0	0.01	4
淡煉乳	136	74.5	6.5	8.3	1.6	9.1		187	310	225	30	230	0.2	0.9	0.04	0.35	0.4	0.01	0.12	0	0.8	219	0.18	31
加糖部分脫脂煉乳	318	26.7	7.5	7.8	1.8	56.2		88	371	267	28	206	0.1	0.9	0.08	0.54	1.65	0.04	0.26	3.3	0.6	69.4	0.47	22
高脂鮮羊乳	65	87.7	3.4	4	0.8	4.2		37	183	110	14	88	0.1	0.4	0.05	0.18	0.12	0.06	0.03	0.6	0	42.9	0.05	17

食物名稱	熱量 (kcal)	水分 (g)	粗蛋白 (g)	粗脂肪 (g)	灰分 (g)	碳水化合物 (g)	膳食纖維 (g)	鈉 (mg)	鉀 (mg)	鈣 (mg)	鎂 (mg)	磷 (mg)	鐵 (mg)	鋅 (mg)	維生素 B_1 (mg)	維生素 B_2 (mg)	菸鹼素 (mg)	維生素 B_6 (mg)	維生素 B_{12} (μg)	葉酸 (ug)	維生素 C (mg)	維生素 A 效力 (RE) (ug)	維生素 E 效力 (α-TE) (mg)	膽固醇 (mg)
中脂鮮羊乳	48	90.2	2.7	2.4	0.8	3.9		34	102	63	9	64	0.1	0.2	0.01	0.09	0.62	0.02	0	0	0	18.8	0.03	9
保久羊乳	59	88.6	3	3.3	0.7	4.5		46	156	105	12	89	0	0.3	0.03	0.21	0.03	0.05	0.03	2.3	1	37.2	0.14	14
中脂調味保久羊乳（巧克力）	58	86.9	1.1	1.5	0.3	10.3		29	58	33	5	38	1.1	0.4	0.02	0.07	1.54	0.02	0.01	2.5	0	4.4	0.24	4
中脂調味保久羊乳（果汁）	76	84	2.9	3	0.7	9.3		41	154	102	9	79	0	0.3	0.02	0.2	0	0.02	0	1.5	19.3	0.6	0.08	11
全脂羊奶粉平均值	511	2.1	26.3	29.7	6.4	35.6		229	1513	959	105	711	0.3	3	0.29	1.82	2.65	0.4	0.21	68	4.7	446.4	0.52	103
全脂羊奶粉	505	2.3	26.7	28.6	6.4	36		232	1523	1069	95	709	0.3	3.2	0.37	2.59	3.8	0.25	0.42	5	6.7	556	0.58	103
全脂羊奶粉（即溶）	517	1.9	25.9	30.8	6.3	35.1		225	1504	849	115	714	0.2	2.8	0.2	1.65	1.5	0.55	0	130.9	2.7	336.9	0.46	103
牛油平均值	764	7.2	0	85.5	4.8	2.4		3	3	6	0	3	0.4	0.4								29	1.26	122

* 表示「強化」

12. 油脂類

食物名稱	熱量 (kcal)	水分 (g)	粗蛋白 (g)	粗脂肪 (g)	灰分 (g)	碳水化合物 (g)	膳食纖維 (g)	鈉 (mg)	鉀 (mg)	鈣 (mg)	鎂 (mg)	磷 (mg)	鐵 (mg)	鋅 (mg)	維生素 B₁ (mg)	維生素 B₂ (mg)	菸鹼素 (mg)	維生素 B₆ (mg)	維生素 B₁₂ (µg)	葉酸 (ug)	維生素 C (mg)	維生素 A 力 (RE) (ug)	維生素 E 效力 (α-TE) (mg)	膽固醇 (mg)
牛油（未精煉）	642	14.4	0	71.9	9.4	4.2																21.2	0.05	93
牛油（精煉）	885	0.1	0	99.1	0.2	0.6		3	3	6	0	3	0.4	0.4								36.9	2.46	150
豬油	890	0.3	0	99.7	0	0																103.1	0.95	111
高油酸葵油	893	0	0	100	0	0																4	5.98	76
葵油	891	0.3	0	99.8	0	0																248.8	0.51	70
大豆油	883	0.1	0	99.9	0	0.1									0							0	15.4	0
大豆油（卵磷脂強化）	880	0.4	0	99.6	0	0																0	10.05	
大豆油（多種維生素強化）	883	0.1	0	99.9	0	0																1034	22.78	0
玉米油	883	0	0	99.8	0	0.1																0.1	23.46	0
米油平均值	882	0	0	99.8	0	0.1																0	14.07	0
米油（秈米）	882	0	0.1	99.7	0	0.2																0	5.84	0
米油（粳米）	883	0.1	0	99.9	0	0																0	22.3	0
亞麻仁油	820	0.1	0.2	92.8	0.1	6.9																43.6	11.89	0
白芝麻油	884	0.1	0.1	100	0	0																0	8.86	
黑芝麻油	881	0.1	0.1	99.7	0	0.1																0	26.99	
調合芝麻油	884	0.1	0.1	100	0	0																0	11.09	0
花生油	883	0.1	0	99.9	0	0																3.8	18.11	0

食物名稱	熱量 (kcal)	水分 (g)	粗蛋白 (g)	粗脂肪 (g)	灰分 (g)	碳水化合物 (g)	膳食纖維 (g)	鈉 (mg)	鉀 (mg)	鈣 (mg)	鎂 (mg)	磷 (mg)	鐵 (mg)	鋅 (mg)	維生素 B1 (mg)	維生素 B2 (mg)	菸鹼素 (mg)	維生素 B6 (mg)	維生素 B12 (µg)	葉酸 (ug)	維生素 C (mg)	維效生素A力 (RE)(ug)	維效生素E力 (α-TE)(mg)	膽固醇 (mg)
調合花生油	884	0.1	0	100	0	0																	2.3	16.56	0
菜籽油	883	0.1	0	99.9	0	0																	0	21.48	
芥花油	882	0.1	0	99.8	0	0.1								0.4									0	11.37	
南瓜籽油	883	0.1	0	99.9	0	0		2	1	5	0	0	0											7.75	
紅花籽油	884	0.1	0	100	0	0																	9.4	30.54	
高油酸紅花籽油	880	0	0	99.6	0	0.4																	0	41.5	0
核桃油	883	0.1	0	99.9	0	0																	10.5	6.9	
茶油平均值	883	0.1	0	99.9	0.1	0		1	2	5	3	9	0	0.4									15.3	26.64	0
油茶油	883	0.1	0	99.9	0.1	0		1	2	5	3	9	0	0.4									0.3	16.86	0
熟油茶油	883	0.1	0	99.9	0	0																	30.4	36.42	
高油酸棕櫚油	883	0.1	0	99.9	0	0																	3.9	22.65	0
椰子油	883	0.1	0	99.9	0	0																	0	0.46	
葵花籽油	883	0.1	0	99.9	0	0																	0	42.25	0
葵花籽油（多種維生素強化）	883	0.1	0	99.9	0	0																	547.5	45.62	
高油酸葵花籽油	883	0.1	0	99.9	0	0																		46.64	
葡萄籽油	883	0.1	0	99.9	0	0												0					0	10.77	
橄欖油	884	0.1	0	100	0	0																	24.9	17.1	
烤酥油	883	0.1	0	99.9	0	0																	0	13.79	0

食物名稱	熱量 (kcal)	水分 (g)	粗蛋白 (g)	粗脂肪 (g)	灰分 (g)	碳水化合物 (g)	膳食纖維 (g)	鈉 (mg)	鉀 (mg)	鈣 (mg)	鎂 (mg)	磷 (mg)	鐵 (mg)	鋅 (mg)	維生素 B₁ (mg)	維生素 B₂ (mg)	菸鹼素 (mg)	維生素 B₆ (mg)	維生素 B₁₂ (µg)	葉酸 (ug)	維生素 C (mg)	維生素 A 效力 (RE) (ug)	維生素 E 效力 (α-TE) (mg)	膽固醇 (mg)
調合植物油	887	0.1	0	100	0	0																	23.57	0
中鏈脂肪酸油	883	0.1	0	99.9	0	0																0	0	0
奶油平均值（固態）	716	16.1	0.6	80.1	0.9	2.3		315	18	20	2	25	0.3	0.3	0.01	0.06	0.4	0.01	0.05	0.4	0	785.8	2.51	205
奶油（固態，不加鹽）	733	15.8	0.6	82.7	0	0.9		6	21	19	2	23	0.4	0.3	0.02	0.07	0.79	0.01	0.06	0.6	0	902.2	2.61	203
奶油（固態，加鹽）	699	16.3	0.7	77.5	1.7	3.7		624	15	21	2	28	0.2	0.2	0.01	0.06	0	0	0.04	0.2	0	669.5	2.41	207
奶油（液態）	340	61.7	2	39.1	0.4	0		24	98	71	7	67	0.4	0.4	0.03	0.21	0.77	0.03	0.14	0.6	0.4	327	1.06	127
人造奶油（維生素強化）	725	15.9	0.1	82	2	0		804	11	1	0	4	4.8	0	0	0	0.08	0	0.01	0.2	0	694	10.9	0
中脂人造奶油	674	20.3	0	76.2	2.1	1.3		883	11	3	3	10	0.5	0.2	0.01	0	0	0		11	0	135.4	8.64	
人造奶油（低熱量）	94	56	2.5	10.6	1.3	29.6		476	1	2	1	0	0.1	1	0	0	0.13	0		0	0	0	5.49	
葡萄籽油	883	0.1	0	99.9	0	0												0					10.77	
橄欖油	884	0.1	0	100	0	0																24.9	17.1	0
烤酥油	883	0.1	0	99.9	0	0																0	13.79	
調合植物油	887	0.1	0	100	0	0																0	23.57	0
中鏈脂肪酸油	883	0.1	0	99.9	0	0																0	0	0
奶油平均值（固態）	716	16.1	0.6	80.1	0.9	2.3		315	18	20	2	25	0.3	0.3	0.01	0.06	0.4	0.01	0.05	0.4	0	785.8	2.51	205

食物名稱	熱量 (kcal)	水分 (g)	粗蛋白 (g)	粗脂肪 (g)	灰分 (g)	碳水化合物 (g)	膳食纖維 (g)	鈉 (mg)	鉀 (mg)	鈣 (mg)	鎂 (mg)	磷 (mg)	鐵 (mg)	鋅 (mg)	維生素 B₁ (mg)	維生素 B₂ (mg)	菸鹼素 (mg)	維生素 B₆ (mg)	維生素 B₁₂ (μg)	葉酸 (ug)	維生素 C (mg)	維生素 A 效力 (RE) (ug)	維生素 E 效力 (α-TE) (mg)	膽固醇 (mg)
奶油（固態，不加鹽）	733	15.8	0.6	82.7	0	0.9		6	21	19	2	23	0.4	0.3	0.02	0.07	0.79	0.01	0.06	0.6	0	902.2	2.61	203
奶油（固態，加鹽）	699	16.3	0.7	77.5	1.7	3.7		624	15	21	2	28	0.2	0.2	0.01	0.06	0	0	0.04	0.2	0	669.5	2.41	207
奶油（液態）	340	61.7	2	39.1	0.4	0		24	98	71	7	67	0.4	0.4	0.03	0.21	0.77	0.03	0.14	0.6	0.4	327	1.06	127
人造奶油（維生素強化）	725	15.9	0.1	82	2	0		804	11	1	0	4	4.8	0	0	0	0.08	0	0.01	0.2	0	694	10.9	0
中脂人造奶油	674	20.3	0	76.2	2.1	1.3		883	11	3	3	10	0.5	0.2	0.01	0	0	0		11	0	135.4	8.64	
人造奶油（低熱量）	94	56	2.5	10.6	1.3	29.6		476	1	2	1	0	0.1	1	0	0	0.13	0		0	0	0	5.49	

13. 糖類

食物名稱	熱量 (kcal)	水分 (g)	粗蛋白 (g)	粗脂肪 (g)	灰分 (g)	碳水化合物 (g)	膳食纖維 (g)	鈉 (mg)	鉀 (mg)	鈣 (mg)	鎂 (mg)	磷 (mg)	鐵 (mg)	鋅 (mg)	維生素 B_1 (mg)	維生素 B_2 (mg)	菸鹼素 (mg)	維生素 B_6 (mg)	維生素 B_{12} (μg)	葉酸 (ug)	維生素 C (mg)	維生素 A 效力 (RE)(ug)	維生素 E 效力 (α-TE)(mg)	膽固醇 (mg)
方糖	385	0.4			0	99.6		2	0	2	0	0	0	0	0	0.02	0	0		0	0	0	0	
冰糖	387	0.1			0	99.9		1	0	2	0	1	0	0.1	0	0.03	0	0		0	0	0	0	
紅砂糖	385	0.5			0.1	99.4	0	3	61	6	11	1	0	0.1	0	0.03	0	0.03		0	0	0	0	
黑砂糖	365	3.3	0.6	0	1.6	94.4	0	55	453	464	85	8	0	0.3	0	0.18	0.18	0.2		16.9	0	0	3.19	
麥芽糖	325	15.9			0	84.1		0	0	0	0	0	0		0	0	0	0		3.4	0	0	0	
楓糖	258	33	0.1	0.1	0.2	66.6		1	149	11	8	0	0	0.7	0	0.02	0.11	0		0	0	0	0.13	
蜂蜜（冬蜜）	315	18.3	0.1	0.1	0	81.5				0	0	0	0	0	0	0.05	0	0.02	0	3.3	2.6	0	0	0
蜂蜜（春蜜）	308	20	0.2	0.2	0	79.6				0	0	0	0	0	0	0.08	0	0.01	0	1.6	2.6	0	0.02	
果寡糖	300	22.5			0	77.5		0	0	0	0	0	0	0	0	0	0	0		5.6	0.4	0	0	0
果糖	297	23.1			0	76.9		0	0	1	4	1	0	0.2	0	0.05	0	0		0	1	0	0	0
冬瓜糖磚	360	6.8	0.1		0.1	93.1	0.2	18	12	12	20	1	0	0	0	0.04	0	0		0		0	0	
黑糖蜜	280	27.1	0.2	0	0.3	72.4	0.2	2	133	78		5	2.2	0	0	0.03	0.04	0.08		0.6	0	1.9	0.02	

14. 嗜好性飲料

食物名稱	熱量 (kcal)	水分 (g)	粗蛋白 (g)	粗脂肪 (g)	灰分 (g)	碳水化合物 (g)	膳食纖維 (g)	鈉 (mg)	鉀 (mg)	鈣 (mg)	鎂 (mg)	磷 (mg)	鐵 (mg)	鋅 (mg)	維生素B1 (mg)	維生素B2 (mg)	菸鹼素 (mg)	維生素B6 (mg)	維生素B12 (μg)	葉酸 (ug)	維生素C (mg)	維生素A力 (RE)(ug)	維生素E力 (α-TE)(mg)	膽固醇 (mg)
米漿（散裝）	61	85.1	0.6	0.5	0.1	13.7	0.7	2	13	4	4	11	0.1	0.1	0	0	0.3	0.03	0.06	0	0	1	0.12	0
保久米漿	62	86	1	1.5	0.2	11.3	0.7	21	24	5	8	31	0.1	0.4	0	0.01	0.45	0.05		9.7	0	0	0.85	
糙米米漿	71	84.7	1.3	2.2	0.2	11.6	0.9	20	36	4	13	24	0.1	0.3	0	0.01	0.7	0.07		7.5	0	0	1.24	
糙秈米漿	68	85.5	0.9	2.1	0.1	11.4	0.9	28	42	6	15	24	0	0.4	0	0.01	0.72	0.1		9.1	0	0	0.64	
糯米米漿	51	88.1	0.8	0.8	0.1	10.2	0.1	27	21	3	6	9	0.2	0.1	0	0.01	0.28	0.03		6.3	0.6	0	0.14	
黑糯米漿	50	87.7	0.4	0.4	0.1	11.6	0.2	14	9	4	4	6	0.1	0	0	0	0.16	0.01		2.4	2.3	0	0.03	
米漿粉	441	3.6	9.1	12.3	0.7	74.3	2	3	165	9	66	121	2.6	1.4	0.03	0.03	2.53	0.12		59.9	2.3	0	0	
麥片沖泡包（三合一）	406	3.1	11	7.5	4.1	74.3	2.1	313	773	468	88	524	11.1	1.8	1.42	4.15		2.09	1.7	21	50.9	839	11.64	0
糙米麩	384	6	7.8	3.3	1.4	81.4	2.9	7	333	17	91	271	1.9	2.6	0.11	0.06	4.71	0.74		48.8	3.9	0	0.63	
穀茶粉	420	2.2	7.2	7	0.7	82.9	2.7	51	107	16	29	78	0.8	0.6	0.01	0.07	1.11	0.19	0	34.5	3.5	0	4.69	9
麥茶汁	18	95.5			0.1	4.4		18	9	1	1	6	0.1	0	0	0.01	0.08	0.01		1		0	0	
黑麥汁	52	87	0.3	0	0	12.6	0.1	6	24	2	4	19	0	0	0.01	0.06	0.35	0.02		24.1	5.5	0	0	
燕麥奶	44	89.9	1	0.8	0.1	8.1	1.1	14	31	4	8	29	0.1	0.1	0.04	0.01	0.29	0.01		8.6	0	0	0.01	
杏仁茶沖泡包	396	5.9	3.5	5.2	0.7	84.7	0.7	93	64	83	13	9	0.8	0.5	0.03	0.18	0.17	0		0	0	0.5	0.16	
芝麻糊沖泡包	455	2.4	9.3	15.4	2.3	70.7	4.2	78	211	509	117	266	8.7	2	0.13	0.11	1.93	0.38		56	1	0.5	0.94	
木瓜牛奶	42	89.9	1.7	0.6	0.2	7.7	0.7	9	110	38	10	25	0.1	0.2	0.02	0.07	0	0.01	0.2	17.7	0	54.1	0.14	4
西瓜汁（非原汁）	30	92.5	1.1	0.1	0.2	6.1	0.1	1	88	3	7	8	0.1	0.1	0.03	0.02	0	0.05		6.1	3.5	67.1	0.02	

食物名稱	熱量 (kcal)	水分 (g)	粗蛋白 (g)	粗脂肪 (g)	灰分 (g)	碳水化合物 (g)	膳食纖維 (g)	鈉 (mg)	鉀 (mg)	鈣 (mg)	鎂 (mg)	磷 (mg)	鐵 (mg)	鋅 (mg)	維生素B_1 (mg)	維生素B_2 (mg)	菸鹼素 (mg)	維生素B_6 (mg)	維生素B_{12} (µg)	葉酸 (ug)	維生素C (mg)	維生素A效力 (RE)(ug)	維生素E效力 (α-TE)(mg)	膽固醇 (mg)
芭樂汁（非原汁）	45	88.7	0.1	0.1	0.1	11	0.1	24	15	3	2	3	0.1	0	0	0.01	0.08	0.01			10.6	0		
柳橙汁（非原汁）	50	87.4	0.1	0.1	0.1	12.3	0	22	21	3	3	4	0.1	0	0.01	0.01	0.11	0			9.9	13.6		
烏梅汁	57	85.6	0.3	0.2	0.1	13.8	0.2	10	44	7	4	4	1	0.1	0.01	0.01	0.11	0.06		2.5	0	0.1	0.01	
黑麥茶	46	88.3	0		0.1	11.6	0	3	3	7	3	3	0.7	0	0.01	0.02	0	0.04		0		0		
楊桃汁（非原汁）	48	87.5	0	0.1	0.4	12	0.1	149	19	2	1	9	0.1	0	0	0	0.09	0			8.7	0.2		
葡萄柚汁（非原汁）	41	89.7	0.2	0.2	0.2	9.7	0.5	24	51	7	3	20	0.2	0.1	0	0.01	0.09	0			34.3	5.2		
鳳梨汁（非原汁）	47	88.1	0.3	0.2	0.2	11.3	0.2	33	35	9	8	21	0.2	0	0	0.01	0.09	0.02			0	1		
蕃茄汁（非原汁）	22	93.8	0.7	0.2	0.8	4.4	0.3	98	170	9	13	15	1	0.1	0.02	0.02	0.12	0.06			5.6	100.1		
檸檬汁（非原汁）	32	92	0.8	0.1	0	7.1	0.1	1	15	2	1	1	0	0.1	0.03	0.01	0.31	0		7.3	0	0	0.03	
蘋果汁（非原汁）	47	88.6	0.1	0.4	0.1	10.9	0	14	32	13	3	4	0.2	0.1	0.01	0.01	0	0.02			3	0		
仙草蜜	35	91	0	0	0.2	8.8	0.1	48	15	13	2	1	0.4	0.1	0.01	0.03	0.2	0.01		0	0	0	0	
冬瓜茶	33	91.7	0		0.1	8.3	0	16	2	3	1	2	0.2	0	0.01	0.02	0	0.05		0	0	0	0	0
薑母茶	28	92.9			0.1	7	0	26	13	2	2	7	0.2	0.1	0.01	0.01	0.4	0		1	0	0	0	
薑茶沖泡包	396	0.3	0.3	0.3	0.4	98.7	0	14	177	3	10	11	0.8	0.1	0.05	0.05	0.45	0.05		6.8	0	0.7	0.22	
蘆薈飲料	43	89	0		0.1	10.9	0.1	8	13	6	3	6	1.5	0	0	0.01	0.53	0		0	1.6	0	0.01	

食物名稱	熱量 (kcal)	水分 (g)	粗蛋白 (g)	粗脂肪 (g)	灰分 (g)	碳水化合物 (g)	膳食纖維 (g)	鈉 (mg)	鉀 (mg)	鈣 (mg)	鎂 (mg)	磷 (mg)	鐵 (mg)	鋅 (mg)	維生素B1 (mg)	維生素B2 (mg)	菸鹼素 (mg)	維生素B6 (mg)	維生素B12 (µg)	葉酸 (ug)	維生素C (mg)	維生素A效力 (RE)(ug)	維生素E效力 (α-TE)(mg)	膽固醇 (mg)
豆漿	56	87	2.8	1.1	0.3	8.7	1.6	36	88	15	12	45	0.3	0.2	0.04	0.03	1.64	0.02	0.19	16.5	0.7	0.3	0.08	0
豆漿（無糖）	35	93.3	3.6	1.9	0.4	0.7	1.3	2	141	14	23	68	0.4	0.3	0.09	0.03	0.14	0.04		13.3	0	0	0.11	
鮮蛋豆漿	55	87.4	1.9	1.3	0.3	9.2	0.2	24	94	5	12	20	0.4	0.2	0.03	0.03	0.12	0.02	0	8	0	0	0.19	0
鹹豆漿	37	92	3.5	1.8	1	1.7	0.1	198	153	20	21	56	0.6	0.3	0.07	0.05	0.2	0.06	0.05	10	0	1	0.2	2
黑豆漿	39	90.7	1.1	0.6	0.2	7.4	0.1	21	60	3	8	15	0.1	0.1	0.01	0.01	0.1	0.06		6.6	3.2	0	0.06	
豆漿粉	431	8.3	37.4	17.1	4.7	32.5	12.6	0	1754	77	246	598	6.9	3.5	0.75	0.19	1.41	0.91	0	331.2	5.6	4.8	1.7	
豆漿優酪乳	70	83.7	2	1.2	0.2	12.9	0.9	8	78	13	14	25	0	0.3	0.04	0.02	0	0.03	0	28	0	0	0.07	
黑豆茶	13	96.7			0.1	3.2		3	36	1	3	6	0.3	0.1	0	0.01	0.08	0.1		5.8	0	0	0	
乳酸飲料	44	88.7	0.2	0	0.1	10.9	0	20	13	20	1	9	0.2	0.1	0	0.03	0.66	0		1	1	0	0	
鮮奶可可	79	82.8	2.1	2.7	0.7	11.6	1.2	38	162	105	22	97	1.5	0.4	0.05	0.13	0.09	0.06	0.1	4.3	0	49.2	0.15	8
可可粉	461	2.3	20.8	22.8	10.3	43.8	24.7	26	5477	166	452	780	13.9	6.2	0.03	0.14	2.27	0.72		32.9		8.7	1.1	
美式咖啡（無糖）	2	99.3	0.2	0.1	0.2	0.3		2	62	2	5	4	0.1	0	0	0.01	1.43	0.04	0	18.5	0	0	0.03	
拿鐵咖啡（無糖）	43	91.2	3	2	0.6	3.4		28	176	101	13	81	0	0.4	0.02	0.15	1.92	0.03	0	13.6	0	35.7	0.06	9
咖啡（三合一）	39	90.3	0.9	0.3	0.3	8.2	0	25	75	30	6	21	0.1	0.1	0.01	0.07	0.86	0.24	0	3	1	12.9	0.05	2
即溶咖啡粉	360	3.1	16.6	1.3	7.9	71.2	22.2	86	4575	132	385	311	4.8	0.4	0	0.9	69.61	0.54		11.2	0	0	7.56	
咖啡沖泡包（三合一）	433	1.1	4.8	9.5	1.6	83		43	841	5	30	188	0.5	0.2	0	0.13	7.94	0.95	0.04	7.5		0.3	0.23	0
紅茶茶湯	0	99.9	0.1	0	0	0	0	0.01	0	0	0	0	6.2	0	0	0	0	0			0			
紅茶（大麥）	34	91.3	0	0.1	0.1	8.6	0	8	6	1	1	4	0.2	0	0	0.0	0	0		2	0	0		0

食物名稱	熱量 (kcal)	水分 (g)	粗蛋白 (g)	粗脂肪 (g)	灰分 (g)	碳水化合物 (g)	膳食纖維 (g)	鈉 (mg)	鉀 (mg)	鈣 (mg)	鎂 (mg)	磷 (mg)	鐵 (mg)	鋅 (mg)	維生素B_1 (mg)	維生素B_2 (mg)	菸鹼素 (mg)	維生素B_6 (mg)	維生素B_{12} (μg)	葉酸 (ug)	維生素C (mg)	維生素A效力 (RE) (ug)	維生素E效力 (α-TE) (mg)	膽固醇 (mg)
紅茶（蘋果）	36	90.8	0		0.1	9.2	0	5	24	1	1	1	0.1	0	0	0.01	0.49	0.01		1	0	0		
紅茶沖泡包（檸檬）	395	0.3			0.2	99.5	0.4	6	175	3	4	3	0.2	0.1	0	0.03	0	0.22		20.8		0	0.02	
烏龍茶茶湯	0	99.9	0	0	0	0	0	0	0	0	0	1	4.3	0	0	0	0							
烏龍茶	0	99.8	0.1	0	0.1	0.1	0	7	15	2	2	1	0.1	0	0	0.01	0	0.01		1	10	0		
烏龍茶（去冰，微糖）	15	96.1	0.1	0	0	3.8																		
烏龍茶（去冰，半糖）	21	94.7	0.1	0	0	5.2																		
烏龍茶（去冰，全糖）	35	91.1	0.1	0	0	8.8																		
綠茶茶湯	0	99.9	0.1		0	0	0													4.4				
綠茶	21	94.5	0	0	0.1	5.4	0	9	3	0	1	3	0.1	0	0	0.01	0	0		2	0	0	0	
鮮奶茶（無糖）	26	94.9	2	1.4	0.3	1.4		12	62	33	4	28	0	0.2	0.02	0.1	0	0.01	0	20.2	0	23.5	0.03	7
奶茶（三合一）	42	89.7	0.5	0.3	0.2	9.5	0	18	35	11	2	18	0.1	0.1	0.01	0.05	0.5	0.02	0	2	0	5.8	0.04	0
烏龍奶茶（去冰，微糖）	59	88.5	0.2	2.9	0.2	8.1																		
烏龍奶茶（去冰，半糖）	62	87.4	0.2	2.6	0.2	9.6																		
烏龍奶茶（去冰，全糖）	74	84.5	0.2	2.8	0.2	12.3																		
珍珠奶茶（去冰，微糖）	75	83.8	0.2	2.3	0.2	13.5																		

食物名稱	熱量 (kcal)	水分 (g)	粗蛋白 (g)	粗脂肪 (g)	灰分 (g)	碳水化合物 (g)	膳食纖維 (g)	鈉 (mg)	鉀 (mg)	鈣 (mg)	鎂 (mg)	磷 (mg)	鐵 (mg)	鋅 (mg)	維生素B₁ (mg)	維生素B₂ (mg)	菸鹼素 (mg)	維生素B₆ (mg)	維生素B₁₂ (μg)	葉酸 (ug)	維生素C (mg)	維生素A力 (RE) (ug)	維效生素E力 (α-TE) (mg)	膽固醇 (mg)
珍珠奶茶（去冰，半糖）	83	82.3	0.2	2.7	0.3	14.5																		
珍珠奶茶（去冰，全糖）	93	79.2	0.2	2.4	0.3	17.9																		
奶茶沖泡包（三合一）	448	1.2	1.7	12.9	1.9	82.3		245	749	15	20	257	0.6	0.4	0.01	1.27	0.22	0.07	0.03	63.1		3.1	0.45	0
茉莉花茶湯	0	99.9	0.1		0	0	0								0	0	0	0		4.3		0	0	
茉莉花茶	28	92.8	0.1		0.1	7.1	0	19	14	0	2	5	0.1	0	0	0.01	0.42	0.01		2		0	0	
菊花茶	29	92.6	0		0	7.4	0	17	12	2	1	3	0.1	0	0	0.11	0.33	0		1		0	0	
多多綠茶（全糖）	49	87.8	1.1	0.1	0	11	0	10	23	10	2	7	0	0.1	0.01	0.03	0.22	0	0	23.1	0	0	0	0
可樂	51	87.1			0.1	12.8	0	7	0	1	1	16	0.1	0	0	0.02	0	0.04		2		0		
可樂（低熱量）	1	99.7			0	0.3	0	10	0	1	0	8	0.1	0	0	0	0	0.01		3		0		
沙士	36	90.8			0	9.2	0	5	0	2	0	1	0.2	0.1	0	0.01	0.26	0		0	0	0.1	0	
加鹽沙士	62	89.8	0.8	4.3	0	5.1	0	17	1	1	0	0	0	0.1	0	0.01	0	0		0	0	0	0	
汽水（低糖）	43	89.1	0	0	0	10.9	0	8	0	2	0	0	0	0	0	0	0	0.01		0	0	0	0	
汽水（綜合口味）	42	89.4			0	10.6	0	10	0	2	0	0	0.1	0	0	0.01	0.23	0		2	0	0		
汽水（維生素強化）	46	88.5			0.1	11.5	0	2	43	1	10	9	0.1	0	0	0.93	3.72	0.07		1	20.6	1.8	0.08	
生啤酒	69	91.2	0.4	0	0.2	8.2		3	31	0	8	28	0	0	0	0.04	0.9	0		0		0		
啤酒	67	91		0	0.1	8.9		3				22	0.1	0	0	0.03	0.43	0.07		14.1	0.2	0	0	
陳年紹興酒	199	79	1.8	0	0.1	19.1		3	27	1	16	31	0.2	0.4	0	0.05	0.12	0.05		1.3	1.4	0	0	

食物名稱	熱量 (kcal)	水分 (g)	粗蛋白 (g)	粗脂肪 (g)	灰分 (g)	碳水化合物 (g)	膳食纖維 (g)	鈉 (mg)	鉀 (mg)	鈣 (mg)	鎂 (mg)	磷 (mg)	鐵 (mg)	鋅 (mg)	維生素B₁ (mg)	維生素B₂ (mg)	菸鹼素 (mg)	維生素B₆ (mg)	維生素B₁₂ (μg)	葉酸 (ug)	維生素C (mg)	維生素A效力 (RE)(ug)	維生素E效力(α-TE)(mg)	膽固醇 (mg)
白葡萄酒	134	85.4	0.1	0	0.2	14.2		3	116	6	6	11	0.6	0.1	0	0	0	0		0	0	0	0	
紅葡萄酒	136	84.9	0.1	0	0.2	14.8		3	122	6	5	10	0.5	0.1	0	0.01	0	0.04		0	0	0	0	
維生素強化飲料（胡蘿蔔素）	39	90.2	0		0	9.8	0	8	4	1	0	2	0.1	0	0	0.01	0.34	0		1	15.7	2035	0.31	
維生素強化飲料（綜合）	54	86.3	0.1	0	0.1	13.4	0	38	7	1	0	22	0.1	0	0.12	0.77	5.74	0.62		0	81.4	49.9	0.02	
維生素強化飲料（維生素C）	57	85.7	0	0	0	14.3	0	2	1	1	0	1	0.1	0	0	2.07	8.45	0			1641	0		
運動飲料	28	92.7	0.1	0	0.1	7	0	41	18	2	1	1	0	0	0	0.01	0.24	0		0	45.9	0	0	
米醋飲料	52	86.8		0	0.2	13	0	63	10	4	1	2	0.2	0.1	0	0.25	0.23	0.24		1	1.2	0		
果汁醋飲料（綜合）	37	90.5		0	0.2	9.3	0	42	2	14	2	3	0.1	0	0	0	0.02	0		4.2	2.1	0	0.01	
龜苓茶	33	91.6	0	0	0.1	8.3	0	18	30	1	1	13	0.8	0.1	0	0	0	0.01	0	2.1		24.7	0	0
雞精	34	90.9	8.6	0	0.5	0		86	184	2	5	17	0.1	0.1	0	0.11	4.28	0.08	0.12	6.2	0.2	0	0	0

15. 調味料及香辛料類

食物名稱	熱量 (kcal)	水分 (g)	粗蛋白 (g)	粗脂肪 (g)	灰分 (g)	碳水化合物 (g)	膳食纖維 (g)	鈉 (mg)	鉀 (mg)	鈣 (mg)	鎂 (mg)	磷 (mg)	鐵 (mg)	鋅 (mg)	維生素B₁ (mg)	維生素B₂ (mg)	菸鹼素 (mg)	維生素B₆ (mg)	維生素B₁₂ (μg)	葉酸 (ug)	維生素C (mg)	維生素A力 (RE) (ug)	維生素E力 (α-TE) (mg)	膽固醇 (mg)
八角	360	12.2	4.9	3.9	2.8	76.2	55.8	19	1049	23	104	112	5.1	0.6	0.07	0.1	0.76	0.5		55.1		6.6	0	
小茴香粉	411	9.1	19.5	25.8	8.6	37	36.6	241	19465	795	411	537	41.1	5.3	0.57	0.25	2.32	0.22		128.2	0	16.6	7.35	
山葵粉	384	7.7	10.1	6.1	3.2	72.9	13.5	13	898	246	137	251	9.9	3.2	0.3	0.17	1.72	1.48		78.7		6.3	2.67	
五香粉	363	8.2	8.7	8.9	6.1	68.1	49.6	98	1328	646	267	184	34.7	2.2	0.04	0.2	2.33	0.68		71.1		54.3	73.86	
甘草粉	341	7.8	9.2	3.6	5.9	73.4	40.1	109	715	1033	434	64	55.3	1.9	0.16	0.26	2.28	1.45		160.8		0	0.37	
肉桂粉	343	10.2	4.2	2.9	4	78.8	53.7	10	515	1004	77	48	21.4	1.1	0.01	0.08	0.47	0.26		0	1.4	97.1	2.32	
西洋芹菜片	315	6	24.4	6.8	12.9	49.9	23.4	91	5195	1149	407	455	19.7	3.4	1.05	2.08	9	0.93		121.2	27.8	1121.9	8.33	
咖哩粉	414	5.9	13.9	14.1	7.6	58.5	36.4	552	1717	755	294	419	65.9	3.3	0.17	0.37	4.01	1.14		84.5		18.4	13.12	
咖哩塊	511	2.1	5.6	34.5	12.3	45.4	4.9	4180	272	83	41	76	1.6	0.6	0.09	0.06	0.95	0.11	0	7.3	0.1	19.7	3.59	
花椒粉	369	9.7	10	9.2	7.9	63.2	47.5	565	1368	1320	178	195	22.7	1.7	0.11	0.46	2.29	1.81		65.5		83.3	6.94	48
洋香菜片	312	7.6	24.4	7.5	12.9	47.7	25	28	2404	3073	663	260	53.3	4.6	0.59	2.01	8.45	1.51		184.5	141.5	2714.6	13.48	
洋蔥粉	357	4.8	8.1	1.8	3.2	82.1	11.2	34	1022	264	102	299	4.2	2.1	0.31	0.1	0.71	0.64		29	0	0	0.27	
白胡椒粉	342	10.6	3.7	1.1	5.9	78.8	26.3	120	116	420	403	87	53.3	0.8	0.06	0.14	1.82	0.82		44	1.1	7.6	0.35	
紅胡椒粒	376	17.9	5.9	13.7	3.2	59.3	27.4	81	942	276	107	164	3.4	1.6	0.2	0.11	0.75	0.15		26.9	0	0	0.63	
黑胡椒粉	372	10.4	11.6	6.7	3.6	67.7	22.5	7	1280	326	165	182	6.9	1.1	0.03	0.29	1.05	0.13		43.8	1.2	37.9	5.06	
綠胡椒粒	379	8.3	11.3	7.3	4.7	68.4	36.9	1179	57	641	37	37	2.3	0.8	0.03	0.07	0.2	0.25		14.5	18	27.1	2.49	
迷迭香粉	432	6.3	5.9	21.9	6.2	59.8	47.4	5	950	1417	286	47	31	1.8	0.11	0.36	0.77	0.51		149.1	0	202.5	25.95	
薑蔻粉	448	14.3	6.7	26.2	2.2	50.6	18.9	15	584	157	155	185	4.7	1.7	0.09	0.17	1	0.23		36.5	0	0	4649.61	
蒜粉	332	5.2	18.1	0.4	4.3	71.9	16.6	74	1184	13	163	472	9	2.3	0.24	0.15	0.98	1.98		37.9		0	0.64	

食物名稱	熱量 (kcal)	水分 (g)	粗蛋白 (g)	粗脂肪 (g)	灰分 (g)	碳水化合物 (g)	膳食纖維 (g)	鈉 (mg)	鉀 (mg)	鈣 (mg)	鎂 (mg)	磷 (mg)	鐵 (mg)	鋅 (mg)	維生素B₁ (mg)	維生素B₂ (mg)	菸鹼素 (mg)	維生素B₆ (mg)	維生素B₁₂ (μg)	葉酸 (ug)	維生素C (mg)	維生素A效力 (RE)(ug)	維生素E效力 (α-TE)(mg)	膽固醇 (mg)
辣椒粉	387	5.5	14.7	14.1	6.6	59.1	42.5	12	2179	63	211	384	36.4	1.7	0.4	1.18	12.18	2.43		61.3	10.9	779.2	21.58	
羅勒片	289	10.9	23.3	5.8	13.9	46.1	35.5	26	2360	289	390	571	53	4.2	0.36	1.58	6.49	2.08		92	0	329.6	8.03	
七味唐辛子	460	9	15.8	24.1	5.3	45.8	46.5	39	1956	361	236	331	11.9	2.6	0.23	0.9	9.13	1.91		112.3	0	180.3	23.13	
沙茶粉	503	4.5	14.9	28.8	4.8	47	15.1	2143	1053	294	179	380	11.8	4.2	0.14	0.25	1.99	2.05	1.32	85.4	0	46.3	3.78	30
豆酥	536	3	30.1	38.1	9.7	19.2	13.2	3129	475	220	140	373	5.7	3	0.05	0.09	1.11	0.2		44.4	0	3.4	4.16	
味精	250	0.3	44.5		37.1	18.1		####	1	13	1	1	15.8	0.3	0	0	0	0		0	0		0	
高鮮味精	269	0.7	45		32	22.3		####	1	9	7	193	6.2	0.2	0	0	0	0.16		0	1.3		0	
鮮雞精	265	1.5	10.8	10.1	44.3	33.3	2.9	####	114	33	12	132	1.8	0.5	0.47	0.14	0.93	0.08	0.09	68	1	14.1	0.32	25
油蔥酥	514	4.1	7.4	28.8	2.5	57.1	14.5	30	702	95	168	377	10.7	3.6	0.28	0.15	2.48	0.61		65.7	0	0.1	7.71	
高湯塊（排骨）	360	1.9	12.5	23.9	37.2	24.5	0.4	####	84	120	7	120	0.5	0.6	1.5	0.14	0.34	0.09	0	34	5.4	0	3.11	12
高湯塊（雞肉）	338	2.1	14.7	24.8	43.9	14.5	0.6	####	119	16	22	158	3	0.6	1.49	0.11	1.04	0.07	0.09	42.4	0	8.8	3.05	38
梅子粉	284	4.9	2	3.9	28.5	60.8	9	####	206	37	18	25	5	0.3	0.01	0.04	0.51	0.04		13.9	0	0	0.08	
椰子粉	629	2.7	7.2	60.3	2	27.8	14.3	29	717	9	104	217	3.3	1.5	0.01	0.01	0.87	0.13		0	0	0	0.01	
蒜頭酥	448	7.1	11.7	17.8	2.2	61.2	7.9	32	807	49	56	264	6.8	1.9	0.28	0.18	1.66	1.33		36.9	0	0	3.84	
糖粉	396	0.5	0	0.2	0	99.3	0.2	1	3	4	1	0	0.2	0.2	0.01	0.01	0.02	0.03		0.8	0.2	1.8	0	
薑粉	333	8.9	10.4	3.6	6.6	70.5	19.8	2849	19049	195	295	178	27.2	2.5	0.04	0.51	5.44	1		45.5	0	9.1	15.72	
岩鹽	2	0.1	0	0.1	99.4	0.4		####	178	120	105		4.9	0.1	0	0	0	0		0	0.3		0	
低鈉鹽	11	0.7	0	0	96.5	2.8		####	26007	289	44	83	3.6	0.1	0.01	0	0	0		0	0		0	
味醂	218	44.8	0.5	0	0.2	54.5	0	108	6	2	2	10	0	0	0.01	0.01	3.71	0.01		0.8	0		0	
紅辣椒油	891	0.1	0	99.8	0	0.1	0	0	0	1	0	1	0.1	0.1	0.01	0	0	0		0	0	111.3	16.93	0

食物名稱	熱量 (kcal)	水分 (g)	粗蛋白 (g)	粗脂肪 (g)	灰分 (g)	碳水化合物 (g)	膳食纖維 (g)	鈉 (mg)	鉀 (mg)	鈣 (mg)	鎂 (mg)	磷 (mg)	鐵 (mg)	鋅 (mg)	維生素B₁ (mg)	維生素B₂ (mg)	菸鹼素 (mg)	維生素B₆ (mg)	維生素B₁₂ (μg)	葉酸 (ug)	維生素C (mg)	維效生素A力 (RE)(ug)	維效生素E力 (α-TE)(mg)	膽固醇 (mg)
香油	883	0.1		99.9	0	0		0	6.32	0				0.1										
高湯（豬大骨）	49	77.2	4.2	0.7	11.3	6.6		4472	62	4	11	82	3.5	0.1	0.37	0.01	0	0.01	0	4.4	0	0.1	0.05	0
低脂高湯	2	98.4	0.3	0	1	0.3		406	8	1	1	8	0.6	0	0.01	0	0	0.01	0	1.4	0	0	0	0
素食高湯	17	94	0.3	0	1.8	4	0.4	1286	59	18	2	20	1.2	0	0	0.01	0.09	0.01		6.7	0	2	0.01	
蠔油	56	64	7.4	0.1	22.1	6.4		8411	272	39	184	9	1.4	0.8	0.01	0.04	2.59	0.14	1.14		0	2	0	0
米醋	10	97.5	0.1		0.1	2.4		8	6	2	3	4	0.2	0	0	0	0.01	0.03		3	0	0	0	
糯米醋	17	95.5			0.3	4.1	0	81	18	3	2	2	0.3	0	0	0	0	0		2.2	0	0	0	
高粱醋	27	93.2			0	6.8		3	1	0	1	0	0	0	0	0	0	0		2.1	0	0	0	
薏仁醋	13	96.1	0.3		0.6	3.3	0.1	183	19	2	11	17	0.4	0.1	0.01	0.01	0.07	0.01		3.7	0	0	0	
紅醋	5	98.8	0.3		0.1	0.8		7	24	9	6	6	0.2	0.1	0.01	0.03	0.01	0.08		0	0	0	0	
香醋	3	98.9			0.4	0.7		103	74	2	4	8	0.6	0.1	0	0	0	0.02		2.4	0	1.4	0	
烏醋	37	86.5	0.5	0	4.3	8.7	0	1571	57	6	10	7	1.6	0.1	0.05	0.05	6.36	0.33		3.4	0	2.7	0	
素食烏醋	41	83.6			5.9	10.4		2131	81	10	14	8	1.1	0.1	0	0.06	0.06	0.43		2.9	0	0	0.03	
壽司醋	179	53.1			1.7	45.2		2159	15	1	1	0	0.1	0	0	0.01	0	0.01		2.4	0	0	0	
鮮味露	75	54.5	20.1	0.1	27	0	0.1	7803	407	4	7	23	0.3	0.1	0.01	0.01	0	0.88		6.2	0	0	0	
醬油	90	67	7.8		10.4	14.7		4997	390	3	55	123	2.2	0.4	0.01	0.11	0.95	0.97		42.5	0	0	0	
薏仁醬油	83	65.5	9.3		13.7	11.5		4774	447	7	77	225	2.5	0.8	0.01	0.44	1.71	0.3		61.3	0	0	0	
黑豆醬油	113	61.8	7.5	0.2	10	20.6	0.6	4077	343	14	51	95	1.2	0.4	0.13	0.13	0.7	1.36		31.5	0	0	0.01	
淡色醬油	77	67.7	7.1	0.4	13.3	11.5	0.6	5278	358	30	56	131	1.6	0.6	0.02	0.23	0.9	0.02		22.5	0	0	0	
薄鹽醬油（低鈉）	77	71.4	7.4		9.2	11.9		3508	372	3	46	137	1.6	0.3	0	0.17	0.93	0.39		29.9	0	0	0	

食物名稱	熱量 (kcal)	水分 (g)	粗蛋白 (g)	粗脂肪 (g)	灰分 (g)	碳水化合物 (g)	膳食纖維 (g)	鈉 (mg)	鉀 (mg)	鈣 (mg)	鎂 (mg)	磷 (mg)	鐵 (mg)	鋅 (mg)	維生素B₁ (mg)	維生素B₂ (mg)	菸鹼素 (mg)	維生素B₆ (mg)	維生素B₁₂ (µg)	葉酸 (ug)	維生素C (mg)	維生素A效力 (RE) (ug)	維生素E效力 (α-TE) (mg)	膽固醇 (mg)
薄鹽醬油（低鈉高鉀）	56	71.7	6.5		14.2	7.6		3260	2676	12	98	158	8.2	0.8	0	0.21	1.94	0.76	21.3			0	0	
醬油膏	103	63.4	6.8		10.7	19		4050	327	2	48	111	2.6	0.5	0.01	0.06	0.43	0.58		25.6		0	0	
黑豆油膏	145	54.7	7.8	0.1	8.8	28.6		3010	336	15	26	83	0.8	0.7	0.01	0.1	0.85	0.63		39	0	0	0.02	
薄鹽黑豆醬油膏	124	60.4	7.6	0.1	8.6	23.3		2964	366	12	52	123	0.9	0.3	0.01	0.11	0.6	1.34		105.1		0	1.71	
蠔油	155	45.6	6.5	0.1	15.5	32.2	0.1	5847	174	31	103	30	6.4	0.3	0	0.03	0.58	0.22	1.59	6.7		0.2	0.06	0
干貝醬	553	20	16.7	51	4.4	8	1.5	1109	203	116	54	196	2.5	1.4	0.03	0.09	1.8	0.3	0.93	7	3.2	42.9	7.39	13
牛肉醬	503	18.3	17	38.9	3.6	22.2	1	989	248	24	34	151	3.1	3.5	0.03	0.19	2.65	0.18	1.17	4.7	2.6	141.3	6.14	28
肉燥	394	46	9.5	38	2.2	4.2		941	294	9	21	97	1.3	0.2	0.06	0.1	1.88	0.29	0.81	34		20.7	0.28	109
素肉燥	479	29.3	12.4	42.6	3.3	12.5	2.9	1056	114	9	37	89	2.4	1.1	0.07	0.08	1.25	0.1		18.7		0	3.09	
義式乳酪醬	214	64.4	8.8	17	2.9	6.9	3.3	403	117	499	21	307	0.3	1.8	0.07	0.4	0.51	0.01	0.47	8.9	0	190.1	0.49	47
炸醬	395	33	14.6	34.7	11	6.7	5.7	3545	467	83	66	189	3.4	1.2	0.01	0.19	1.01	0.09	0	14	0	11.8	31.44	0
素食炸醬	388	35.2	13.9	35.3	11.1	4.5	4.6	3474	433	84	70	181	2.2	1.1	0.02	0.19	0.74	0.05		15.6	0	16.6	0.6	
海苔醬	222	37.8	6.4		6.5	49.3	2.3	1985	312	41	51	100	3.5	1	0.03	0.35	0.68	0.23		29.8	0	11.8	0	
扁醬	639	0.9	20.8	52.8	4.2	21.3	11.8	4	529	794	287	566	20.4	4.3	0.11	0.24	3.94	0.58		160.9	3.2	2.6	3.99	
扁醬醬包	671	5	13.2	64	6	11.8	4.9	1716	286	402	160	361	2.8	2.3	2.39	0.25	3.04	0.38	0.02	12.2	0	9.9	4.71	14
白醬	61	86.3	1.2	3.2	2.4	6.8	1.4	934	48	27	5	24	0.3	0.2	0	0.04	0.01	0.06	0.06	1.8	39.4	12.2	0.36	3
青醬	82	82.8	0.9	5.4	3.2	7.7	2.3	1211	67	39	11	14	1.1	0.2	0	0.05	0.08	0.05	0.03	12.4	6.7	16.2	0.91	0
蕃茄義大利麵醬	70	83.1	3.2	2.5	2.4	8.9	1.6	768	217	20	14	24	0.6	0.4	0.05	0.04	0.71	0.26		3	8.5	129.4	1.69	

食物名稱	熱量 (kcal)	水分 (g)	粗蛋白 (g)	粗脂肪 (g)	灰分 (g)	碳水化合物 (g)	膳食纖維 (g)	鈉 (mg)	鉀 (mg)	鈣 (mg)	鎂 (mg)	磷 (mg)	鐵 (mg)	鋅 (mg)	維生素 B₁ (mg)	維生素 B₂ (mg)	菸鹼素 (mg)	維生素 B₆ (mg)	維生素 B₁₂ (μg)	葉酸 (ug)	維生素 C (mg)	維生素 A力 (RE) (ug)	維生素 E力 (α-TE) (mg)	膽固醇 (mg)
五味醬	139	60.9	1.3	0.8	5.1	31.9	1	1947	190	16	14	21	0.6	0.2	0.03	0.03	0.22	0.25		2.8	0	64.9	0.96	
牛排醬	129	61.6	2.5	0	5.8	30.1	1.3	2113	121	16	19	94	1.2	0.6	0.01	0.02	0	0.05		13.8		0.5	0	
羊肉爐醬	129	68.6	7.3	7.2	8	8.9	1.1	2945	152	173	28	101	1.4	0.8	0.01	0.14	0.17	0.19		7.1	0	19.5	0.96	
沙拉醬	639	19.5	1.9	65.7	1.5	11.4	0.1	980	108	10	3	34	0.5	0.7	0.01	0.05	0	0	0.16	6.9	0	36.9	10.7	34
焦糖沙拉醬	475	33.8	1.8	44	1.4	19		549	9	4	2	12	0	0.1	0	0.02	2.27	0	0.26	3.9		9.4	10.43	
千島沙拉醬	511	31.1	1	49.3	1.8	16.7	0.4	631	61	10	4	21	0.3	0.2	0.02	0.04	0.07	0.03	0	8.5	0	37.5	4.38	37
凱撒沙拉醬	334	48.4	1.4	29.1	3.8	17.3	0.4	1275	74	21	12	54	0.6	0.6	0.04	0.05	0.17	0.04	0.25	3.6	0	51.3	4.1	31
沙茶醬	723	5.4	10.2	71.8	2.1	10.4	3.7	421	355	202	56	282	4	1.6	0.01	0.08	2.03	0.44	0.4	17		15.5	8.41	33
素沙茶醬	665	8.6	7.5	66	6.4	11.4	2.8	1991	212	134	67	208	3.4	1.2	0.05	0.12	1.52	0.29		57.2		4.9	15.41	
黃芥末醬	74	82.4	4.1	3.7	3.6	6.2	5.1	1154	134	55	51	104	1.6	0.7	0.09	0.05	0.6	0.08		15.2	0	23.6	0.43	
山葵醬	336	22	1.1	5.9	0.8	70.2	5.3	265	38	22	7	70	0.9	0.2	0.01	0.12	0.06	0.05		0	0	0	0.91	
金桔醬	83	74.8	0.5	0.4	4.8	19.5	2.1	1750	82	34	11	8	5.6	0.8	0.05	0.04	0.14	0.03		17.2	9.9	8.3	1.42	
海鮮醬	227	39.2	1.8	2.2	6.4	50.3	1.4	2271	133	15	18	39	0.6	0.3	0.01	0.12	0.22	0.09		38.8	0	4.5	2.72	
烤肉醬	156	54.2	5.2	0.8	7.6	32.1	0.7	2604	269	21	44	127	2	0.6	0.03	0.21	0.77	0.46		18.5		2.1	1.62	
排骨醬	219	39.1	2.3	4.4	11.2	43.1	1.4	4196	278	6	25	51	2	0.4	0.04	0.09	0.43	0.29		24.6	0	17.9	0.98	
甜辣醬	115	65.5	1	0	5.5	28.1	0.6	1968	123	9	14	17	0.9	0.2	0.03	0.04	0.46	0.13		10.9	0	38.4	0.83	
甜麵醬	214	43.9	4.5	2.4	5.2	44	1.7	1870	179	24	32	99	1.4	0.5	0.01	0.21	0	0.05		10.2		0	1.18	
朝鮮醬	105	72.6	1.6	2.3	3.8	19.7	1.8	1502	127	5	14	137	1.7	0.2	0.02	0.02	19.7	0.1		15.6	0	7.2	0.34	
日式照燒醬	226	38.9	3	0.5	5	52.6	0.1	1840	168	10	24	43	0.8	0.5	0.01	0.11	0.7	0.04		4.4	0	2.3	0	
蒜蓉醬	279	51.8	4.2	20	2.7	21.2	1.2	817	220	11	13	82	0.7	0.5	0.08	0.04	0.44	0.5		89.2	0	0.2	2.67	

食物名稱	熱量 (kcal)	水分 (g)	粗蛋白 (g)	粗脂肪 (g)	灰分 (g)	碳水化合物 (g)	膳食纖維 (g)	鈉 (mg)	鉀 (mg)	鈣 (mg)	鎂 (mg)	磷 (mg)	鐵 (mg)	鋅 (mg)	維生素B₁ (mg)	維生素B₂ (mg)	菸鹼素 (mg)	維生素B₆ (mg)	維生素B₁₂ (μg)	葉酸 (ug)	維生素C (mg)	維生素A效力 (RE)(ug)	維生素E效力 (α-TE)(mg)	膽固醇 (mg)
辣蒜蓉醬	78	72.1	2.3	4.2	13.5	7.8	4.5	5043	260	8	43	53	2.2	0.3	0.05	0.13	1.24	0.5		37.3		315	2.85	
辣椒醬	82	68.9	2.6	2.9	14.1	11.5	4.7	4948	226	37	44	83	1.8	0.3	0.03	0.11	0.77	0.82		16.4		162.8	4.57	
蔥醬	148	68.1	2.2	6.8	3.3	19.5	1.8	1122	151	22	20	42	1.1	0.4	0.06	0.07	0.41	0.02		8.4	0	40	2.15	
糖醋醬	130	65.4	1.9	2.6	5.1	25.1	0.7	1858	193	8	12	38	1.5	0.2	0.03	0.02	0.3	0.33		17		32	6.69	
蕃茄醬	113	67.8	1.6	0.1	3.8	26.7	1.4	1116	392	11	21	49	0.8	0.2	0.06	0.06	0.16	0.22		12.5		31.3	8.87	
蘆薈醬	64	85.1	1	2.6	1.9	9.4	1.7	646	199	6	25	22	1	0.4	0.02	0.03	0.68	0.14		10.7		0	1.34	
蘑菇醬	58	87.3	1.5	2.4	1.1	7.7	1.3	355	90	6	9	22	0.5	0.1	0.03	0.03	0.02	0.33		18.4		24.1	0.79	
米豆醬	128	59.7	7.4	3	12	17.9	2.5	435	411	55	75	157	1.9	1.1	0.07	0.22	1.21	0.12		62.6	0	0	1.07	
蒜味豆豉醬	268	44.9	9.5	17	8.9	19.7	2.7	3150	380	44	52	156	4.7	1	0.03	0.21	0.5	0.95		54.8	0	7.4	1.88	
豆酥醬	666	9	12.2	64.5	3.9	10.4	5.6	1207	265	87	66	189	2.6	1.5	0.04	0.05	0.68	0.07		13.8		1.1	6.08	
豆瓣醬	177	51.8	14.2	8.1	13.7	12.2	4.1	5042	689	19	92	231	3	1.3	0.08	0.43	1.4	0.88		84.1	0	0	1.49	
辣豆瓣醬	100	66.4	4.5	3.3	12.7	13.1	5.2	4380	354	27	48	87	3.4	0.6	0.07	0.21	1.09	0.18		24.3		237.7	4.02	
味噌	214	40.1	10.6	4.5	11.7	33.1	4.5	4153	345	43	57	139	1.8	1.2	0.1	0.14	0.38	0.17		54.1	0	0	0.97	
紅麴醬	162	52.5	4.6	0.5	7.4	35	1.2	2687	37	6	16	62	0.5	0.8	0.05	0.2	0.63	0.05		82.5	0	0	0.12	
韭花醬	29	79.5	2.1	0.3	13.6	4.5	2.7	5063	295	61	47	38	3.2	0.3	0.04	0.14	0.61	0.19		44.4	0	356.2	1.31	
香椿醬	528	34.8	8.1	56.7	3.1	0	5	962	305	160	59	120	4.1	1.3	0.02	0.19	0.66	0.15		20	0	242.1	13.28	
腐乳醬	189	59.2	2.9	9.5	5.2	23.1	2.6	1753	167	9	28	115	6.3	0.3	0.08	0.06	0.6	0.78		44.3	0	59.8	2.3	
蝦醬	99	46.4	19.6	1.7	30.9	1.3		####	406	1077	277	442	13.8	0.4	0.01	0.14	2.54	0.21	3.52	34.7	0.1	108.2	2.04	277
法式奶酥醬	591	7.3	6.7	46.5	1.8	37.6		177	331	200	18	185	0.4	0.6	0.04	0.46	0.03	0.09	0.15	3.2	0	164.9	3.27	48
巧克力醬（液體）	275	31.2	2	0.8	0.7	65.4	2.1	68	185	15	43	52	2.4	1.1	0.04	0.06	0.06	0.33		15.4	0	0	0.05	

食物名稱	熱量(kcal)	水分(g)	粗蛋白(g)	粗脂肪(g)	灰分(g)	碳水化合物(g)	膳食纖維(g)	鈉(mg)	鉀(mg)	鈣(mg)	鎂(mg)	磷(mg)	鐵(mg)	鋅(mg)	維生素B1(mg)	維生素B2(mg)	菸鹼素(mg)	維生素B6(mg)	維生素B12(µg)	葉酸(µg)	維生素C(mg)	維生素A效力(RE)(ug)	維生素E效力(α-TE)(mg)	膽固醇(mg)
草莓果醬	270	33.3	0.4	1.2	0.2	65	1.6	22	53	7	5	19	0.3	0.1	0	0.03	0.25	0.01		4.6	0	0	0.28	
葡萄果醬	259	37	0	1.9	0.2	60.9	1.5	52	12	6	3	35	0.6	0.1	0	0.03	0.52	0			0	0		
桑葚果醬	225	43.4	0.9	0.4	0.3	54.9	1.1	1	121	32	9	17	0.4	0.4	0.01	0.09	3.75	0.04		9.3	0	0	0.68	
白芝麻麵包醬	679	0.5	20	60.4	3.7	15.3	10	30	508	636	230	432	9.8	3.7	0.1	0.23	3.75	0.33		90.4	0	0	74.1	
黑芝麻麵包醬	661	1.9	10.6	57.4	3.1	27	6.8	107	250	637	189	347	5	2.4	0.07	0.12	2.96	0.24		46.2	0	0	70.3	
花生醬	652	1	24	54.3	2.7	17.9	10.6	306	572	22	173	378	2.4	2.8	0.07	0.1	11.76	0.61		109.8	1.1	0	4.6	
洋蔥麵包醬	274	61.7	1	26.1	1.8	9.5	1.9	535	128	13	9	34	1.3	0.1	0.03	0	0.2	0.06	0.46	15.7		0	3.89	0
法式香蒜醬	784	8.4	1.1	85.7	1	3.8	0.5	477	58	9	4	19	0.3	0.2	0.01	0	0.18	0.11	0.02	0.8	0	82.1	6.04	50
液體奶精	260	66.4	3.9	26.3	0.9	2.5		217	44	20	2	224	0.2	0.3	0.01	0.03	0.5	0.07	0	0	0.2	0.8	0.27	0
奶精粉	539	2.7	2.2	33	2.6	59.5		158	846	1	1	324	0.2	0.1	0	0.02	0	0		7	0	0	0.55	0
奶精粉（低脂）	447	3.8	2.1	15.7	3.2	75.2	0.1	99	1006	2	2	315	0.1	0	0.01	0.01	0	0	0.04	0	0	0	0.82	0
黃耆水	14	95.9	0.9	0	0.2	2.9	0.1	2	75	9	19	44	0.2	0	0.02	0.05	0.61	0.12		28.6	0	0	0	
黃耆片	321	12.5	14.9	1.6	2.3	68.7	33	16	797	136	144	352	14.7	1.8	0.19	0.38	3.16	0.83		320.5	0	0	0	
椰漿	206	76.5	1.1	23.1	0.5	0	0.3	23	183	4	31	56	0.9	0.4	0.01	0.06	0.02	0.02		1.7	0	0.2	0.03	
炸排粉	341	8.8	11.9	1.8	7.5	70	1.8	2927	125	18	34	91	1.7	0.7	0.09	0.06	0.8	0.11		24.2	0	0	1.03	
炸雞粉	331	7.8	8.3	1.7	11.1	71	6.2	3790	220	19	61	144	2.7	0.8	0.13	0.08	2.73	0.15		25.9	0	6.8	1.3	
蒸肉粉（五香）	347	9.9	10.3	1.1	4	74.8	2.4	1211	555	9	45	128	2.1	0.2	0.08	0.04	0.61	0.18		31	0	0.3	0.02	
熱狗粉	353	10.4	8.3	0.9	1.9	78.4	1.4	315	191	8	26	172	0.4	0.2	0.11	0	1.43	0.06		58.5	0	0	0.17	
麵包粉	367	8.4	14.4	1.5	1.1	74.6	2.5	256	129	20	36	134	1.8	1.1	0.14	0.05	1.42	0.15	0.05	53.8	0	0	0.23	0
酵母粉	346	5.9	46.3	0	7.4	40.4	21.3	140	1770	119	123	1477	7.8	6.3	0.36	27.2	14.8	0.21			0.5	1.2		

16. 糕餅點心類

食物名稱	熱量 (kcal)	水分 (g)	粗蛋白 (g)	粗脂肪 (g)	灰分 (g)	碳水化合物 (g)	膳食纖維 (g)	鈉 (mg)	鉀 (mg)	鈣 (mg)	鎂 (mg)	磷 (mg)	鐵 (mg)	鋅 (mg)	維生素 B_1 (mg)	維生素 B_2 (mg)	菸鹼素 (mg)	維生素 B_6 (mg)	維生素 B_{12} (μg)	葉酸 (ug)	維生素 C (mg)	維生素A力效 (RE)(ug)	維生素E力效 (α-TE)(mg)	膽固醇 (mg)
冷藏寧波年糕	218	45.5	3.9	0.6	0.3	49.7	0.6	62	22	4	8	37	0.5	0.6	0.02	0.01	0.62	0.03		11.5	0	0	0.05	
冷藏甜年糕	240	39.9	2.3	0.4	0.1	57.2	0.5	15	21	6	8	18	0.2	0.2	0.01	0.01	0.17	0.02		12.6		0	0.01	
冷藏廣式芋頭粿	107	74	2.1	1.4	0.8	21.6	1	242	46	5	8	98	0.4	0.5	0.02	0.01	0.33	0.01	0.01	5.7	0	1	0.12	3
冷藏廣式蘿蔔糕	110	74.4	2.2	2.3	0.7	20.4	0.9	251	31	6	7	28	0.4	0.3	0.02	0.01	0.49	0.06	0.08	9.8	1.2	2.2	0.1	5
包餡甜藏糯（紅豆）	327	21.2	10	2.9	0.2	65.7	2	44	52	8	7	30	0.4	0.4	0.14	0.01	0	0.01		8	0	0	0.31	
鹹藏糯	246	42.6	8.7	4.5	1	43.2	1.6	272	120	6	14	72	0.8	0.9	0.16	0.1	2.1	0.04	0.24	0	0	27.1	0.67	18
芋仔餅	351	26.1	4.6	12.1	0.6	56.6	3.3	8	260	16	24	58	1.7	1.9	0.07	0.03	0.6	0.07	0	6	0	8.2	0.72	8
月餅（棗泥）	416	15.9	6	18.2	2	57.9	3.4	120	303	34	33	128	2.6	0.7	0.04	0.26	1	0.1	0.06	30	0	224.2	1.33	25
綠豆凸	389	20.9	6.9	15.5	0.5	56.2	3.9	14	184	17	25	110	1	0.6	0.02	0.03	0.7	0.09	0.28	20	2.5	9	0.2	9
番薯餅	328	30	3.9	10.6	0.6	54.9	1.6	24	211	17	21	52	1.4	0.4	0.06	0.03	0.4	0.11	0	8	0	15.2	1.37	5
車輪餅（紅豆）	186	53.5	2.1	1.1	1.1	42.3	6.5	108	258	32	31	147	1.3	0.9	0.07	0.06	0	0.04	0.06	18.2	0	3.8	0.31	10
車輪餅（奶油）	182	59.7	1.4	5.7	1.6	31.6	3.9	467	108	64	23	126	0.9	0.9	0.06	0.07	0.38	0.07	0.15	25.3	0	4	0.71	20
大腸餅	460	10.3	5.3	21.1	0.3	63	0.4	3	88	17	13	73	0.8	0.3	0.07	0.03	0.7	0.03	0.06	31	0	4.2	0.9	19
方塊酥	520	2.3	7.1	27	0.4	63.2	0.9	4	98	13	18	66	1	0.5	0.07	0.04	0.6	0.06	0	1	0.7	17.7	0.45	31
牛舌餅	402	12.5	5.7	12	1.2	68.6	0.2	66	86	20	15	51	0.8	0.4	0.08	0.04	0.7	0.04	0.11	22	0		2.79	0
冷凍芋頭酥	215	48.7	3.1	3	0.9	44.2	2.2	34	388	29	25	86	1.2	2.6	0.13	0.05	0.64	0.16	0.24	18.4	0	15.6	0.69	38
蛋黃酥	461	16.3	11.4	27	1.4	43.9	2	196	327	59	25	354	4.1	1.8	0.18	0.79	0.8	0.09	1.62	36	0	226.8	1.43	577

食物名稱	熱量	水分	粗蛋白	粗脂肪	灰分	碳水化合物	膳食纖維	鈉	鉀	鈣	鎂	磷	鐵	鋅	維生素B₁	維生素B₂	菸鹼素	維生素B₆	維生素B₁₂	葉酸	維生素C	維生效生素A力(RE)	維生效生素E力(α-TE)	膽固醇
	(kcal)	(g)	(g)	(g)	(g)	(g)	(g)	(mg)	(mg)	(mg)	(mg)	(mg)	(mg)	(mg)	(mg)	(mg)	(mg)	(mg)	(μg)	(ug)	(mg)	(ug)	(mg)	(mg)
鳳梨酥	502	8.9	4.2	28.8	0.5	57.6	1.7	59	121	39	14	87	0.7	0.3	0.05	0.04	0.7	0.17	0.14	38	2	98.8	1.28	6
蔓越莓酥	439	18.5	7.5	24	0.8	49.2	3.3	72	220	17	31	112	1.3	0.5	0.04	0.06	1	0.08	0	5	0.8	1.8	2.78	19
鳳眼糕	377	6.2	3.8	1.1	0.2	88.7	0.7	1	45	7	6	11	1.8	0.9	0.02	0.07	0.8	0.03	0.04	20	0	4	0.01	0
米粩	432	6.4	2.6	12.6	0.4	78	0.5	34	35	90	10	43	1.1	0.4	0.02	0.02	0.3	0.02	0.02	21	0	0	0.25	9
可頌	449	18.3	7.3	26.1	1.3	47.1	2.1	360	122	36	23	107	0.7	1.1	0.19	0.17	1.15	0.04	0.08	19.6	0	98.5	3.28	32
泡芙（巧克力）	589	1.4	10.3	41.3	1.7	45.3	2.1	146	332	167	46	252	1.6	1.4	0.1	0.41	0.4	0.11	0.06	16		204.3	3.45	146
冷凍馬拉糕	318	35.2	7	12.9	0.9	44	1.3	166	140	49	13	129	0.8	0.6	0.03	0.23	0.85	0.09	0.25	20.3		55.1	1.08	7
蛋塔（葡式）	373	32.4	4.1	21.7	0.7	41.1	1.5	85	116	73	14	154	1	0.9	0.08	0.23	0	0.03	0.54	13.4	0	158.6	2.43	180
蛋塔（葡式）	372	37.8	3.7	25.8	0.7	31.9	1.2	119	96	58	10	174	0.8	0.8	0.08	0.2	0	0.03	0.52	10.7	0	232.7	1.48	190
乳酪蛋糕（圓形）	280	51.8	7	18.6	0.9	21.7	0.7	153	133	74	10	139	0.7	0.7	0.04	0.27	0.18	0.12	0.38	27.6		243.3	0.62	149
海綿蛋糕（圓形）	341	35.7	5.1	18.1	0.9	40.2	2.5	208	111	43	12	156	1.1	0.8	0.06	0.31	0.16	0.03	0.43	18.4	0	88.3	2.68	197
提拉米酥（圓形）	325	48.7	4.4	25.1	0.7	21.1	0.6	105	147	73	16	106	0.6	0.6	0.05	0.21	0	0.01	0.35	12.9	0	218.7	1.19	108
蜂蜜蛋糕（原味）	360	31	6.5	17.8	0.6	44.1	0.6	76	109	29	11	130	1.1	0.8	0.05	0.21	0.18	0.16	0.22	24.2		50	0.99	160
蜂蜜蛋糕（巧克力）	340	33.5	6.9	16.1	0.9	42.6	1.4	134	185	28	25	135	1.6	0.9	0.02	0.2	0.25	0.09	0.4	29.2		78.3	1.16	146
蜂蜜蛋糕（起司）	338	33.8	7.4	15.8	0.8	42.2	0.7	170	111	31	11	130	1.1	0.8	0.05	0.26	0.26	0.06	0.66	31.9		135.6	1.29	162
銅鑼燒	329	28.8	3.4	9.9	0.6	57.2	1.9	123	94	46	15	95	1.1	1	0.05	0.14	0.01	0.01	0.3	16.9	0	32.8	1.54	74
鬆餅	255	37.8	3.2	2.6	1.3	55.1	1.4	228	142	105	13	212	0.4	0.5	0.07	0.16	0.33	0.01	0.15	4.3	0	21.2	0.22	8

食物名稱	熱量 (kcal)	水分 (g)	粗蛋白 (g)	粗脂肪 (g)	灰分 (g)	碳水化合物 (g)	膳食纖維 (g)	鈉 (mg)	鉀 (mg)	鈣 (mg)	鎂 (mg)	磷 (mg)	鐵 (mg)	鋅 (mg)	維生素B_1 (mg)	維生素B_2 (mg)	菸鹼素 (mg)	維生素B_6 (mg)	維生素B_{12} (μg)	葉酸 (ug)	維生素C (mg)	維生素A效力 (RE) (ug)	維生素E效力 (α-TE) (mg)	膽固醇 (mg)
土司	287	34.2	9.5	6.3	1.4	48.6	3	443	101	23	28	100	1.4	0.8	0.1	0.05	1.11	0.07	0.32	90.2	0.1	7	0.59	7
土司（含全穀粉）	290	33.3	10	6.1	1.4	49.2	4.2	355	137	18	46	130	1.3	1.4	0.22	0.07	1.95	0.11	0.21	66.7	0	0.5	1.02	3
奶酥麵包	372	24.3	9.1	15.2	1.1	50.3	1.1	215	105	30	21	83	0.6	0.6	0.08	0.14	1	0.03			0	31	0.92	41
肉鬆麵包	426	20	8.1	22.9	1.4	47.6	3.1	417	103	37	25	240	1.4	1.1	0.17	0.12	0.98	0.04	0.16	46.8	0	19.2	2.48	34
蜜糖甜甜圈（波／摩堤）	393	25.7	2	20.7	1	50.6	0.7	389	61	40	5	77	0.4	0.3	0.03	0.07	0	0.01	0.15	13.1	0	12.3	5.25	33
糖粒甜甜圈（油炸）	398	23.7	5.3	19.8	0.8	50.3	2	265	106	41	22	112	0.8	0.8	0.17	0.13	0.77	0.04	0.1	16.5	0	17.2	2.24	26
波蘿麵包	386	22.5	9.2	17.2	1.8	49.3	0.9	204	197	97	26	132	0.7	0.7	0.08	0.28	1.1	0.05				70	0.86	55
漢堡包	320	27.4	9.1	7.4	1.3	54.9	3	286	131	35	42	143	1.2	1.1	0.34	0.11	1.21	0.07	0.14	36.9	0	34.3	1.03	12
餐包	362	26.3	7.2	14.9	1	50.5	2	206	136	59	28	121	1	0.8	0.19	0.13	0.8	0.04	0.13	22.1	0	56.6	1.48	14
仙草凍	19	95	0.9	0.1	0.2	3.7	0.4	71	24	2	1	1	0.2	0.1	0	0.01	0.02	0		0.5	0	0	0.01	
鮮奶布丁	109	78.2	3	5.1	0.6	13.1		54	141	81	9	67	0	0.4	0.03	0.22	0.26	0.06	0.15	4.7	0.9	67.2	0.07	17
烤布丁	125	73.7	4.7	4.7	0.6	16.2		63	135	118	11	117	0.4	0.6	0.04	0.29	0.57	0.09	0.35	3.8	0	41.6	0.73	110
黃布丁	107	76.3	2.3	3	0.6	17.8		66	117	57	8	69	0.1	0.3	0.06	0.25	1.2	0.01	0.02	0	0	34	0.09	10
巧克力冰淇淋	183	64.2	4.2	9.1	1.1	21.4		80	288	68	26	104	1.7	0.6	0.04	0.23	1	0.01	0.03	3	0	0	0.14	8
香草冰淇淋	178	65	2.5	8.6	0.8	23.1		102	233	66	14	82	0.1	0.4	0.05	0.32	1.2	0.02	0.31	1	0	0	0.09	10
羊羹	287	28.4	3	0.8	0.3	67.5	3.1	38	44	15	12	20	1.7	1.1	0	0	0.4	0.01	0	1	3.1	5	0.07	0
豆花（花生）	59	85.9	2	0.7	0.3	11.1	0.8	8	69	6	12	21	0.7	0.2	0.03	0.02	0.18	0.02	0	10	0	0	0.12	
咖啡凍	74	81.5	0.1	0.2	0.1	18.1	0.3	13	49	6	1	2	0.1	0.1	0	0	0	0.02	0.02	0.3	0	0	0	

食物名稱	熱量(kcal)	水分(g)	粗蛋白(g)	粗脂肪(g)	灰分(g)	碳水化合物(g)	膳食纖維(g)	鈉(mg)	鉀(mg)	鈣(mg)	鎂(mg)	磷(mg)	鐵(mg)	鋅(mg)	維生素B₁(mg)	維生素B₂(mg)	菸鹼素(mg)	維生素B₆(mg)	維生素B₁₂(μg)	葉酸(ug)	維生素C(mg)	維效生素A力(RE)(ug)	維效生素E力(α-TE)(mg)	膽固醇(mg)
果凍	89	77.2			0.3	22.5	0.1	30	129	2	2	25	0.3	0.1	0		0	0		4.4		0	0	
花生仁湯	106	79	2.8	4.8	0.3	13	1.6	51	43	16	20	64	0.3	0.4	0.01	0.01	1.18	0.08		11	0	0	0.8	
冷凍馬蹄條	193	52.8	4.2	1.9	0.9	40.1	4.4	277	71	8	19	55	0.5	0.3	0.06	0.01	0.6	0.05		13.4		0	0.15	
原味愛玉凍	2	99.3			0.3	0.4	0.3	13	167	3	2	0	0	0	0	0	0	0		4.1	0	0	0.01	
檸檬愛玉凍	52	86.5			0.3	13.1	0	28	105	2	1	32	0	0	0	0	0	0		2.7	0.2	0	0	
油炸脫水甘藷	521	3.6	2.3	30.1	2.8	61.2	25	305	790	158	42	119	1.6	0.3	0.07	0.06	0.77	0.06	0.16	0	0.2	17.3		
夾心餅乾（草莓）	495	4	4.8	23.8	1	66.4	1.3	303	112	25	16	87	1.4	0.5	0.09	0.13	0.4	0.06	0.08	6		3.2	1.98	9
沙其馬	483	8.6	5.6	24.8	0.7	60.2	1.6	128	103	46	33	102	1.1	0.6	0.05	0.08	0.46	0.02	0.08	15.1	0	61.6	2.86	38
洋芋片	570	1.9	5.2	38.6	2.8	51.5	2.2	383	817	17	57	137	1.7	0.5	0.23	0.03	2.3	0.54		7	0	0	12.46	0
蛋捲	541	3.4	6.8	32.5	1	56.3	1.1	225	114	34	16	163	1.3	0.6	0.08	0.23	0.4	0.07	0.1	20	0	47.8	0.93	146
雪餅	483	1.4	5.8	19.4	1.2	72.3	1	385	29	14	10	46	0.7	0.8	0.02	0.03	0.3	0.01	0.04	3.9	0	0	3.05	0
魚酥	580	1.7	8.3	40.8	3.1	46.1	0.1	695	150	275	18	241	2.7	0.4	0.01	0.06	0.5	0.25	1.24	14	0	26	2.01	31
煎餅	440	2.9	6.3	11.7	0.8	78.3	4.1	162	157	56	20	115	0.7	0.6	0.03	0.16	0.54	0.01	0.03	12.5	0	53.5	2.58	31
營養口糧	421	3.7	6.8	8.7	1.2	79.7	2.7	333	134	94	25	90	0.9	0.8	0.32	0.05	0.68	0.04	0.08	15.9	0	3.8	0.82	0
蘇打餅乾（蔬菜）	508	1.7	7.8	24.7	1.3	64.5	2.8	388	141	20	25	93	1.2	0.7	0.15	0.06	0.91	0.07	0.14	16.7	0	9.9	3.6	6
蓮藕糖	392	1.4	0.2	0.4	0.3	97.8	0.2	43	30	12	6	1		0	0	0.01	0	0.04		0		0.6	0.01	
牛奶巧克力	546	1.6	9.4	33.3	2.5	53.2		101	757	250	79	387	3.3	1.5	0.09	0.68	0.35	0.1	0.68	15.3	0	9.7	1.25	9
花生牛奶巧克力	484	5.2	13	23.1	1.7	57	1.6	50	460	199	83	248	1.1	1.6	0.07	0.28	3.73	0.18	0.47	47.6	0	58.9	0.91	

食物名稱	熱量 (kcal)	水分 (g)	粗蛋白 (g)	粗脂肪 (g)	灰分 (g)	碳水化合物 (g)	膳食纖維 (g)	鈉 (mg)	鉀 (mg)	鈣 (mg)	鎂 (mg)	磷 (mg)	鐵 (mg)	鋅 (mg)	維生素B$_1$ (mg)	維生素B$_2$ (mg)	菸鹼素 (mg)	維生素B$_6$ (mg)	維生素B$_{12}$ (μg)	葉酸 (ug)	維生素C (mg)	維生素A效力 (RE) (ug)	維生素E效力 (α-TE) (mg)	膽固醇 (mg)
榛果牛奶巧克力	583	1.4	9	40	1.6	48	4.4	45	486	10	100	204	2.3	1.3	0.07	0.2	0.67	0.22	0.33	26.3		13.2	6.12	0
糖衣牛奶巧克力	481	1.7	4.8	19.4	1.3	72.8	1	61	289	97	57	148	0.3	0.7	0.06	0.14	0.16	0.09	0.63	20.3		27.7	0.23	18
白巧克力	563	1.1	8.6	35.9	1.8	52.6		109	404	198	26	280	0.3	0.8	0.09	0.56	0	0.46	0.37	8.3		4.7	0.49	15
黑巧克力 (85%)	608	1.3	10.9	46.1	3.1	38.7	14.2	5	1024	86	286	409	10.6	4	0.16	0.16	1.37	0.31		19.7	0	3.7	1.35	
白芝麻糖	517	1.3	8.4	26.2	1.3	62.9	4.5	4	201	11	172	209	3.3	2.8	0.17	0.08	2.55	0.22		47.4		1.2	3.57	
黑芝麻糖	513	1.1	8.5	26.7	2.9	60.7	9.8	50	334	627	211	472	6.8	2.3	0.36	0.18	3.15	0.38		71.7		0.6	3.71	
花生糖	544	1.7	17.9	32.5	1.9	46.1	3	183	421	12	134	308	2	2.6	0.17	0.07	10.06	0.38		116.5		0.8	0.14	
花生貢糖	495	3.5	13.5	23.9	1.6	57.4	3.6	118	412	8	120	368	5.7	2.8	0.08	0.07	7.98	0.33		65.2		0	2.43	
牛軋糖	459	6	9.7	18.9	1.8	63.6	3.3	316	296	26	88	173	0.8	1.1	0.06	0.07	6.71	0.13	0	32.1		10.4	1.29	0
核棗糕	422	11.2	2.5	14.6	0.6	71.1	1.5	47	94	9	42	102	1	0.7	0.09	0.05	0.57	0.1		21.1		0	0.53	
水果軟糖	404	7.6	1.3	7.5	0.2	83.5		4	2	4	2	1	0	0	0	0.04	0	0		3.5		0	0.45	
水果QQ軟糖	340	14.5	6.8	0.1	0.2	78.4	0.1	28	37	5	10	7	0	0.1	0.02	0.02	0	0.1		6.8		0	0.03	
枇杷糖	391	1.5	0.2	0.1	0.2	98	0	14	29	4	9	1	0	0.1	0	0.01	0	0.05		0		0	0.01	
苦茶糖	393	0.9	0.1	0.2	0.3	98.5	0	7	2	0	3	0	0.2	0	0	0.03	0	0		0		0	0.01	
薑糖	357	12.7	0.3	2.5	0.5	84	1.1	93	95	1	10	19	0.8	0.3	0	0.04	0	0		4.7		0	0.25	
紅豆球	348	12.7	7.1	1	0.8	78.4	6.3	13	354	13	40	103	3.1	1.3	0	0.07	0.52	0.33		38.1		0	0.2	
綠豆球	343	13.9	6.2	1.1	0.9	77.9	6.5	16	345	14	48	102	3.2	0.9	0.01	0.09	0.46	0.64		44.6		0	0.21	
太妃糖	435	6.8	2.7	13.9	1	75.6		211	124	29	12	116	0.7	0.4	0.03	0.17	0	0.17	0.39	5.1		127.9	0.41	21
牛奶軟糖	423	7.3	2.9	11.7	0.7	77.5		101	86	57	9	51	0	0.2	0.03	0.13	0	0.08	0.3	4.3		146.1	0.89	21

食物名稱	熱量(kcal)	水分(g)	粗蛋白(g)	粗脂肪(g)	灰分(g)	碳水化合物(g)	膳食纖維(g)	鈉(mg)	鉀(mg)	鈣(mg)	鎂(mg)	磷(mg)	鐵(mg)	鋅(mg)	維生素B$_1$(mg)	維生素B$_2$(mg)	菸鹼素(mg)	維生素B$_6$(mg)	維生素B$_{12}$(μg)	葉酸(ug)	維生素C(mg)	維生素A效力(RE)(ug)	維生素E效力(α-TE)(mg)	膽固醇(mg)
巧克力牛奶軟糖	419	7.6	3.4	11.3	1	76.7		119	191	51	30	68	1	0.3	0.03	0.15	0	0.13	0.38	5.2		92.4	0.8	18
乳酸球	471	7.3	3.8	21.6	1.2	66.1	11.6	35	370	137	20	158	0.5	0.4	0.08	0.19	0.25	0.19	0.34	15.5		22.7	0.02	10
羊乳片	380	4.3	23.4	4.5	5.7	62.1		319	1150	860	181	661	0.9	3.1	0.28	2	3.6	0.31	1.23	15	3.1	33	0.97	21
巧克力夾心糖	400	2.6	0.7	2.8	0.2	93.7		21	62	10	7	15	0	0.1	0.01	0	0	0	0.12	3.4	1	0.6	0.04	0
棉花糖	329	17.5	3.2	0.3	0.1	78.9	0	16	3	1	1	6	0	0	0	0	0	0		7.6		0	0	0
維生素C含錠（檸檬）	396	0.7	0.2	0.6	0.3	98.3		9	3	2	38	1	0	0.1	0	0.1	0	0		6.8	2598.9	73.4	0.04	
酵母菌咀嚼錠	388	4.1	23.6	5.6	5.2	61.4	9.5	186	1529	8	163	415	10.3	2.6	1.3	1.56	14.77	1.23	1.87	914.4		19.9	0.19	0
甘薯蜜餞	344	13	0.9	0.6	1.1	84.3	4.1	163	160	67	18	22	0.8	0.1	0.71	0.05	0.17	0.01		0.7	0.3	11.7		15
芒果青	220	44.1	0.6	0.3	0.6	54.4	2.9	149	53	47	62	18	1.4	0	0	0.04	1.08	0.05			0.1	0.3		
芒果乾	365	7.6	0.6	0.4	0.9	90.6	3.4	219	64	58	8	14	2	0.1	0	0.05	1.01	0.01			0	1.5		
葡萄乾	335	14.5	3.2	0.9	2.1	79.3	5.9	14	710	55	33	117	1.5	0.5	0.07	0.04	1.18	0.03			0.7	0	0	
布丁粉	411	2.2	2.7	6	1.9	87.1		231	655	28	15	142	1.1	0.4	0.05	0.13	0	0	0.25	13.9	1.1	0.7	0.68	0
冰淇淋粉（香草）	427	3.1	15.9	11.7	4	65.3	2.8	583	645	453	47	396	0.3	1.7	0.16	1.44	2.7	0.05	0.58	6		6	0.09	15
豆干丁（五香）	381	21.7	35.4	18.1	5.2	19.6	5.3	988	284	640	83	542	3.3	2.7	0.06	0.07	0.31	0.05		20.2	0	2.9	2.16	
豆干片（沙茶）	461	15.7	16.2	28.2	3.5	36.4		686	182	450	52	263	2.8	1.3	0.04	0.05	0.24	0.05	0.03	15.9	0	0.7	2.45	
起酥片	400	31.9	6.7	26.9	0.7	33.8	1.2	205	51	10	18	64	0.3	0.3	0.1	0.02	1.06	0.02	0	16.5	0.4	28.1	1.4	0

17. 加工調理食品類

食物名稱	熱量 (kcal)	水分 (g)	粗蛋白 (g)	粗脂肪 (g)	灰分 (g)	碳水化合物 (g)	膳食纖維 (g)	鈉 (mg)	鉀 (mg)	鈣 (mg)	鎂 (mg)	磷 (mg)	鐵 (mg)	鋅 (mg)	維生素 B_1 (mg)	維生素 B_2 (mg)	菸鹼素 (mg)	維生素 B_6 (mg)	維生素 B_{12} (μg)	葉酸 (ug)	維生素 C (mg)	維生素A力 (RE)(ug)	維生素E力 (α-TE)(mg)	膽固醇 (mg)
廣東粥	88	82.3	4.9	4.2	0.9	7.7	0.2	271	53	5	6	40	1.7	0.7	0.04	0.25	0.5	0.07	0.4	11	0	2010	0.41	54
冷凍火腿炒飯	188	58.7	5	5.6	1	29.7	2	220	57	23	9	62	0.4	0.5	0.05	0.07	0.6	0.01	0.06	0	4.5	69	0.72	37
冷凍蝦仁炒飯	138	64.8	4.7	1.7	2.5	26.3	2.7	222	44	24	10	44	0.6	0.4	0.02	0.02	0.5	0	0.18	0	0	0	0.56	11
糯米飯糰	333	37	5.9	17.6	1.2	38.3	1.1	393	86	15	22	78	0.6	0.7	0.06	0.02	0.8	0.06	0.44	14	0	13.3	0.93	0
肉粽	233	51	8.2	8.8	1.3	30.7	0.6	343	106	8	21	76	1.3	1.3	0.06	0.16	2.1	0.15	0.2	21	0	23	0.33	61
冷凍筒仔米糕	211	53	6.5	5.8	1.2	33.6	0.7	331	95	6	15	53	0.8	0.8	0.06	0.05	0.63	0.1	0.08	14.3		11	0.23	13
筒仔米糕	244	48.3	6.6	8.6	1	35.5	1.1	299	79	16	18	53	1.6	0.9	0.05	0.07	0.6	0.06	0.29	4	0	2	0.36	17
炒板條	148	66.9	4.2	4.2	1	23.7	1.2	307	86	4	8	39	0.6	0.8	0.03	0.02	0.3	0.04	0	4	0	5	0.29	5
泡麵（牛肉口味）	472	6.9	9.6	24.9	5.4	53.2	1.8	2077	186	13	30	115	1.6	0.8	0.24	0.13	0.7	0.2	0.17	9		29.2	2.89	0
泡麵（鮮蝦口味）	481	6.1	9.6	25.8	5	53.5	1.7	1889	149	52	34	109	2.3	0.8	0.12	0.11	0.6	0.15	0.24	8	0	19.7	3.45	0
擔仔麵	123	76.3	4.4	6.5	0.9	11.9	2.5	312	83	6	12	31	1.3	0.4	0.03	0.07	0.7	0.12	0.33	9	0	3	0.17	10
冷凍叉燒包	262	38.7	8.8	4.3	0.7	47.5	1.3	167	88	25	16	165	0.7	0.7	0.12	0.07	0.8	0.04	0.15		0	2	0.46	12
冷凍水晶包	209	56.3	4.8	7.8	0.8	30.4	1.5	193	78	7	10	55	0.4	0.4	0.12	0.04	0.73	0.06	0.19	18.6		1.6	0.21	18
水晶餃	189	55.6	2.8	3.5	1.3	36.8	0.7	348	72	19	10	36	0.9	0.3	0.06	0.02	0.34	0.06	0.17	9.3	0	0	0.13	0
冷凍牛肉水餃	219	57	8.9	10.7	1.3	22.1	1.2	383	174	4	16	78	0.9	1	0.06	0.04	1.06	0.4	0.48	12.5		4.2	0.5	18
冷凍豬肉水餃	206	58	8.1	9.7	2.1	22.1	0.9	447	160	18	17	73	0.6	0.7	0.14	0.09	2.25	0.12	0.41	9.2		1	0.32	25
冷凍豬肉韭菜水餃	227	54.6	8.4	11.4	2.5	23.1	1.8	439	154	18	17	70	0.7	0.6	0.14	0.11	3.2	0.09	0.5		0.4	10	0.18	31

食物名稱	熱量 (kcal)	水分 (g)	粗蛋白 (g)	粗脂肪 (g)	灰分 (g)	碳水化合物 (g)	膳食纖維 (g)	鈉 (mg)	鉀 (mg)	鈣 (mg)	鎂 (mg)	磷 (mg)	鐵 (mg)	鋅 (mg)	維生素B₁ (mg)	維生素B₂ (mg)	菸鹼素 (mg)	維生素B₆ (mg)	維生素B₁₂ (μg)	葉酸 (ug)	維生素C (mg)	維生素A效力 (RE)(ug)	維生素E效力 (α-TE)(mg)	膽固醇 (mg)
冷凍豬肉蟹黃水餃	222	55	7.8	9.8	1.5	26	1.4	472	119	8	22	135	0.6	0.7	0.14	0.05	1.03	0.12	0.27	28.1		5.9	0.41	17
冷凍香菇雞肉水餃	219	56.2	9.5	10.2	1.4	22.7	2.3	350	166	14	20	83	1.2	0.8	0.03	0.09	1.15	0.17	0.26	15.8		15	0.13	17
冷凍素食雞水餃	173	59.8	8.7	4	1.6	25.9	2.8	369	188	44	35	232	1.2	0.6	0.06	0.07	0.55	0.07		34	0	1.6	0.82	0
冷凍素鮪魚水餃	195	60.5	9	8.5	1.2	20.8	1.3	275	175	7	22	102	0.8	0.5	0.09	0.04	3.25	0.25	0.45	11.2		10.1	0.37	19
冷凍豬肉熱水餃	247	52.5	7.2	12.8	1.3	26.2	2.1	333	114	8	19	101	0.8	0.5	0.12	0.04	1.01	0.14	0.15	17.9		36.2	0.79	17
冷凍素食熱水餃	208	53	7.2	5.5	1.6	32.8	2.3	491	167	15	22	68	0.8	0.4	0.08	0.04	0.53	0.15		23.4		7.3	0.37	
冷凍酸菜烴肉包子	299	39.8	8.6	13.1	1.3	37.2	2.1	343	132	11	23	90	0.8	0.8	0.11	0.1	1.14	0.37	0.17	25.1		35.8	0.63	23
冷凍芋泥包	260	38.2	6.6	3.3	0.5	51.3	2.4	46	130	16	18	223	0.5	0.7	0.06	0.06	0.56	0.07		22.8	0	0.6	0.73	0
冷凍豆沙包	241	39.2	7.4	0.3	0.5	52.6	1.7	60	103	21	21	264	0.7	0.9	0.05	0.07	0.7	0.04			0	0	0.33	
冷凍芝麻包	350	28.8	7.2	14	0.6	49.4	0.6	24	139	4	20	321	1.1	0.7	0.05	0.07	0.7	0.02			1.3	0	10.32	9
冷凍蓮蓉包	290	33.3	7.9	5.5	0.5	52.8	2.4	82	67	24	18	142	0.7	0.5	0.04	0.07	0.5	0.02			0.4	2	0.72	7
冷凍叉燒包子	277	39.9	7.1	8.4	1	43.6	2.3	210	93	6	18	101	0.3	0.7	0.07	0.06	0.89	0.08	0.14	21.1		3.7	0.92	9
冷凍牛肉包子	267	37.4	10.8	4.6	1.1	46.1	1.8	261	122	5	17	123	1.3	0.4	0.07	0.1	1.26	0.26	0.55	20.3		22.6	1.75	16
冷凍豬肉包子	270	44	7.6	10.3	1	37.2	1.5	230	114	19	17	198	0.7	0.6	0.18	0.08	0.98	0.09	0.16	24.3	0.9	22	0.49	14
冷凍豬肉湯包	252	57.8	10.1	18.2	1.5	12.4	3	447	138	15	15	118	0.7	1	0.26	0.1	1.9	0.04	0.41	14	0	0	0.12	36
小籠包	240	58	9.6	15.5	1	15.9	1.2	248	130	11	12	85	0.5	0.8	0.17	0.03	2	0.12	0.47		0	15	0.33	2
冷凍素菜包子	226	45.2	8.6	2.4	1	42.8	1.1	244	100	28	19	304	0.6	0.6	0.1	0.11	0.8	0.04			0.5	28.4	0.57	

食物名稱	熱量 (kcal)	水分 (g)	粗蛋白 (g)	粗脂肪 (g)	灰分 (g)	碳水化合物 (g)	膳食纖維 (g)	鈉 (mg)	鉀 (mg)	鈣 (mg)	鎂 (mg)	磷 (mg)	鐵 (mg)	鋅 (mg)	維生素B1 (mg)	維生素B2 (mg)	菸鹼素 (mg)	維生素B6 (mg)	維生素B12 (μg)	葉酸 (ug)	維生素C (mg)	維生素A效力 (RE)(ug)	維生素E效力 (α-TE)(mg)	膽固醇 (mg)
竹筍包	207	53.8	6.9	5.5	1	32.9	2.6	348	60	14	10	36	0.5	0.5	0.05	0.04	0.59	0.03	0.05	14.1	0	0	0.5	3
冷凍可樂餅（奶汁）	114	73.1	3.6	2.3	1.2	19.8	1.1	338	79	7	11	72	0.6	0.3	0.06	0.07	0.41	0.07	0.16	9.1	0.6	52.1	0.12	7
豬血糕	193	51.2	8.6	0.9	1.4	37.8	0.9	414	83	9	16	69	12.8	0.9	0.01	0.02	0.6	0.03	0.17	8.6	0	0	0.04	24
鴨血糕	192	52.5	6.7	1.1	0.6	39.1	1.3	1739	58	14	15	66	9.7	0.7	0.02	0.02	1.41	0.01	0	16.8	0	0	0	12
肉圓	135	67.3	3.1	1.5	0.7	27.4	0.3	217	49	9	3	22	0.9	0.3	0.06	0.06	0.9	0.02	0.21	0	0	11.3	0.1	8
清蒸蝦仁肉圓	151	70	4.6	7.4	1.3	16.7	1.3	429	58	7	10	31	0.7	0.5	0.08	0.04	2.4	0.06	0.53	4	0	4	0.18	17
冷凍披薩（黑胡椒火腿）	208	54.3	9.3	6.8	1.8	27.7	2	405	240	32	20	253	0.5	1	0.14	0.17	1.01	0.22	0.26	48	0	114	0.9	15
油條	558	11	10.1	42.5	1.4	35	1.6	341	96	9	18	93	0.9	0.7	0.09	0.05	0.8	0.2	0.09	24	0	0	2.17	0
冷凍春捲	270	47.9	5.1	13.9	1.6	31.5	2.8	449	114	1	21	57	1.3	0.4	0.12	0.04	0.63	0.09	0.28	17.1		44.5	1.93	
冷凍珍珠丸	220	56.8	9.5	10.8	1.2	21.7	1	313	166	7	14	115	0.5	1.3	0.26	0.09	3.21	0.15	0.28	20.6	0	8.1	0.26	37
韭菜盒子	211	59.7	7.5	11.3	1.2	20.3	1.4	287	180	59	20	66	1.5	0.9	0.04	0.04	3.1	0.03	0.22	25	0	218.5	0.89	36
甜酒釀	162	59.7	5	0.4	0.1	34.8	0.5	2	29	5	9	29	0.4	0.9	0.03	0.01	0	0.05		4	0	0	0.25	
紫米酒釀	154	61.6	4.2	0.4	0.2	33.6	0.8	1	41	6	17	45	0.4	0.7	0.07	0.04	3.67	0.09	0.09	10.5	0.2	0	0.19	
蚵仔煎	194	63.5	4.9	11	1.5	19.1	0.5	479	91	31	8	91	2.9	1.9	0.03	0.07	2.9	0.04	1.85	19	0	51.8	0.67	100
棺材板	262	54.8	7	17.5	1	19.7	1.5	299	67	8	14	53	0.5	0.3	0.05	0.08	2.6	0.1	0.4	14	0	5	0.69	44
冷凍芝麻湯圓	343	31.8	4.8	14.8	0.4	48.2	0.9	3	45	61	30	398	0.8	0.8	0.05	0.04	0.7	0.1			0	0	9.19	0
冷凍花生湯圓	342	31.8	5.2	14.6	0.3	48.1	0.6	6	55	9	23	279	0.7	0.7	0.04	0.04	1.1	0.04			1.1	0	2.9	0
冷凍豬肉湯圓	283	44.1	6.5	12.8	0.7	35.9	0.4	210	72	6	10	351	0.4	0.8	0.13	0.05	0.9	0.02	0.14		0	2	0.29	14
蛋餅皮	229	45.7	5.7	3.7	1.2	43.7	1.3	291	77	15	20	57	0.7	0.3	0.08	0.02	0.41	0.03	0.2	6.8	0	1.8	0.1	4

食物名稱	熱量 (kcal)	水分 (g)	粗蛋白 (g)	粗脂肪 (g)	灰分 (g)	碳水化合物 (g)	膳食纖維 (g)	鈉 (mg)	鉀 (mg)	鈣 (mg)	鎂 (mg)	磷 (mg)	鐵 (mg)	鋅 (mg)	維生素 B₁ (mg)	維生素 B₂ (mg)	菸鹼素 (mg)	維生素 B₆ (mg)	維生素 B₁₂ (μg)	葉酸 (ug)	維生素 C (mg)	維生素 A 效力 (RE) (ug)	維生素 E 效力 (α-TE) (mg)	膽固醇 (mg)
冷凍蔥油餅	246	37.5	9.1	1.1	1.8	50.5	1.3	602	88	8	21	91	1.3	0.5	0.08	0.05	0.63	0.1	0.19	18.5	0.3	5.3	0.2	9
燒餅	320	29.2	9.1	9.1	1.5	51.1	1.2	458	81	8	12	65	1	0.5	0.06	0.03	0	0.07	0.08	24	0	0	0.54	0
大餅包小餅（紅豆）	373	26.2	8.3	16.5	0.5	48.5	0.6	135	78	8	12	64	0.9	0.5	0.09	0.03	2.8	0.04	0.29	14	0	0	1.21	0
水煎包	165	64	4.3	5.4	1.1	25.2	2	310	129	41	15	48	0.6	0.6	0.07	0.06	0.58	0.07	0.14	12.7	2.6	11.5	0.25	8
牛肉餡餅	223	55.5	9.6	10.2	1.2	23.5	1.2	350	141	11	16	66	1.3	1.2	0.07	0.05	1	0.11	0.11	4	0	1	0.39	13
豬肉餡餅	325	46.3	6.2	23.3	1	23.1	1.5	290	117	15	12	60	0.7	0.8	0.14	0.06	0.67	0.07	0.15	14.2	0	20.2	0.37	28
冷凍燒賣	187	63.6	9.9	9.7	1.5	15.3	2.2	384	252	20	29	296	1	1.4	0.21	0.15	2.11	0.16	0.3	29.7	1.3	8.6	0.32	24
冷凍冬菜蝦仁餛飩	180	58.9	9.1	4.3	1.2	26.5	2.3	316	127	33	20	90	1.1	0.6	0.08	0.06	1.1	0.01	0.33			1	0.32	44
冷凍豬肉餛飩	226	53.2	11.1	10.1	2.6	23	2.8	428	162	17	20	94	0.7	0.9	0.18	0.15	0.8	0.09	0.34	0	0	5	0.23	24
冷凍菜肉餛飩	244	58.7	9.1	18.3	2.6	11.3	4.2	693	195	44	18	87	1.3	1.4	0.21	0.08	2	0.05	0.38	11	0.2	0	0.18	
溫州餛飩	141	72.5	6.5	7.4	1.2	12.4	0.6	381	87	7	6	46	1.4	0.8	0.11	0.09	1.5	0.09	0.43	5	0	8.2	0.09	21
豬肉鍋貼	229	53.7	7.8	9.8	1	27.7	1.5	314	116	9	15	61	0.7	0.7	0.1	0.04	1.3	0.08	0.1	23.1	0	3	0.37	11
冷凍白饅頭	277	32.7	7.4	2.4	0.5	57	2.3	91	87	9	17	69	0.5	0.6	0.06	0.04	0.62	0.07				0	0.11	
白饅頭	247	38.8	8.1	1.2	0.6	51.3	1.1	182	66	21	16	58	0.4	1.6	0.05	0.02	0.5	0.03					0.07	
芋頭饅頭	154	61.6	5.7	0.6	0.5	31.5	2.2	71	131	17	16	55	0.6	0.8	0.08	0.03	0.62	0.04		12.8	0	0	0.16	
花捲	226	44.2	5.7	1.9	1.3	47	1.5	425	74	14	13	51	0.6	0.6	0.06	0.04	0.69	0.05		14.4	0	6.6	0.14	
冷藏堅果饅頭	305	33.1	9.6	8.8	1.2	47.3	5.5	119	266	11	65	179	2	1.5	0.2	0.09	2.54	0.24		36.2	0	0	2.18	
黑糖饅頭	233	41.8	6.8	0.9	0.5	50	2.5	41	118	19	19	53	0.8	0.6	0.07	0.07	0.89	0.16		13.4	0	0	0.16	

食物名稱	熱量 (kcal)	水分 (g)	粗蛋白 (g)	粗脂肪 (g)	灰分 (g)	碳水化合物 (g)	膳食纖維 (g)	鈉 (mg)	鉀 (mg)	鈣 (mg)	鎂 (mg)	磷 (mg)	鐵 (mg)	鋅 (mg)	維生素 B₁ (mg)	維生素 B₂ (mg)	菸鹼素 (mg)	維生素 B₆ (mg)	維生素 B₁₂ (μg)	葉酸 (ug)	維生素 C (mg)	維生素 A效力 (RE) (ug)	維生素 E效力 (α-TE) (mg)	膽固醇 (mg)
冷凍銀絲卷（奶黃）	281	32.9	8.9	3.3	0.4	54.5	2.2	11	101	9	20	81	0.9	0.7	0.08	0.07	0.79	0.09	0.12	27		4.9	0.23	0
花生麵筋罐頭	219	60	11	14.1	2.4	12.5	1.1	778	93	11	30	59	1.8	0.9	0.03	0.1	1	0.39		8		0	1.93	0
香菇麵筋罐頭	191	61.9	10.7	10	2.5	14.9	0.5	916	80	9	20	64	1.7	0.8	0.01	0.08	0.6	0.22		10		0	1.81	0
甘薯條	186	61.9	1.8	7.7	0.9	27.8	3.5	67	384	25	25	45	1.6	0.2	0.09	0.03	0.44	0.24		14.7	29.2	0	1.74	
馬鈴薯條	152	67	2.2	4.8	0.9	25.2	3.5	18	357	11	23	65	0.6	0.3	0.16	0.01	1.14	0.05		8.6	9.3	1	0.72	0
韓式泡菜	35	89.7	2	0.4	2.1	5.8	2.8	487	244	63	18	50	1.1	0.3	0.06	0.08	0.63	0.24	0.04	23.2	5.1	99.7	1.08	24
花瓜罐頭	88	73.9	2.9	0.1	4.2	18.9	1	1458	122	13	18	46	3.4	0.3	0.01	0.08	1.9	0.24		6		0	0.11	0
冷凍洋蔥圈	278	41.5	4	10.9	2.1	41.5	2.8	503	173	130	19	128	0.3	0.4	0.09	0.03	0.58	0.15	0	13.8		0	1.93	0
甘納豆	330	16.8	6.6	0.8	1.1	74.6	7.6	184	243	29	36	122	1.5	0.8	0	0.05	1.27	0.16		26.5	32	0.1	0.18	
佃煮黑豆	270	38.7	10.5	6.2	1.1	43.5	7.1	251	177	44	43	107	15.7	1.7	0.03	0.07	0	0.12		315.6	0	0.4	2.12	
豆干絲	169	65.8	18.3	8.6	2.4	4.8	2.5	549	45	287	41	277	6.2	2.4	0.01	0.01	0.17	0.01		6	0	0	0.54	
五香豆干	191	61.3	19.3	9.7	2.7	7	2.2	445	251	273	67	291	5.5	2.2	0.08	0.1	0.36	0.1	0	22	0	0	1.19	0
小方豆干	160	67.3	17.4	8.6	3.2	3.5	3.3	116	166	685	56	247	4.5	1.6	0.07	0.05	0.21	0.07		25	0	0	0.75	
黑豆干	196	64.7	19	12.5	1.7	2.1	7.8	123	172	335	70	306	4.1	1.9	0.1	0.07	0.49	0.04		28.4	0	0	1.27	
豆腐皮	198	59.5	25.3	8.8	1.8	4.5	0.6	23	382	62	96	391	4.7	2.1	0.11	0.07	0.53	0.62		50.7	0.4	0.7	1.47	
日式炸豆皮	385	42	19.2	32.4	1.5	4.9	2.3	1	137	292	59	368	2.5	1.9	0.06	0.03	0.31	0.05		16.3	0.9	0	3.64	
豆豉	235	37.2	20.4	11.5	18.1	12.8	10.8	6075	642	146	90	206	10.5	2.2	0.06	0.27	0.79	0.64		72.1	2.2	2.3	2.53	
豆棗	419	15.8	11.7	19.6	3.2	49.7	0.8	854	74	273	41	203	3.1	0.5	0.02	0.02	0.13	0.07		16.7	0	0	1.64	
百頁豆腐	214	66	13.4	17	1.2	2.4	0.5	425	17	33	6	123	2.1	0.8	0.02	0.01	0.11	0.01		33.3	0.9	0	1.6	
傳統豆腐	88	81.2	8.5	3.4	1	6	0.6	2	180	140	33	111	2	0.8	0.08	0.04	0.25	0.02		35	0	0	0.43	

食物名稱	熱量 (kcal)	水分 (g)	粗蛋白 (g)	粗脂肪 (g)	灰分 (g)	碳水化合物 (g)	膳食纖維 (g)	鈉 (mg)	鉀 (mg)	鈣 (mg)	鎂 (mg)	磷 (mg)	鐵 (mg)	鋅 (mg)	維生素 B_1 (mg)	維生素 B_2 (mg)	菸鹼素 (mg)	維生素 B_6 (mg)	維生素 B_{12} (µg)	葉酸 (ug)	維生素 C (mg)	維生素效力 A力 (RE) (ug)	維生素效力 E力 (α-TE) (mg)	膽固醇 (mg)
凍豆腐	127	75	12.9	6.5	1.1	4.5	2.2	8	109	240	49	219	2.5	1.2	0.04	0.02	0.19	0.05		29.7	5.7	0	0.69	
小三角油豆腐	138	75.6	12.7	9.1	1.2	1.5	0.7	1	196	216	57	218	2.5	1.4	0.06	0.05	0.27	0.07		41.3	2.9	0	0.85	
嫩豆腐	51	89.8	4.9	2.6	0.6	2	0.8	32	165	13	36	73	1.3	0.5	0.09	0.04	0.24	0.07		15	0	0	0.43	
雞蛋豆腐	79	84.6	6.9	4.5	1.2	2.7	0.4	307	176	9	24	1040	1	0.8	0.05	1.21	0.18	0.07	0.09	20.1	0.3	3.7	0.52	110
麻油腐乳	95	71.1	9	3.5	9.4	7	0.7	3675	124	137	44	138	3.1	1	0.01	0.1	0.39	0.12		25		31.8	1.2	
油豆腐粉絲（阿給）	145	70.1	6.9	6.2	1.1	15.7	1.6	162	99	110	15	132	1.9	0.5	0.03	0.03	0.2	0.04	0	10	0	1	0.47	1
冷凍素雞塊	205	57.3	14.2	8.1	1.4	19	1.2	456	58	8	14	146	1.6	0.6	0.05	0.07	0.31	0.07		40.9	0	0.4	1.07	
叉燒肉	251	50.3	17.2	13.1	2.9	16.5		841	243	17	22	185	0.7	1.8	0.69	0.14	3.71	0.43	0.37	20.9	115.5	0	0.66	65
切片火腿（牛肉）	121	68.9	15.9	2.2	3.6	9.4		1200	304	18	15	268	1.8	2.6	0.03	0.09	2.19	0.13	1.14	12.7	71.2		0.49	30
切片火腿（豬肉）	143	66	16.5	4.4	3.5	9.6		1006	281	36	19	344	1.3	1.5	2.55	0.3	5.55	0.66	0.91	29.9	0	266	1.35	33
切片火腿（雞肉）	142	66.2	15.3	4.1	3.3	11.2		1040	238	22	16	264	1.1	1.7	0.08	0.14	2.54	0.15	0.64	26.4	174.4		0.14	43
條狀火腿（牛肉，黑胡椒）	113	71.1	18.9	2.3	3.6	4.1		1125	302	5	18	350	2.5	4.6	0.05	0.15	2.65	0.22	1.53	20.1	23	1.7	4.94	47
條狀火腿（豬肉）	144	65.1	16.2	3.6	3.3	11.8		1029	306	8	18	222	1.3	1.6	0.36	0.16	6.92	0.14	0.71	9	8.9	4.9	0.15	36
醬肘子	133	72.1	19	6.6	2.6	0		671	264	5	19	149	1.1	1.4	0.35	0.18	2.77	0.25	0.43	11.6		6	0.15	46
冷凍貢丸	236	61.6	16.6	19	2.8	0		580	195	6	17	190	0.7	1.4	0.46	0.14	3.05	0.21	0.56	5.2		10.8	0.19	42
冷凍雞肉丸	201	63.1	10.5	12.3	1.8	12.3		597	104	10	14	153	0.9	0.6	0.03	0.05	5.15	0.19	0.62	9.4		31.6	0.11	43

食物名稱	熱量 (kcal)	水分 (g)	粗蛋白 (g)	粗脂肪 (g)	灰分 (g)	碳水化合物 (g)	膳食纖維 (g)	鈉 (mg)	鉀 (mg)	鈣 (mg)	鎂 (mg)	磷 (mg)	鐵 (mg)	鋅 (mg)	維生素B$_1$ (mg)	維生素B$_2$ (mg)	菸鹼素 (mg)	維生素B$_6$ (mg)	維生素B$_{12}$ (μg)	葉酸 (ug)	維生素C (mg)	維生素A效力 (RE) (ug)	維生素E效力 (α-TE) (mg)	膽固醇 (mg)
片狀肉乾（牛肉）	328	17.9	30.3	4	4.8	43		1317	603	12	44	267	3.6	7.2	0.11	0.33	5.62	0.17	3.44	39.1	5.6	9.9	1.01	100
片狀肉乾（牛肉，辣味）	321	19.9	38	4.6	5.2	32.4		1537	676	5	42	315	5.7	9.7	0.11	0.32	6.01	0.31	4.13	13.7	5.6	3.6	1.45	57
片狀肉乾（豬肉）	326	19.5	30	4.7	4.5	41.3		1177	583	8	44	331	1.8	2.9	0.9	0.23	7.58	0.49	0.89	9.9	7.1	1.5	0.27	106
條狀肉乾（豬肉）	337	18.6	43.2	6.6	5.2	26.5		1325	863	8	65	474	2.5	4.1	0.74	0.21	7.97	0.83	1.04	9.7	3.9	1.5	0.33	126
豬肉脯	438	16	33.4	25.1	5.2	20.3		1518	598	15	42	269	2.3	2.7	0.32	0.27	12.5	0.06	0.51			12	0.31	116
豬肉酥	546	1.8	33	35.6	5.3	24.3		1467	572	90	44	281	3.6	3.3	0.22	0.27	7.5	0.05	0.44			14	0.55	103
雞肉酥	448	0.7	26.7	14.6	4.8	53.2	4.5	1644	193	16	39	219	4.8	2	0.02	0.13	3.1	0.38	0.33	12.4	8.6	40.3	2.35	56
肉羹	245	54.7	9.7	14.7	2	18.9	0.9	512	102	211	15	198	1.1	1.3	0.13	0.08	2.02	0.08	0.69	2.8	0	6.6	0.1	50
冷凍咕咾肉	183	64.3	6.4	9.5	1.5	18.3	1.5	395	174	16	13	71	0.4	0.8	0.16	0.09	3.3	0.02	0.29	0		2	0.49	22
牛肉香腸	296	48.5	20.7	20.4	2.5	7.8		792	334	11	17	194	1.8	4.6	0.53	0.16	29.35	0.46	1.77	6.1	31.1	2.7	0.05	77
香腸	347	41.1	17	25.3	3.2	13.3		1026	284	2	17	152	1.6	1.7	0.49	0.16	5.84	0.18	0.79	5.2	26	20.5	0.13	62
香腸（蒜味）	385	34.5	16.6	27.9	3.4	17.6		1021	310	6	18	196	1.2	1.8	0.47	0.16	8.58	0.17	0.77	7.5	12.4	18.9	0.18	63
蒟蒻香腸（蒜味）	287	42.8	19.4	14.9	3.6	19.3		1106	427	5	26	252	1.1	2.1	0.55	0.17	4.28	0.21	0.85	22.8	43.8	4.8	0.3	54
小巧香腸	366	41.8	15.1	29.6	3	10.5		912	261	2	14	247	1.2	1.7	0.28	0.16	3.07	0.36	1.18	18.1	58.5	16.9	0.19	57
雞肉香腸（大）	282	46.6	22.4	16.3	3	11.8		914	323	16	23	294	1.3	1.7	0.37	0.17	26.61	0.5	0.68	13.8	56.5	1.7	0.35	102
雞肉香腸（小）	455	30.5	13.9	37.7	2	15.9		699	216	8	12	152	1.8	0.5	0.51	0.07	5.18	0.29	0.42	8.1	38.4	9.1	0.34	81
培根	362	49	13.5	34	2.4	1.1		610	209	3	14	214	0.5	1.5	0.43	0.13	4.93	0.17	0.73	9.1	45.1	18.8	0.31	55

食物名稱	熱量 (kcal)	水分 (g)	粗蛋白 (g)	粗脂肪 (g)	灰分 (g)	碳水化合物 (g)	膳食纖維 (g)	鈉 (mg)	鉀 (mg)	鈣 (mg)	鎂 (mg)	磷 (mg)	鐵 (mg)	鋅 (mg)	維生素 B₁ (mg)	維生素 B₂ (mg)	菸鹼素 (mg)	維生素 B₆ (mg)	維生素 B₁₂ (μg)	葉酸 (ug)	維生素 C (mg)	維生素A效力 (RE)(ug)	維生素E效力 (α-TE)(mg)	膽固醇 (mg)
牛肉漢堡肉	248	58.9	14.4	18.5	1.9	6.3	1.5	302	197	14	13	135	2	2.8	0.1	0.15	3.08	0.25	2.45	2.1	0.3	14.3	0.73	66
熱狗	266	56.4	13.3	20.2	1.9	8.2		607	145	14	11	164	1.6	1.2	0.2	0.11	2.03	0.08	0.51	13.2	45.4	24	0.3	48
德國香腸	273	55.9	15.9	21.4	2.2	4.6	1.4	547	201	18	16	211	0.9	1.9	0.34	0.17	3.76	0.22	0.64	2.7	66	2.8	0.27	64
豬腳凍	144	71.6	16.6	7.8	2	2		726	46	11	6	35	1.2	1	0.02	0.08	0.5	0.01	0		0	4	0.11	62
冷凍雞塊	228	57.1	15.3	13.2	2.1	12.3		596	200	7	20	102	0.6	0.4	0.06	0.07	3.5	0.01	0.36	2		13	0.12	33
腿肉（五花肉）	524	25.1	18.4	49.8	5	1.7		1539	221	5	20	315	0.9	1.7	0.46	0.16	3.72	0.27	0.81	8.1	4	0	0.06	76
腿肉（腿肉）	406	31.9	26.7	33.5	7.9	0.1		3220	270	11	33	197	1.4	2.6	0.48	0.26	4.78	0.24	1.11	5.2	1.4	37	0.16	124
冷凍干貝酥	145	61.2	8.3	0.2	2.6	27.7	1	802	80	190	13	81	1.3	0.3	0.06	0.05	0.3	0.02	0.41	17.8	0	2.4	0.09	8
天婦羅	174	59.6	12.4	4.6	2.3	21.1	0.2	684	96	17	15	110	0.7	0.2	0.02	0.02	0.3	0.05	0.33	0	0	1	0.49	20
冷凍花枝丸	165	65.5	12.7	7	1.8	13	1.9	456	131	11	34	181	0.2	1.1	0.03	0.02	1.32	0.1	0.72	11.3	0	21.8	0.72	113
冷凍花枝排	186	60	5.5	7.3	2.3	24.9	1.3	648	124	20	14	163	0.8	0.6	0.05	0.03	0.93	0.07	0.63	5.7	0.4	1.5	0.1	18
冷凍花枝塊	179	62.7	11.3	7.5	1.5	17	0.8	508	67	5	24	173	0.4	0.8	0.02	0.02	0.75	0.15	0.79	11.6	0	9.2	0.96	82
冷凍花枝漿	225	57	11.2	12.6	2.1	17.1	2	637	83	134	25	143	0.3	1.3	0.01	0.02	0.38	0.06	0.36	12.8	0	0	0.72	188
冷凍花枝羹	125	71.9	11.4	4.7	2.6	9.4		448	40	610	28	211	0.5	0.7	0.01	0.03	0.9	0	0.89		0	1	0.28	80
冷凍蚵捲	184	67	6.9	12	1.6	12.5	2.3	463	112	23	15	128	4.9	0.7	0.03	0.04	0.37	0.21	3.06	50.9		13.4	0.16	17
冷凍虱目魚丸	204	61.3	13.7	11.9	2.1	11	1.5	551	149	132	18	179	1	0.5	0.05	0.05	4.03	0.11	1.79	12.3	0	4	0.52	39
冷凍文蛤丸	209	56.6	16.2	9.2	2.3	15.8		565	226	21	23	165	8.4	1	0.01	0.05	3.79	0.23	4.62	0	0	1.6	0.47	65
冷凍旗魚丸	159	65.4	12.8	6.7	3.1	12	0.8	700	80	490	17	129	0.7	0.6	0.07	0.03	1.48	0.07	0.2	43.1	0	2	0.5	30
冷凍鱈魚丸	86	77.1	8.5	0	1.3	13.1		459	8	19	12	228	0.2	0.2	0	0.01	0.15	0.03	0.32	9.2	1.6	1.1	0.13	11
冷凍魚捲	126	67	13.8	0.3	1.8	17.1	0.7	401	180	16	20	120	0.5	0.4	0.12	0.05	2.6	0.01	2.01		0	0	0.06	
冷凍鱈排	143	63.2	13.4	0.9	2.1	20.4		664	99	41	36	366	0.5	1.2	0.07	0.09	0.3	0.02	0.57			4	0.86	120

食物名稱	熱量 (kcal)	水分 (g)	粗蛋白 (g)	粗脂肪 (g)	灰分 (g)	碳水化合物 (g)	膳食纖維 (g)	鈉 (mg)	鉀 (mg)	鈣 (mg)	鎂 (mg)	磷 (mg)	鐵 (mg)	鋅 (mg)	維生素 B₁ (mg)	維生素 B₂ (mg)	菸鹼素 (mg)	維生素 B₆ (mg)	維生素 B₁₂ (μg)	葉酸 (ug)	維生素 C (mg)	維生素A效力 (RE) (ug)	維生素E效力 (α-TE) (mg)	膽固醇 (mg)
魚肉脯	104	69.6	21.9	1.7	6.6	0.2		1482	132	966	126	611	3.5	3.2	0.01	0.28	3.2	0.04	12.7			62	0.29	209
鯖魚肉脯	680	1.3	33.8	60.4	3.1	1.5		563	557	8	53	376	4.2	2	0.04	0.67	11.3	0.47	13.68	5	0	228.6	2.55	115
魚肉鬆	467	2.6	28.2	20.2	5.2	43.8		1761	161	133	37	206	4	1.2	0.03	0.11	4.2	0.05	2.73	11.6	5.7	17	2.55	100
鱈魚鬆	473	2.3	31.3	21.9	6	38.4		1679	255	454	60	423	4.2	2.7	0.06	0.06	5.35	0.28	0.47	11.2	5.8	9.3	2.69	118
鮭魚鬆	451	8.6	29	22	5.5	34.9		1500	348	257	39	377	3	1.5	0.1	0.11	5.78	0.38	3.34	11.8	0	11.1	0.26	137
冷凍鱈魚塊	177	62	15.3	6.5	1.6	14.7		423	214	4	22	222	0.4	0.3	0.05	0.04	4.64	0.42	0.4	9.2	0	1.2	0.52	76
冷凍蝦丸	122	69.3	10.8	2.3	3	14.7		780	47	406	17	159	1.2	0.4	0.02	0.02	0.2	0.01	0.32	6.5	0	3.9	0.31	35
冷凍蝦捲	155	65.3	10.3	5.7	2.8	16	1.4	667	91	116	25	191	0.9	0.8	0.03	0.04	0.28	0.04	0.57	2	0	9.2	0.25	75
冷凍蝦餅	126	69.6	9.6	2.1	1.4	17.3	1.6	337	63	48	19	118	0.8	0.5	0.04	0.05	0.4	0.01	0.32		0.6	0	1.94	50
冷凍魷魚圈	143	63	15.7	0.4	1.7	19.2	1.4	443	138	30	44	451	0.5	1.2	0.04	0.05	1.6	0.04	1.85	2		2	1.18	
香菇鮪魚罐頭	259	63.1	10	24.1	1.9	0.9		588	136	13	15	94	1.2	0.5	0.04	0.07	2.3	0.23	1.96	0	0	20.3	2.89	20
茄汁鯖魚罐頭	116	73.5	17.6	3.8	2.2	2.8	0.7	357	284	246	36	323	2	0.9	0.03	0.15	8.67	0.4	8.68	4.3	0.2	22.8	1.61	52
冷凍魚卵卷	114	69	12.9	0.1	2.3	15.7		830	66	13	18	219	0.3	0.5	0.02	0.04	0.2	0.02	1.23	7	0	14.4	0.51	28

註：表中符號說明。
「Ｆ」：表示未直接偵測，乃經計算後結果接近零或負值。
「Tr」：代表分析結果量少於微量範圍或因小數進位結果變成零。
「0」：表示偵測值低於儀器之偵測極限，或偵測值低於機器之偵測極限。
「－」或空白「」：表示未偵測食品或食物清費者知識服務網食品營養成分查詢（2015）。

資料來源：衛生福利部食品藥物消費者知識服務網食品營養成分查詢（2015）。

附錄三　國人膳食營養素參考攝取量（DRIs）

EAR　RDA　AMDR

營養素	身高		體重		熱量 (2×3)	蛋白質 (4)	碳水化合物 (10)		
單位 年齡 (1)	公分 （cm）		公斤 （kg）		大卡 （kcal）	公克 （g）	公克 （g）	公克 （g）	（總熱 量 %）
0-6 月	男 61	女 60	男 6	女 6	100/ 公斤	2.3/ 公斤	AI=60		
7-12 月	72	70	9	8	90/ 公斤	2.1/ 公斤	AI=95		
1-3 歲 （稍低） （適度）	92	91	13	13	男　　女 1150　1150 1350　1350	20	100	130	50-65%
4-6 歲 （稍低） （適度）	113	112	20	19	 1550　1400 1800　1650	30	100	130	50-65%
7-9 歲 （稍低） （適度）	130	130	28	27	 1800　1650 2100　1900	40	100	130	50-65%
10-12 歲 （稍低） （適度）	147	148	38	39	 2050　1950 2350　2250	55　　50	100	130	50-65%
13-15 歲 （稍低） （適度）	168	158	55	49	 2400　2050 2800　2350	70　　60	100	130	50-65%
16-18 歲 （低） （稍低） （適度） （高）	172	160	62	51	2150　1650 2500　1900 2900　2250 3350　2550	75　　55	100	130	50-65%

EAR　RDA　AMDR

營養素	身高		體重		熱量 (2×3)		蛋白質 (4)		碳水化合物 (10)		
單位 年齡 (1)	公分 (cm)		公斤 (kg)		大卡 (kcal)		公克 (g)		公克 （g）	公克 （g）	（總熱 量 %）
	男　　女		男　　女								
19 - 30 歲	171	159	64	52			70	60	100	130	50-65%
（低）					1850	1450					
（稍低）					2150	1650					
（適度）					2400	1900					
（高）					2700	2100					
31 - 50 歲	170	157	64	54			70	60	100	130	50-65%
（低）					1800	1450					
（稍低）					2100	1650					
（適度）					2400	1900					
（高）					2650	2100					
51 - 70 歲	165	153	60	52			70	60	100	130	50-65%
（低）					1700	1400					
（稍低）					1950	1600					
（適度）					2250	1800					
（高）					2500	2000					
71 歲 -	163	150	58	50			70	60	100	130	50-65%
（低）					1650	1300					
（稍低）					1900	1500					
（適度）					2150	1700					
懷孕　第一期					+0		+10		+0	+0	50-65%
第二期					+300		+10		+35	+45	50-65%
第三期					+300		+10		+35	+45	50-65%
哺　乳　期					+500		+15		+60	+80	50-65%

	AI	AMDR	AMDR	AMDR	AMDR	AMDR
營養素	膳食纖維	脂質	飽和脂 肪酸	n-6 多元不飽和 脂肪酸（亞麻 油酸）	n-3 多元不飽 和脂肪酸（次 亞麻油酸、 EPA、DHA）	反式脂 肪酸
單位 年齡 (1)	公克 (g)	（總熱 量 %）	（總熱 量 %）	（總熱量 %）	（總熱量 %）	（總熱 量 %）
	男　　女					
0-6 月		50%(AI)		4-8%	0.6-1.2%	<1%
7-12 月		40%(AI)		4-8%	0.6-1.2%	<1%

	AI	AMDR	AMDR	AMDR	AMDR	AMDR
營養素	膳食纖維	脂質	飽和脂肪酸	n-6 多元不飽和脂肪酸（亞麻油酸）	n-3 多元不飽和脂肪酸（次亞麻油酸、EPA、DHA）	反式脂肪酸
1-3 歲 （稍低） （適度）	男　女 16　16 19　19	30-40%	<10%	4-8%	0.6-1.2%	<1%
4 - 6 歲 （稍低） （適度）	22　20 25　23	20-30%	<10%	4-8%	0.6-1.2%	<1%
7 - 9 歲 （稍低） （適度）	25　23 29　27	20-30%	<10%	4-8%	0.6-1.2%	<1%
10 - 12 歲 （稍低） （適度）	29　27 33　32	20-30%	<10%	4-8%	0.6-1.2%	<1%
13 - 15 歲 （稍低） （適度）	34　29 39　33	20-30%	<10%	4-8%	0.6-1.2%	<1%
16 - 18 歲 （低） （稍低） （適度） （高）	30　23 35　27 41　32 47　36	20-30%	<10%	4-8%	0.6-1.2%	<1%
19 - 30 歲 （低） （稍低） （適度） （高）	26　20 30　23 34　27 38　29	20-30%	<10%	4-8%	0.6-1.2%	<1%
31 - 50 歲 （低） （稍低） （適度） （高）	25　20 29　23 34　27 37　29	20-30%	<10%	4-8%	0.6-1.2%	<1%

	AI	AMDR	AMDR	AMDR	AMDR	AMDR
營養素	膳食纖維	脂質	飽和脂肪酸	n-6 多元不飽和脂肪酸（亞麻油酸）	n-3 多元不飽和脂肪酸（次亞麻油酸、EPA、DHA）	反式脂肪酸
51 - 70 歲　　男　女 （低）　　24　20 （稍低）　27　22 （適度）　32　25 （高）　　35　28		20-30%	<10%	4-8%	0.6-1.2%	<1%
71 歲 - （低）　　23　18 （稍低）　27　21 （適度）　30　24		20-30%	<10%	4-8%	0.6-1.2%	<1%
懷孕　第一期	+0	20-30%		4-8%	0.6-1.2%	<1%
第二期	+5	20-30%		4-8%	0.6-1.2%	<1%
第三期	+5	20-30%		4-8%	0.6-1.2%	<1%
哺　乳　期	+7	20-30%		4-8%	0.6-1.2%	<1%

		AI	AI	AI			
營養素	維生素 A[6]	維生素 D[7]	維生素 E[8]	維生素 K	維生素 C	維生素 B_1	維生素 B_2
單位 年齡[1]	微克 （μg RE）	微克 （μg）	毫克 （mg α-TE）	微克 （μg）	毫克 （mg）	毫克 （mg）	毫克 （mg）
0-6 月	AI=400	10	3	2.0	AI=40	AI=0.3	AI=0.3
7-12 月	AI=400	10	4	2.5	AI=50	AI=0.3	AI=0.4
1-3 歲 （稍低） （適度）	400	10	5	30	40	0.6	0.7
4 - 6 歲 （稍低） （適度）	400	10	6	55	50	男　女 0.9　0.8	男　女 1　0.9
7 - 9 歲 （稍低） （適度）	400	10	8	55	60	1.0　0.9	1.2　1.0
10 - 12 歲 （稍低） （適度）	男　女 500　500	10	10	60	80	1.1　1.1	1.3　1.2

營養素	維生素 A[6]		維生素 D[7]	維生素 E[8]	維生素 K	維生素 C	維生素 B[1]		維生素 B[2]	
			AI	AI	AI					
單位 年齡 [1]	微克 （μg RE）		微克 （μg）	毫克 （mg α-TE）	微克 （μg）	毫克 （mg）	毫克 （mg）		毫克 （mg）	
13 - 15 歲 （稍低） （適度）	600	500	10	12	75	100	1.3	1.1	1.5	1.3
16 - 18 歲 （低） （稍低） （適度） （高）	700	500	10	13	75	100	1.4	1.1	1.6	1.2
19 - 30 歲 （低） （稍低） （適度） （高）	600	500	10	12	男 120　女 90	100	1.2	0.9	1.3	1.0
31 - 50 歲 （低） （稍低） （適度） （高）	600	500	10	12	120　90	100	1.2	0.9	1.3	1.0
51 - 70 歲 （低） （稍低） （適度） （高）	600	500	15	12	120　90	100	1.2	0.9	1.3	1.0
71 歲 - （低） （稍低） （適度）	600	500	15	12	120　90	100	1.2	0.9	1.3	1.0
懷孕　第一期 　　　第二期 　　　第三期	+0 +0 +100		+0 +0 +0	+2 +2 +2	+0 +0 +0	+10 +10 +10	+0 +0.2 +0.2		+0 +0.2 +0.2	
哺　乳　期	+400		+0	+3	+0	+40	+0.3		+0.4	

營養素	菸鹼素 (9)		維生素 B6		維生素 B12		葉酸	膽素 AI		生物素 AI	泛酸 AI
單位 年齡 (1)	毫克 （mg NE）		毫克 （mg）		微克 （μg）		微克 （μg）	毫克 （mg）		微克 （μg）	毫克 （mg）
0-6 月	AI=0.2		AI=0.1		AI=0.4		AI=70	140		5.0	1.7
7-12 月	AI=0.4		AI=0.3		AI=0.6		AI=85	160		6.5	1.8
1-3 歲 （稍低） （適度）	9		0.5		0.9		170	180		9.0	2.0
4 - 6 歲 （稍低） （適度）	男 12	女 11	0.6		1.2		200	220		12.0	2.5
7 - 9 歲 （稍低） （適度）	14	12	0.8		1.5		250	280		16.0	3.0
10 - 12 歲 （稍低） （適度）	15	15	1.3		男 2.0	女 2.2	300	350	350	20.0	4.0
13 - 15 歲 （稍低） （適度）	18	15	男 1.4	女 1.3	2.4		400	男 460	女 380	25.0	4.5
16 - 18 歲 （低） （稍低） （適度） （高）	18	15	1.5	1.3	2.4		400	500	370	27.0	5.0
19 - 30 歲 （低） （稍低） （適度） （高）	16	14	1.5	1.5	2.4		400	450	390	30.0	5.0
31 - 50 歲 （低） （稍低） （適度） （高）	16	14	1.5	1.5	2.4		400	450	390	30.0	5.0

營養素	菸鹼素 (9)		維生素 B$_6$		維生素 B$_{12}$	葉酸	膽素	AI	生物素	AI	泛酸	AI
單位 年齡 (1)	毫克 （mg NE）		毫克 （mg）		微克 （μg）	微克 （μg）	毫克 （mg）		微克 （μg）		毫克 （mg）	
51 - 70 歲 （低） （稍低） （適度） （高）	16	14	1.6	1.6	2.4	400	450	390	30.0		5.0	
71 歲 - （低） （稍低） （適度）	16	14	1.6	1.6	2.4	400	450	390	30.0		5.0	
懷孕　第一期 　　　第二期 　　　第三期	+0 +2 +2		+0.4 +0.4 +0.4		+0.2 +0.2 +0.2	+200 +200 +200	+20 +20 +20		+0 +0 +0		+1.0 +1.0 +1.0	
哺　乳　期	+4		+0.4		+0.4	+100	+140		+5.0		+2.0	

營養素	鈣 AI	磷 AI	鎂	鐵 (5)	鋅 AI	碘
單位 年齡 (1)	毫克 （mg）	毫克 （mg）	毫克 （mg）	毫克 （mg）	毫克 （mg）	微克 （μg）
0-6 月	300	200	AI=25	7	5	AI=110
7-12 月	400	300	AI=70	10	5	AI=130
1-3 歲 （稍低） （適度）	500	400	80	10	5	65
4 - 6 歲 （稍低） （適度）	600	500	120	10	5	90
7 - 9 歲 （稍低） （適度）	800	600	170	10	8	100
10 - 12 歲 （稍低） （適度）	1000	800	男　女 230　230	15	10	120

	AI	AI		AI			
營養素	鈣	磷	鎂		鐵 (5)	鋅		碘
單位 年齡 (1)	毫克 （mg）	毫克 （mg）	毫克 （mg）		毫克 （mg）	毫克 （mg）		微克 （μg）
13-15 歲 （稍低） （適度）	1200	1000	男 350	女 320	15	男 15	女 12	150
16-18 歲 （低） （稍低） （適度） （高）	1200	1000	390	330	15	15	12	150
19-30 歲 （低） （稍低） （適度） （高）	1000	800	380	320	男　女 10　15	15	12	150
31-50 歲 （低） （稍低） （適度） （高）	1000	800	380	320	10　15	15	12	150
51-70 歲 （低） （稍低） （適度） （高）	1000	800	360	310	10	15	12	150
71 歲- （低） （稍低） （適度）	1000	800	350	300	10	15	12	150
懷孕　第一期 　　　第二期 　　　第三期	+0 +0 +0	+0 +0 +0	+35 +35 +35		+0 +0 +30	+3 +3 +3		+75 +75 +75
哺　乳　期	+0	+0	+0		+30	+3		+100

		AI	CDRR	AI	
營養素	硒	氟	鈉	鉀	
單位 年齡 (1)	微克 （μg）	毫克 （mg）	毫克 （mg）	毫克 （mg）	
0-6 月	AI=15	0.1	100(AI)	400	
7-12 月	AI=20	0.4	320(AI)	900	
1-3 歲 （稍低） （適度）	20	0.7	1300	1500	
4 - 6 歲 （稍低） （適度）	25	1.0	1700	男 2100	女 1900
7 - 9 歲 （稍低） （適度）	30	1.5	200	2400	2200
10 - 12 歲 （稍低） （適度）	40	2.0	2300	2700	2500
13 - 15 歲 （稍低） （適度）	50	3.0	2300	2800	2500
16 - 18 歲 （低） （稍低） （適度） （高）	55	3.0	2300	2800	2500
19 - 30 歲 （低） （稍低） （適度） （高）	55	3.0	2300	2800	2500
31 - 50 歲 （低） （稍低） （適度） （高）	55	3.0	2300	2800	2500

		AI	CDRR	AI
營養素	硒	氟	鈉	鉀
單位 年齡 (1)	微克 （μg）	毫克 （mg）	毫克 （mg）	毫克 （mg）
51-70 歲 （低） （稍低） （適度） （高）	55	3.0	2300	男　　女 2800　2500
71 歲- （低） （稍低） （適度）	55	3.0	2300	2800　2500
懷孕　第一期 　　　第二期 　　　第三期	+5 +5 +5	+0 +0 +0	+0 +0 +0	+0 +0 +0
哺　乳　期	+15	+0	+0	+400

* 表中未標明 AI（足夠攝取量 Adequate Intakes）值者，即爲 RDA（建議量 Recommended Dietary allowance）值。

（註）(1) 年齡係以足歲計算。

(2) 1 大卡 (Cal；kcal)=4.184 仟焦耳 (kj)

(3)「低、稍低、適度、高」表示生活活動強度之程度。

(4) 動物性蛋白在總蛋白質中的比例，1 歲以下的嬰兒以佔 2/3 以上爲宜。

(5) 日常國人膳食中之鐵質攝取量，不足以彌補婦女懷孕、分娩失血及泌乳時之損失，建議自懷孕第三期至分娩後兩個月內每日另以鐵鹽供給 30 毫克之鐵質。

(6) R.E.(Retinol Equivalent) 即視網醇當量。

1 μg R.E.=1 μg 視網醇 (Retinol)=6 μg β- 胡蘿蔔素 (β-Carotene)

(7) 維生素 D 係以維生素 D3(Cholecalciferol) 爲計量標準。

1 μg=40 I.U. 維生素 D3

(8) α-T.E.(α-Tocopherol Equivalent) 即 α- 生育醇當量。

1mg α-T.E.=1mg α-Tocopherol

(9) N.E.(Niacin Equivalent) 即菸鹼素當量。菸鹼素包括菸鹼酸及菸鹼醯胺，以菸鹼素當量表示之。

109 年公告：新增碳水化合物、膳食纖維，修訂鈣、碘、維生素 D。

111 年公告：新增脂質、鈉、鉀，修訂蛋白質、鎂、鐵。

上限攝取量 (Tolerable Upper Intake Levels, UL)

營養素 單位 年齡	維生素A 微克 (μg RE)	維生素D 微克 (μg)	維生素E 毫克 (mg a-TE)	維生素C 毫克 (mg)	維生素B_6 毫克 (mg)	菸鹼素 毫克 (mg NE)	葉酸 微克 (μg)	膽素 毫克 (mg)
0-6 月	600	25						
7-12 月								
1-3 歲	600	50	200	400	30	10	300	1000
4-6 歲	900		300	650	40	15	400	1000
7-9 歲						20	500	1000
10-12 歲	1700		600	1200	60	25	700	2000
13-15 歲	2800		800	1800		30	800	2000
16-18 歲							900	3000
19-30 歲	3000		1000	2000	80	35	1000	3500
31-50 歲								
51-70 歲								
71 歲 -								
懷孕 第一期/第二期/第三期	3000	50	1000	2000	80	35	1000	3500
哺 乳 期	3000	50	1000	2000	80	35	1000	3500

營養素 單位 年齡	鈣 毫克 (mg)	磷 毫克 (mg)	鎂† 毫克 (mg)	鐵‡ 毫克 (mg)	鋅 毫克 (mg)	碘 微克 (μg)	硒 微克 (μg)	氟 毫克 (mg)
0-6 月	1000			30	7		40	0.7
7-12 月	1500				7		60	0.9
1-3 歲	2500	3000	65	30	9	200	90	1.3
4-6 歲			110		11	300	135	2
7-9 歲			110		15	400	185	3
10-12 歲		4000	350		22	600	280	10
13-15 歲					29	800	400	
16-18 歲			350					
19-30 歲				40	35	1000		
31-50 歲								
51-70 歲								
71 歲 -		3000						
懷孕 第一期/第二期/第三期	2500	3500	350	40	35	1000	400	10
哺 乳 期	2500	4000	350	40	35	1000	400	10

† 爲非食物性鎂量

‡ 此量不包括非強化飲食之鐵含量，只適用於強化食品與補充劑等之總鐵量。

附錄四　每日飲食指南

每日飲食指南三大營養素佔總熱量比例範圍為：

蛋白質 10～20%、脂質 20～30%、醣類（碳水化合物）50～60%。

營養素攝取須達 70% DRIs 以上。食物份數分配以近似的大卡數食物分配比例向上或向下調整。

每日飲食指南

水果類	2～4 份
蔬菜類	3～5 份
全穀雜糧類	1.5～4 碗
豆魚蛋肉類	3～8 份
乳品類	1.5～2 杯
油脂與堅果種子類	油脂 3～7 茶匙及堅果種子類 1 份

六大類食物份量部分參考之基準（1 份，1 portion size）

六大類食物	熱量及三大營養素含量			
	熱量（大卡）	蛋白質（克）	脂肪（克）	醣類（克）
全穀雜糧類	70	2	+	15
豆魚蛋肉類	75	7	5	+
乳品類	150	8	8	12
蔬菜類	25	1	—	5
水果類	60	+	—	15
油脂與堅果種子類	45	—	5	—
+：表微量				

查出自己的熱量需求

| 性別 | 年齡 | * 熱量需求 (Kcal) | | | | * 身高 (cm) | * 體重 (kg) |
| | | 活動強度 | | | | | |
		低	稍低	適度	高		
男	19-30	1850	2150	2400	2700	171	64
	31-50	1800	2100	2400	2650	170	64
	51-70	1700	1950	2250	2500	165	60
	71+	1650	1900	2150		163	58
女	19-30	1500	1700	1950	2150	159	55
	31-50	1450	1650	1900	2100	157	54
	51-70	1400	1600	1800	2000	153	52
	71+	1300	1500	1700		150	50

* 以 94~97 年國民營養健康狀況變遷調查之體位資料，利用 50th 百分位身高分別計算
　身體質量指數 (BMI) =22 時的體重，再依照不同活動強度計算熱量需求。

依熱量需求，查出自己的六大類飲食建議份數

	1200 大卡	1500 大卡	1800 大卡	2000 大卡	2200 大卡	2500 大卡	2700 大卡
全穀雜糧類（碗）	1.5	2.5	3	3	3.5	4	4
全穀雜糧類（未精製）（碗）	1	1	1	1	1.5	1.5	1.5
全穀雜糧類（其他）（碗）	0.5	1.5	2	2	2	2.5	2.5
豆魚蛋肉類（份）	3	4	5	6	6	7	8
乳品類（杯）	1.5	1.5	1.5	1.5	1.5	1.5	2
蔬菜類（份）	3	3	3	4	4	5	5
水果類（份）	2	2	2	3	3.5	4	4
油脂與堅果種子類（份）	4	4	5	6	6	7	8
油脂類（茶匙）	3	3	4	5	5	6	7
堅果種子（份）	1	1	1	1	1	1	1

六大類食物代換份量

全穀雜糧類 1 碗（碗為一般家用飯碗、重量為可食重量）

＝糙米飯 1 碗（200 公克）或雜糧飯 1 碗或米飯 1 碗
＝熟麵條 2 碗或小米稀飯 2 碗或燕麥粥 2 碗
＝米、大麥、小麥、蕎麥、燕麥、麥粉、麥片 80 公克
＝中型芋頭 4/5 個（220 公克）或小番薯 2 個（220 公克）
＝玉米 2 又 2/3 根（340 公克）或馬鈴薯 2 個（360 公克）
＝全麥饅頭 1 又 1/3 個（120 公克）或全麥土司 2 片（120 公克）

豆魚蛋肉類 1 份（重量為可食重量）

＝黃豆（20 公克）或毛豆（50 公克）或黑豆（25 公克）
＝無糖豆漿 1 杯（260 毫升）
＝傳統豆腐 3 格（80 公克）或嫩豆腐半盒（140 公克）或小方豆干 1
又 1/4 片（40 公克）
＝魚（35 公克）或蝦仁（50 公克）
＝牡蠣（65 公克）或文蛤（160 公克）或白海蔘（100 公克）
＝去皮雞胸肉（30 公克）或鴨肉、豬小里肌肉、羊肉、牛腱（35 公克）
＝雞蛋 1 個（65 公克購買重量）

乳品類 1 杯（1 杯＝ 240 毫升＝ 1 份）

乳品類 1 杯（1 杯＝ 240 毫升全脂、脫脂或低脂奶＝ 1 份）
＝鮮奶、保久乳、優酪乳 1 杯（240 毫升）
＝全脂奶粉 4 湯匙（30 公克）
＝低脂奶粉 3 湯匙（25 公克）
＝脫脂奶粉 2.5 湯匙（20 公克）
＝乳酪（起司）2 片（45 公克）
＝優格 210 公克

六大類食物代換份量

蔬菜類 1 份（1 份為可食部分生重約 100 公克）

＝生菜沙拉（不含醬料）100 公克
＝煮熟後相當於直徑 15 公分盤 1 碟，或約大半碗
＝收縮率較高的蔬菜如莧菜、地瓜葉等，煮熟後約占半碗
＝收縮率較低的蔬菜如芥蘭菜、青花菜等，煮熟後約占 2/3 碗

水果類 1 份（1 份為切塊水果約大半碗 ~1 碗）

＝可食重量估計約等於 100 公克（80~120 公克）
＝香蕉（大）半根 70 公克
＝榴槤 45 公克

油脂與堅果種子類 1 份（重量為可食重量）

＝芥花油、沙拉油等各種烹調用油 1 茶匙（5 公克）
＝杏仁果、核桃仁（7 公克）或開心果、南瓜子、葵花子、黑（白）芝麻、
　腰果（10 公克）或各式花生仁（13 公克）或瓜子（15 公克）
＝沙拉醬 2 茶匙（10 公克）或蛋黃醬 1 茶匙（8 公克）

參考資料來源：衛生福利部食品藥物管理署
食品藥物消費者專區 http://consumer.fda.gov.tw

附錄五　脂溶性維生素之轉換

1. 維生素 A

RAE（Retinol Activity Equivalent）

　　$=$ 1 mcg retinol（3.3 IU）

　　$=$ 12 mcg carotene

　　$=$ 24 mcg 其他 carotenoids

2. 維生素 D

　　2.5 mcg（cholecalciferol）$=$ 100 IU

　　1 IU $=$ 0.025 mcg

3. 維生素 E

　　1 mg 合成 dl-α-tocopherol acetate $=$ 1 IU

　　1 mg 天然 d-α-tocopherol acetate $=$ 1.36 IU

　　1 mg free alcohol d-tocopherol $=$ 1.49 IU

　　計算混合飲食之維生素 E 活性時

　　α-tocopherol 毫克數 $\times 1$

　　β-tocopherol 毫克數 $\times 0.5$

　　γ-tocopherol 毫克數 $\times 0.1$

　　δ-tocotrienol 毫克數 $\times 0.03$

1. The Protein Efficiency Ratio（PER）

$$\text{PER} = \frac{\text{grams weight gain}}{\text{grams protein gain}}$$

2. Amino Acid（AA）Score；Chemical Score

$$\text{AA Score} = \frac{\text{mgs of amino acid in 1g test protein}}{\text{mgs of amino acid in 1g high quality protein}}$$

3. Protein Digestibility Corrected Amino Acid Score (PDCAAS)

PDCCAS ＝ AA Score × 消化率

4. Biological Value（BV）

指吃入之食物中被吸收的 N 被保留在體內

$$\text{BV} = \frac{\text{N intake} - [(\text{urinary N} - \text{endogenous N}) + (\text{fecal N} - \text{metabolic N})]}{\text{N intake} - (\text{fecal N} - \text{metabolic N})}$$

Endogenous N：當食物中完全不含蛋白質時由尿液所排出之氮量。

Metabolic N：當飲食中完全不含蛋白質時由糞所排出之氮量。

5. Net Protein Utilization（NPU）

$$\text{NPU} = \frac{\text{N intake} - [(\text{urinary N} - \text{endogenous N}) + (\text{fecal N} - \text{metabolic N})]}{\text{N intake}}$$

註：BV× 消化率＝ NPU

當消化率＝ 100%（完全吸收），此時 NPU ＝ BV

食物蛋白質的 NPU、BV 及 PDCAAS 值

食物來源	NPU	BV	PDCAAS
蛋	94	94	1.18
牛奶	82	84	1.21
魚	81	83	0.96
牛肉	73	74	0.92
黃豆	66	73	0.91
糙米	70	73	-
白米	63	64	0.47
全麥麵粉	59	65	0.42
白麵粉	51	52	-

健康盒餐的份量標示

行政院衛生署建議成人午晚餐飲食份			本 餐 盒 提 供							
	女性	男性								
熱量	600-700	800-900	600 大卡		700 大卡		800 大卡		900 大卡	
主食類	4-5 份	6-7.5 份	4	4	5	5	6	6	7.5	7.5
豆魚肉蛋類	1.5-2 份	2.5 份	1.5	1.5	2	2	2.5	2.5	2.5	2.5
蔬菜類	1.5 份	1.5 份	1.5	1.5	1.5	1.5	1.5	1.5	1.5	1.5
水果類	1 份	1 份	1	1	1	1	1	1	1	1
油脂類	2.5 份	2.5 份	2.5	2.5	2.5	2.5	2.5	2.5	2.5	2.5

健康飲食的特色

足夠的熱量

一般成人根據體重及活動量來看，女性一天約需要 1500-1800kcal（大卡），男性約需 2000-2300kcal，午、晚餐佔一天的五分之二，所以建議女性可選用 600-700kcal 的餐飲，男性可選用 800-900kcal 餐飲；此外，國小低年級小朋友一餐約 600 大卡，高年級小朋友為 700 大卡。國中生則介於 700-800 大卡之間，高中生因正處於快速成長階段，女生為 700-800 大卡，男生為 900 大卡。而健康盒餐所提供的熱量設計，即是以此原則以適合不同性別、年齡的需求而設計的。

均衡的營養

健康飲食除了在熱量上有所區分，在食物類別上也有規範，以適當份量的肉類、多一些的蔬菜、足夠的米飯、減少高油脂的烹調次數、提供多樣化菜色較符合現代人需求的飲食組合，改變以往大魚大肉就是好的觀念，如此才是正確健康的飲食。

充分的訊息

健康盒餐在餐盒上印製餐盒份量標示，方便民眾參考及選擇。

參考資料來源：衛生福利部。

http://homepage.vghtpe.gov.tw/~nutr/health/health06.htm

附錄八 《營養師法》

中華民國七十三年五月九日總統（73）華總（一）義字第 2354 號令制定公布。

中華民國九十三年五月五日總統華總一義字第 09300088021 號令修正公布全文 58 條；並自公布日施行中華民國一百零二年七月十九日行政院院臺規字第 1020141353 號公告第 2 條所列屬「行政院衛生署」之權責事項，自一百零二年七月二十三日起改由「衛生福利部」管轄。

第一章　總　則

第 1 條　中華民國人民經營養師考試及格，並依本法領有營養師證書者，得充營養師。

第 2 條　本法所稱主管機關：在中央為衛生福利部；在直轄市為直轄市政府；在縣（市）為縣（市）政府。

第 3 條　經營養師考試及格者，得請領營養師證書。

第 4 條　請領營養師證書，應具申請書及資格證明文件，送請中央主管機關審核後發給之。

第 5 條　非領有營養師證書者，不得使用營養師名稱。

第 6 條　有下列情事之一者，不得充營養師；其已充營養師者，撤銷或廢止其營養師證書：

一、曾犯肅清煙毒條例或麻醉藥品管理條例之罪，經判刑確定。

二、曾犯毒品危害防制條例之罪，經判刑確定。

三、依本法受廢止營養師證書處分。

第二章　執　業

第 7 條　營養師應向執業所在地直轄市或縣（市）主管機關申請執業登記，領有執業執照，始得執業。

營養師執業，應接受繼續教育，並每六年提出完成繼續教育證明文件，辦理執業執照更新。

第一項申請執業登記之資格、條件、應檢附文件、執業執照發給、換發、補發與前項執業執照更新及其他應遵行事項之辦法，由中央主管機關定之。

第二項營養師接受繼續教育之課程內容、積分、實施方式、完成繼續教育證明文件及其他應遵行事項之辦法，由中央主管機關定之。

第 8 條　有下列情形之一者，不得發給執業執照；已領者，撤銷或廢止之：

一、經撤銷或廢止營養師證書。

二、經廢止營養師執業執照未滿一年。

三、有客觀事實認不能執行業務，經直轄市、縣（市）主管機關邀請相關專科醫師、營養師及學者專家組成小組認定。

前項第三款原因消失後，仍得依本法規定申請執業執照。

第 9 條　營養師執業，應加入所在地營養師公會。

營養師公會不得拒絕具有會員資格者入會。

第 10 條　營養師執業以一處爲限，並應在醫療機構、營養諮詢機構、學校或其他經主管機關認可之機構、場所爲之。但機構、場所間之支援或經事先報准者，不在此限。

第 11 條　營養師停業、歇業時，應於事實發生之日起三十日內，報請原發執業執照機關備查。

前項停業之期間，以一年爲限；逾一年者，應辦理歇業。

營養師變更執業處所或復業者，準用關於執業之規定。

營養師死亡者，由原發執業執照機關註銷其執業執照。

第 12 條 營養師業務如下：

一、對個別對象健康狀況之營養評估。

二、對個別對象營養需求所為之飲食設計及諮詢。

三、對特定群體營養需求所為之飲食設計及其膳食製備、供應之營養監督。

四、臨床治療飲食之設計及製備、供應之營養監督。

前項第三款所稱特定群體，係指需自團體膳食設施固定接受膳食之群體，其類別、人數、用膳餐次及營養師設置之相關規定，由中央主管機關定之。

第 13 條 營養師應親自執行業務，不得由他人代理；營養師執行前條第一項第一款、第二款業務時，應當面進行。

第 14 條 營養師執行業務，應製作紀錄；於醫療機構執業者，並應製作紀錄摘要併入病歷。

前項紀錄及由醫師開具之診斷、照會或醫囑，應由該營養師執業之機構，指定適當場所及人員，妥善保管至少五年。

第一項紀錄及紀錄摘要，其格式及內容，由中央主管機關定之。

第 15 條 營養師受衛生、司法或司法警察機關詢問時，不得為虛偽之陳述或報告。

第 16 條 營養師及營養諮詢機構之人員，對於因業務知悉或持有他人之秘密，不得無故洩漏。

第三章 營養諮詢機構之設置及管理

第 17 條 營養諮詢機構，應以曾在教學醫院或營養諮詢機構執行營養師

業務三年以上之營養師為申請人，向所在地直轄市或縣（市）主管機關申請核准登記，取得開業執照，始得設立。

第 18 條 營養諮詢機構，應以其申請人為負責營養師，對其業務負督導責任。

第 19 條 營養諮詢機構名稱之使用、變更，應經所在地直轄市、縣（市）主管機關核准；其使用、變更原則，由中央主管機關定之。

非營養諮詢機構，不得使用營養諮詢機構或類似名稱。

第 20 條 營養諮詢機構停業、歇業或登記事項變更時，應自事實發生之日起三十日內，報請原發開業執照機關備查。

第 21 條 營養諮詢機構應將其開業執照、收費標準及所屬營養師之營養師證書，懸掛或揭示於明顯處所。

第 22 條 營養諮詢機構，應保持整潔、安寧，不得妨礙公共衛生及安全。

第 23 條 營養諮詢機構收取費用，應開給載明收費項目及金額之收據。

營養諮詢機構不得違反其所定之收費標準，超額或擅立收費項目收費。

第 24 條 營養諮詢機構之廣告不得誇大不實。

第 25 條 營養諮詢機構，應依法令或依主管機關之通知，提出報告；並接受主管機關對其人員、設施、衛生安全、收費情形、作業等之檢查及資料蒐集。

第四章 罰 則

第 26 條 營養師將其證照租借他人使用者，廢止其營養師證書；其涉及刑事責任者，並應移送該管檢察機關依法辦理。

營養師於業務上有不正當行為者，處一個月以上一年以下停業處分；其情節重大者，得廢止其執業執照；其涉及刑事責任者，

並應移送該管檢察機關依法辦理。

營養諮詢機構遷移或復業者，準用關於設立之規定。

第 27 條 違反第五條規定者，處新臺幣三萬元以上十五萬元以下罰鍰。

第 28 條 違反第七條第一項、第二項、第九條第一項、第十條、第十一條第一項或第三項規定之一者，處新臺幣一萬元以上五萬元以下罰鍰。

經依前項規定處罰者，除違反第十條規定者外，並應令其限期改善；經連續三次令其限期改善仍未改善者，處一個月以上一年以下停業處分。

營養師公會違反第九條第二項規定者，由人民團體主管機關處新臺幣一萬元以上五萬元以下罰鍰；並令其限期改善；屆期不改善者，得按次處罰至改善為止。

第 29 條 未取得營養師資格，擅自執行第十二條第一項各款營養師業務者，本人及其雇主各處新臺幣五萬元以上二十五萬元以下罰鍰。但在營養師指導下實習之學生或取得畢業證書日起五年內之畢業生，不在此限。

第 30 條 違反第十三條規定者，處新臺幣三萬元以上十五萬元以下罰鍰。

再次違反者，處一個月以上一年以下停業處分。

第 31 條 違反第十四條第一項、第二項、第十九條第一項、第二十條第一項、第二十一條、第二十二條、第二十三條第一項或第二十五條規定之一者，處新臺幣一萬元以上五萬元以下罰鍰。

經依前項規定處罰者，除違反第二十三條第一項規定者外，並應令其限期改善；屆期未改善者，處一個月以上一年以下停業處分。

第 32 條 營養師受停業處分仍執行業務者，廢止其執業執照；受廢止執

業執照處分仍執行業務者，廢止其營養師證書。

第 33 條 違反第十五條至第十七條、第十九條第二項、第二十條第二項、第二十三條第二項或第二十四條規定之一者，處新臺幣三萬元以上十五萬元以下罰鍰。

違反第二十三條第二項規定者，除依前項規定處罰外，並令其限期將超收或擅自收取之費用退還諮詢人；屆期未退還者，處一個月以上一年以下停業處分或廢止其開業執照。

第 34 條 營養諮詢機構有下列情形之一者，處新臺幣二萬元以上十萬元以下罰鍰；

其情節重大者，並得廢止其開業執照：

一、容留未具營養師資格人員擅自執行營養師業務。

二、從事違法之業務。

三、受停業處分而不停業。

第 35 條 營養諮詢機構之負責營養師受停業處分或廢止執業執照者，應同時對其營養諮詢機構予以停業處分或廢止其開業執照。

營養諮詢機構受停業處分或廢止開業執照者，應同時對其負責營養師予以停業處分或廢止其執業執照。

第 36 條 營養諮詢機構受廢止開業執照處分，仍繼續開業者，廢止其負責營養師之營養師證書。

第 37 條 本法所定之罰鍰，於營養諮詢機構，處罰其負責營養師；於其他機構、場所，處罰其負責人。

第 38 條 本法所定之罰鍰、停業、撤銷或廢止執業執照、開業執照，除第二十八條第三項另有規定外，由直轄市、縣（市）主管機關處罰之；廢止營養師證書，由中央主管機關處罰之。

第 39 條 依本法所處之罰鍰，經限期繳納，屆期未繳納者，依法移送強

制執行。

第五章　公　會

第 40 條 各級營養師公會，由人民團體主管機關主管。但其目的事業，應受主管機關之指導、監督。

第 41 條 營養師公會分直轄市及縣（市）公會，並得設營養師公會全國聯合會。

第 42 條 營養師公會區域，依現有行政區域；在同一區域內同級之公會，以一個爲限。

第 43 條 直轄市、縣（市）營養師公會之設立，由在該管區域內執業營養師九人以上發起組織之；其不滿九人者，得加入鄰近區域之公會或共同組織之。

第 44 條 營養師公會全國聯合會之設立，應由三分之一以上之直轄市、縣（市）營養師公會完成組織後，始得發起組織。

第 45 條 各級營養師公會置理事、監事，均於召開會員（會員代表）大會時，由會員（會員代表）選舉之，並分別成立理事會、監事會，其名額如下：

　　一、直轄市、縣（市）營養師公會之理事，不得超過二十七人。

　　二、營養師公會全國聯合會之理事，不得超過三十五人。

　　三、各級營養師公會之理事名額不得超過全體會員（會員代表）人數二分之一。

　　四、各級營養師公會之監事名額，不得超過各該公會理事名額三分之一。

　　各級營養師公會得置候補理事、候補監事，其名額不得超過各該公會理事、監事名額三分之一。

　　　　理事、監事名額在三人以上者，得分別互選常務理事及常
　　　　務監事；其名額不得超過理事或監事總額三分之一，並應
　　　　由理事就常務理事中選舉一人爲理事長；其不置常務理事
　　　　者，就理事中互選之；常務監事在三人以上者，應互選一
　　　　人爲監事會召集人。

第 46 條　理事、監事任期均爲三年，其連選連任者，不得超過二分之一；
　　　　理事長之連任，以一次爲限。

第 47 條　營養師公會全國聯合會理事、監事之人選，不以直轄市、縣（市）
　　　　營養師公會選派參加之會員代表爲限。

　　　　直轄市、縣（市）營養師公會選派參加營養師公會全國聯合會
　　　　之會員代表，不以其理事、監事爲限。

第 48 條　營養師公會每年召開會員（會員代表）大會一次；必要時得召
　　　　開臨時大會。

　　　　營養師公會會員人數超過三百人時，得依章程之規定，就會員
　　　　分布狀況劃定區域，按其會員人數比率選定會員代表，召開會
　　　　員代表大會，行使會員大會之職權。

第 49 條　營養師公會應訂定章程，造具會員名冊及選任職員簡歷名冊，
　　　　送請所在地人民團體主管機關立案，並分送中央及所在地主管
　　　　機關備查。

　　　　營養師公會全國聯合會應訂定營養師倫理規範，提經會員（會
　　　　員代表）大會通過後，報請中央主管機關備查。

第 50 條　各級營養師公會之章程，應載明下列事項：

　　　　一、名稱、區域及會所所在地。

　　　　二、宗旨、組織、任務或事業。

　　　　三、會員之入會及出會。

四、會員應納之會費及繳納期限。

五、會員代表之產生及其任期。

六、理事、監事名額、權限、任期及其選任、解任。

七、會員（會員代表）大會及理事會、監事會會議之規定。

八、會員應遵守之公約。

九、經費及會計。

十、章程之修改。

十一、其他依法令規定應載明或處理會務之必要事項。

第 51 條 營養師公會違反法令或章程者，人民團體主管機關得為下列之處分：

一、警告。

二、撤銷其決議。

三、撤免其理事、監事。

四、限期整理。

　　前項第一款、第二款處分，亦得由主管機關為之。

第 52 條 直轄市、縣（市）營養師公會對營養師公會全國聯合會之章程及決議，有遵守義務。

第 53 條 營養師公會會員有違反法令或章程之行為者，公會得依章程、理事會、監事會或會員（會員代表）大會之決議處分。

第 54 條 本法修正施行前已立案之營養師公會全國聯合會，應於本法修正施行之日起三年內，依本法規定完成改組；已立案之省營養師公會應併辦理解散。

第六章　附　則

第 55 條 外國人及華僑得依中華民國法律，應營養師考試。

前項考試及格，領有營養師證書之外國人及華僑，在中華民國執行營養師業務，應經中央主管機關許可，並應遵守中華民國關於營養師及醫療之相關法令及營養師公會章程；其執業之許可及管理辦法，由中央主管機關定之。

違反前項規定者，除依法處罰外，中央主管機關並得廢止其許可。

第 56 條　中央或直轄市、縣（市）主管機關依本法核發證書或執照時，得收取證書費或執照費；其費額，由中央主管機關定之。

第 57 條　本法施行細則，由中央主管機關定之。

第 58 條　本法自公布日施行。

國家圖書館出版品預行編目資料

營養學實驗╱謝明哲，邱琬淳，葉松鈴，張仙
平著. －－四版.－－臺北市：五南圖書出
版股份有限公司，2022.10
面；　公分
ISBN 978-626-343-161-4（平裝）

1.CST: 營養學　2.CST: 實驗　3.CST: 食物

411.3　　　　　　　　111012244

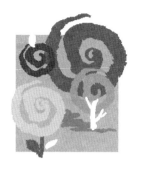

5J58

營養學實驗

作　　　者 ― 謝明哲（396.9）、邱琬淳、葉松鈴、張仙平

發 行 人 ― 楊榮川

總 經 理 ― 楊士清

總 編 輯 ― 楊秀麗

副總編輯 ― 王俐文

責任編輯 ― 金明芬

封面設計 ― 曾黑爾、姚孝慈

出 版 者 ― 五南圖書出版股份有限公司

地　　　址：106臺北市大安區和平東路二段339號4樓

電　　　話：(02)2705-5066　　傳　　真：(02)2706-6100

網　　　址：https://www.wunan.com.tw

電子郵件：wunan@wunan.com.tw

劃撥帳號：01068953

戶　　　名：五南圖書出版股份有限公司

法律顧問：林勝安律師

出版日期：2015年 3 月初版一刷（共二刷）

　　　　　2018年 3 月二版一刷

　　　　　2019年 9 月三版一刷（共二刷）

　　　　　2022年10月四版一刷

　　　　　2024年 3 月四版三刷

定　　　價：新臺幣520元

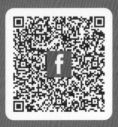
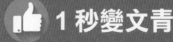

經典永恆・名著常在

五十週年的獻禮——經典名著文庫

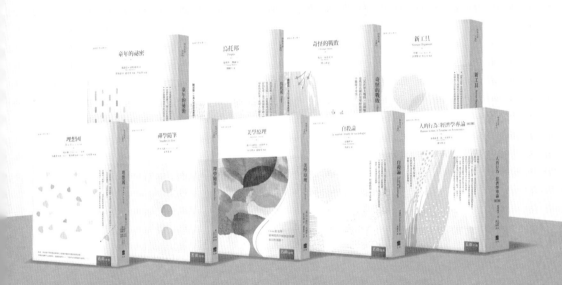

五南，五十年了，半個世紀，人生旅程的一大半，走過來了。

思索著，邁向百年的未來歷程，能為知識界、文化學術界作些什麼？

在速食文化的生態下，有什麼值得讓人雋永品味的？

歷代經典・當今名著，經過時間的洗禮，千錘百鍊，流傳至今，光芒耀人；

不僅使我們能領悟前人的智慧，同時也增深加廣我們思考的深度與視野。

我們決心投入巨資，有計畫的系統梳選，成立「經典名著文庫」，

希望收入古今中外思想性的、充滿睿智與獨見的經典、名著。

這是一項理想性的、永續性的巨大出版工程。

不在意讀者的眾寡，只考慮它的學術價值，力求完整展現先哲思想的軌跡；

為知識界開啟一片智慧之窗，營造一座百花綻放的世界文明公園，

任君遨遊、取菁吸蜜、嘉惠學子！